国家中医药管理局

▶中医类别全科医师岗位培训规划教材◀

中医康复学

主编 唐 强

中国中医药出版社

·北 京·

图书在版编目（CIP）数据

中医康复学/唐强主编. —北京：中国中医药出版社，2008.11（2019.12重印）

中医类别全科医师岗位培训规划教材

ISBN978 - 7 - 80231 - 523 - 5

Ⅰ. 中…　Ⅱ. 唐…　Ⅲ. 中医学：康复医学–教材　Ⅳ. R247.9

中国版本图书馆 CIP 数据核字（2008）第 165191 号

中 国 中 医 药 出 版 社 出 版

北京经济技术开发区科创十三街 31 号院二区 8 号楼

邮政编码　100176

传真　010 64405750

廊坊市祥丰印刷有限公司印刷

各地新华书店经销

*

开本 710×1000　1/16　印张 18.5　字数　325 千字

2008 年 11 月第 1 版　　2019 年 12 月第 9 次印刷

书　号　ISBN 978 -7 -80231 -523- 5

*

定价　53.00 元

网址　www.cptcm.com

国家中医药管理局

中医类别全科医师岗位培训规划教材

编审委员会

《中医康复学》

编委会

前　言

　　社区卫生服务是城市卫生工作的重要组成部分，是实现人人享有初级卫生保健目标的基础环节。大力发展社区卫生服务，构建以社区卫生服务为基础、社区卫生服务机构与医院和预防保健机构分工合理、协作密切的新型城市卫生服务体系，对于坚持预防为主、防治结合的方针，优化城市卫生服务结构，方便群众就医，减轻费用负担，建立和谐医患关系，具有重要意义。因此，国务院《关于发展城市社区卫生服务的指导意见》以及人事部、卫生部、教育部、财政部、国家中医药管理局联合下发的《关于加强城市社区卫生人才队伍建设的指导意见》，明确提出了"到 2010 年，全国地级以上城市和有条件的县级市要建立比较完善的城市社区卫生服务，并实现所有社区卫生专业技术人员达到相应的岗位执业要求"的目标。

　　社区卫生服务具有综合、便捷、低廉、持续的特点，治疗的病种以慢性病、老年病为主，强调要将预防、保健、康复、健康教育、基本医疗、计划生育等六个方面为一体，而中医药在这些方面恰恰具有鲜明的优势，能够在社区卫生服务工作中发挥重要作用。

　　为落实国务院关于发展城市社区卫生服务的要求，提高中医药在城市社区卫生工作中的服务能力，国家中医药管理局先后发布了《中医类别全科医师岗位培训管理办法》和《中医类别全科医师岗位培训大纲》，对中医类别全科医师岗位培训工作提出了具体目标和要求。同时，国家中医药管理局人事教育司组织编写了本套"中医类别全科医师岗位培训规划教材"，并委托中国中医药出版社出版，以确保中医类别全科医师岗位培训的实施。

本套教材编写吸收、借鉴了"新世纪全国高等中医药院校规划教材"等系列教材编写的成功经验，专门举行了"中医类别全科医师岗位培训教材的编写工作研讨会"，邀请全国部分省、自治区、直辖市中医药管理部门分管人员以及中医全科医学专家参会，讨论并确定编写教材的目录框架以及参编人员的遴选条件。然后，进行全国招标，确定各门教材主编及主要编写人员，明确要求，统一认识，成立核心编写组，实行主编负责制，确保编写质量。

　　根据《中医类别全科医师岗位培训大纲》内容及学时数要求，本套教材共分八门，包括：《中医全科医学概论》《医学心理与精神卫生》《预防医学概论》《中医养生保健学》《中医康复学》《社区基本诊查技能》《社区中医适宜技术》和《社区临床常见病证及处理》。整套教材着眼于中医全科医学理论及相关知识的培训，注重体现中医特色，重点突出基本理论、基本知识和基本技能的传授。在培训内容的筛选、理论与实践课程的比例等方面均根据城市社区工作的特点和对从业人员的要求，力争满足城市社区卫生服务的需求。

　　"中医类别全科医师岗位培训规划教材"是我国第一套中医全科医学的培训教材，是一项开创性的工作，没有现成的模式可以参照，加之从启动到完成时间较短，故难免有疏漏、不完善之处，希望各地培训机构在使用过程中，及时反馈意见，以便再版时修改、完善，也为该专业其他层次教材的编写积累经验，提供借鉴。

国家中医药管理局人事教育司

2008 年 10 月

编写说明

　　为进一步落实《国务院关于发展城市社区卫生服务的指导意见》、《关于加强城市社区卫生人才队伍建设的指导意见》，国家中医药管理局会同卫生部制定了《中医类别全科医师岗位培训管理办法（试行）》《中医类别全科医师岗位培训大纲（试行）》，并组织编写了"中医类别全科医师岗位培训规划教材"。

　　《中医康复学》为"中医类别全科医师岗位培训规划教材"之一。本教材强调知识的实用性和启发性，通过中医和现代康复理念、康复评定、康复治疗技术、社区常见病的康复等内容的编写，将中医与现代康复技术有机结合，更加突出实用性。通过本门课程的培训，要求在掌握康复理论和技能的基础上，能够在社区医疗体系中针对慢性病患者、老年病患者及残疾者实施康复指导、康复服务、康复训练，胜任三级康复体系中的社区康复的全面工作，为我国社区医疗的发展贡献力量。

　　本教材的第一章和第五章的第一节由唐强编写；第二章的第一节和第五章的第六节、第七节由张宏编写；第二章的第二节和第三章的第二节、第三节、第四节、第六节、第七节由张泓编写；第二章的第三节和第三章的第五节、第九节由王艳编写；第三章的第一节和第四章的第二节中的心理疗法部分由郭长青编写；第三章的第八节和第四章的第二节中的康复工程部分以及第五章的第三节由柴铁劬编写；第三章的第十节由王健编写；第四章的第一节由刘明军、金荣疆编写；第四章的第二节中的物理疗法部分由耿元卿编写；第四章的第二节中的作业疗法部分和第五章的第二节由陈立典编写；第四章的第二节中的言语疗法和第五章的第十二节由金荣疆编写；第五章的第四节、第五节和第十三节由沈敏鹤编写；第五章的第八节、第九节和第十节由李佃贵编写；第五章的第十一节、第十四节和第十五节由王玉兴编写；第五章的第十六节由马铁明编写。本教材在编写过程中得到了福建中医学院和河北医科大学的大力支持，在此表示感谢。

本书虽然经各位编委的共同努力，使其尽量符合教学和社区工作的需要，但不足之处在所难免，请同道和读者提出宝贵意见，以便修改提高。

《中医康复学》编委会
2008 年 8 月

目 录

第 一 章

绪　论

第一节　中医康复学概述

一、定义

中医康复学，是指在中医学理论指导下，针对残疾者及老年病，各种急慢性病而导致的功能障碍，采用各种中医康复方法，最大限度地减轻功能障碍，提高生活质量并使之重返社会的学科。

中医康复学在治疗原则上既不完全同于现代康复学，也不完全同于中医临床学，其具体特点如下：

1. 整体康复　中医认为，人体是由脏腑、经络、肢体等组织器官所构成，任何一种组织器官都不是孤立存在的，脏腑之间、经络之间、脏腑经络与肢体之间都存在着生理功能或结构上的多种联系，这就使人体各部分形成一个完整统一的有机体，以维持正常而协调的生理活动。其特点是以五脏为中心，配合六腑，联系五体、五官九窍等组织器官。肢体、官窍局部的功能障碍常与人体其他部位甚至全身的脏腑功能状态有关，因此，在康复过程中，对局部的功能障碍也应从整体出发，采取全面的康复措施。

2. 辨证康复　中医治疗疾病方法的选择与应用，离不开辨证论治。在中医康复学中，这些方法多数同样适用于功能障碍的改善，因此辨证是康复的前提和依据。在中医康复临床过程中，辨证包含对内在生理功能障碍的辨识，而生理功能障碍的改善与外在形体及行为障碍的改善有因果关系。因此，通过辨证论治来改善造成各种功能障碍的内在原因，体现了中医学"治病求本"和整体康复的原则。这是中医康复学的又一特色。

3. 功能康复 康复学以功能障碍为作用对象，因此，功能康复是其主要治疗目的。在中医康复中，"形神合一"是功能康复的基本原则。中医认为神是生命活动的主宰，形神合一构成了人的生命。功能康复即是训练"神"对"形"的支配作用，如导引、运动训练、气功等方法，即是形与神俱的康复方法。再如偏瘫运动功能的丧失，就是神对肢体的主宰作用的丧失，强调主动运动训练的重要性，与现代康复学的运动再学习的指导思想完全相同。

4. 综合康复 中医学在漫长的发展过程中，经过历代医家的发展和完善，由简单到复杂，创造了多种多样的治疗和养生康复的方法，各种方法均具有不同的治疗范围和优势。将这些办法综合起来，发挥各自的优势，以取得好的疗效是中医学的特色之一，也是中医康复的特色之一。

总之，中医康复学虽然是一门新兴的学科，但是随着我国经济、文化、卫生事业的不断发展，必将成为我国康复医疗的一个特色，与其他临床医学各学科、保健医学以及预防医学更密切的结合，更有利于残疾预防工作的普及与提高。

二、内容

中医康复学的内容主要包括基础理论、研究对象以及治疗方法。

1. 基础理论 中医康复学以阴阳五行、气血精津液、藏象、经络等为基础，其基本理论仍然是中医整体观念和辨证论治。由于中医康复医疗的对象主要是具有身心功能障碍者，包括病残者、伤残者和各种急、慢性病患者以及年老体弱者，所以中医康复学理论基础还应包括伤病致残的机理研究、功能障碍评价和分类研究、功能恢复和代偿研究，以及康复医疗应遵循的基本原则等。

2. 研究对象 中医康复学的研究对象，主要包括以下4类人群：

（1）残疾者：这是中医康复学治疗的主要群体。包括肢体残疾、听力语言残疾、视力残疾、精神残疾、智力残疾、脏器残疾等。

（2）慢性病患者：慢性病主要指以心脑血管疾病（高血压、冠心病等）、糖尿病、恶性肿瘤、慢性阻塞性肺疾病（慢性气管炎、肺气肿等）、精神异常和精神病等为代表的一组疾病，具有病程长、病因复杂、健康损害和社会危害严重等特点。这类患者病程进展缓慢，且大多反复发作，造成脑、心、肾等重要脏器的损害，易造成伤残，影响劳动能力和生活质量，且医疗费用昂贵，增加了社会和家庭的经济负担。对于这类患者，既要控制原发病，又要防止和矫正原发病带来的功能障碍，还要预防原发病的再次发作。

（3）急性伤病患者：急性伤病患者突然发病，症状各异，其中部分可导致人体功能障碍，如脑血管意外可导致半身不遂，脊髓损伤可导致截瘫等。对于这类患者如果尽早介入康复治疗，肢体功能恢复较好。人体各部分的功能障碍，可以通过综合协调地应用各种措施得到改善或重建。因此，康复治疗应在生命体征稳定后尽早开始，不应局限在功能障碍出现之后，而应在此之前，就应采取一定的措施，以防止病残的发生。在急性伤病患者中，不管功能障碍已经发生或尚未发生，只要存在着导致功能障碍的可能性，就是康复医学的研究对象。

（4）年老体弱者：中国人口老龄化发展迅速，老年人的机体脏器功能逐渐衰退，严重影响他们的生活质量。中医康复措施具有延缓衰老，提高年老体弱者各组织器官的活力，改善其功能状态的作用。

3. 治疗方法 在历代医家的努力下，中医康复方法不断得到补充，并与现代康复技术相结合，互相促进。其中包括运动疗法、传统体育疗法、针灸疗法、推拿疗法、中药疗法、情志疗法、饮食疗法、沐浴疗法等。运动疗法是康复治疗的核心治疗手段，主要解决的问题是运动功能障碍，恢复运动功能；传统体育疗法能促进肢体运动功能的恢复和改善精神状态；针灸疗法、推拿疗法能疏通经络，调整脏腑，扶正祛邪，宣行气血，从而治疗疾病，促进身心的康复；中药疗法遵循中医辨证论治的指导原则，做到辨证施药；情志疗法内外兼修，形神同治，主要用于情志病变的康复；饮食疗法利用食物自身的四气、五味、归经及升降浮沉等特性进行辨证施食和辨病施食。这些方法都是在中医学理论指导下，在数千年临床实践中总结出来的，是中医康复治疗的基本手段，与现代康复方法相比，独具特色而历经实践检验，为临床常见病残诸症选择和确定最佳康复方案提供了保证。

三、中医康复学与中医养生学的关系

中医康复学与中医养生学关系密切，有着许多共同的理论基础，许多养生的方法也是中医康复的常用方法，因此两者常常相提并论。中医康复学包括了中医养生学中的天人相应、形神统一、动静结合及调养脏腑等理论，因此两者有着许多共同的基本原则：

1. 扶正与祛邪相结合 中医康复的对象主要是伤残者、慢性病者、急性病瘥后及某些老年病者，大多以正气亏虚为共同病理特点，也有一部分是属虚中夹实证，因此以扶正固本为主，兼顾祛邪，将扶正与祛邪相结合，是中医康复学的基本原则之一。

2. 内治与外治相结合 内治主要指饮食、药物内服方法；外治则包括针灸、推拿、气功、传统体育、药物外用等。由于外治康复法能通过经络的调节作用，疏通体内的阴阳气血；而内治康复法则可调整、恢复和改善脏腑组织的功能活动，故内治与外治相结合，可以提高疗效。

3. 自然康复与自我调摄法相结合 自然康复通过自然因素的影响，促进人体身心的逐步康复。其包括自然之物与自然环境，如日光、空气、泉水、花草、高山、岩洞、森林等。因为人依赖自然界而生存，不同的自然因素必然会对人体产生不同的影响，故有选择性和针对性地利用这些因素对人体的不同作用，以达到康复医疗的目的。与此同时，自我调摄法也很重要。康复对象不只是单方面地接受医生的康复服务，还应在医生的指导下，积极主动地进行自我保健调摄，为自己提供康复服务。只有把自然康复与自我调摄法结合起来，在尽量利用自然界赋予的客观条件之外，充分调动患者自身的主观能动作用，使医生与患者构成完美的配合，才能保证康复计划的顺利实施。

虽然中医康复学与中医养生学在理论与方法上有许多共同之处，但毕竟是两个不同的概念，亦是两个性质不同的学科。

中医养生学以医家养生派的内容为主，同时融合了其他各派的思想和养生方法，早已形成了一门独立的学科。而中医康复学在吸收中医养生学中某些方法的同时，形成了有别于养生学，并具有独立的学术内涵和体系的理论，即以功能障碍为康复对象，回归社会为最终目的的理论。由此可见，如果把中医康复学类比为现代医学中的第三医学（即现代康复医学）的话，那么，中医养生学则当属于第一医学的范畴，即预防保健医学。

总之，中医康复学与中医养生学既有联系又有区别，两者不可混为一谈。

第二节 中医康复学的发展概况

中医康复学在中医学理论指导下，按照独特的康复理论与治疗方法进行康复，是伴随中医学的医疗活动产生并发展起来的。

在先秦时代，《吕氏春秋》就有关于导引运动康复法的记载。春秋战国时代是中医康复医学发展的最初阶段。《黄帝内经》中的整体观、矛盾观、经络学、藏象学、病因病机学、养生和预防医学以及诊断治疗原则等各方面的论述，构建起中医康复基本理论体系。书中在论述瘫痪、麻木、肌肉痉挛等疾患的治疗时，就重视应用导引术、按跷（推拿）、熨疗（热敷）等传统康复疗法进行功能上的康复，并总结出许多康复医学的理论原则和方法。《素问》中则记载"喜怒不节则伤脏"、"怒伤肝，悲胜怒"、"喜伤心，恐胜喜"、"思伤脾，怒胜思"、"忧伤肺，喜胜忧"、"恐伤肾，思胜恐"的情志致病的规律以及治疗情志病的疗法。在这一时期还形成了一些专门的康复设施，如齐国宰相管仲就设立了康复机构，专门收容聋哑、偏瘫、肢体运动障碍、精神病、畸形等残疾患者，予以康复调治。可以认为，这是我国最早的康复医疗专门设施。战国初年石刻文中的《行气玉佩铭》就有最早的且完整描述呼吸锻炼的方法。

汉晋时期，中医康复医学有了较大的发展。马王堆汉墓出土的帛画《导引图》，是我国现存最早的医疗体操图。该图描绘了44个不同性别年龄的人在做各种导引动作。动作姿态大致分为呼吸运动、活动四肢及躯干运动、持械运动3类。《却谷食气》是我国现存最早的气功导引专著，主要记载导引行气的方法和四时食气的宜忌。书中提出要根据月朔望晦和时辰早晚及不同年龄特征来行气，讲究呼吸吐纳，尽量吐故纳新，做好深呼吸，并提出要顺从四时阴阳变化的规律来行气。华佗指出："人体欲得劳动，但不当使极尔。动摇则谷气得消，血脉流通，病不得生，譬犹户枢不朽是也。是以古之仙者为导引之事，熊颈鸱顾，引挽腰体，动诸关节，以求难老。"提出体育康复养生的重要性及注意事项。此外，他结合古代的导引运气吐纳，模仿虎、鹿、猿、熊、鸟的动作神态，创立了"五禽戏"。其动作简朴，实用性强，对肢体功能障碍者、慢性病患者和老年病患者，有很好的康复与保健作用。张衡的《温泉赋》中已有温泉治病的记载。

隋代巢元方的《诸病源候论》中列举了许多疾病，且于绝大部分证候下都载有导引、吐纳的方法，约有260余种，同时提出了许多康复治疗的方法及原则、注意事项。

唐代孙思邈著《千金要方》，专列"食治"一门，应用羊、鹿的甲状腺来治疗甲状腺肿，用动物肝脏治青光眼和夜盲，对食疗康复具有较大贡献。同时书中还大量收集了针灸、推拿、药熨、熏洗、敷贴等多种外治法，大大丰富了中医康复治疗的手段。此外，孙氏特别强调"气息得理，即百病不生"的呼吸锻炼作用。他还介绍了六字诀的具体运用，以及动功"天竺国按摩婆罗门法"十八势、"老子按摩法"四十九个动作。而唐代的《外治秘要》有体育运动对消渴病康复的详细记载。

宋元时期危亦林所撰的《世医得效方》，对整骨金镞设有专篇论述，除论述各种骨折和脱臼的治法外，有关麻醉法和悬吊复位法的记载比较突出。元代忽思慧的《饮膳正要》是一本饮食康复专著，书中记载了饮食卫生法、食物烹调法和多种补养事物的服用方法，还记载了195种单味食物的气味性能以及有关食物禁忌和食物中毒等方面的知识。

宋代的《太平圣惠方》、《圣济总录》等方书中也有食疗食养内容，如用鲤鱼粥或黑豆粥治疗水肿，杏仁粥治疗咳嗽等。齐德之的《外科精义》中所载之浴渍、溻渍、温罨诸法，具有温热作用，其机理与现代康复技术中的水疗法相似。

明清以来，药物疗法、食疗、药膳等方面发展较快。如张景岳的《景岳全书》、李时珍的《本草纲目》等记载了不少康复方药。曹庭栋的《老老恒言》以老年人为研究对象，涉及了养生各个方面（饮食、散步、导引、按摩）的内容，并且大量记载了药粥、药膳的制作和食用方法，对于老年病、慢性病的康复治疗具有重要的意义。杨继洲的《针灸大成》论述了经络、穴位、针灸手法及适应证等，介绍了应用针灸与药物综合治疗的经验。胡廷光的《伤科汇纂》对伤科的复位指标、术后功能锻炼都有详细的记载。而吴尚先的《理瀹骈文》则总结了熏、洗、熨、擦、敷、贴、坐、吹等各种外治法。

新中国成立以来，伴随着中医药学的不断挖掘整理，以及现代康复医学的不断引入，中医在康复医学方面的独特理论和方法得到系统的整理和总结。在康复医疗机构人员的构成方面，既有西医医师、护士和医疗技术人员，又有中医的有关人员，体现了我国中西医结合发展康复医学的重要特色。在学术研究方面，出版了《中国传统康复医学》等专著，创办了《中国康复医学杂志》、《中国脑血管康复医学杂志》、《心血管康复医学杂志》等。中医康复学专门人才的培养纳入国家高等教育计划，学术活动蓬勃开展，学术水平不断提高。中医康复学作为一门独立学科已经逐步形成。

总之，中医康复学具有悠久的历史和丰富的内容，是整个中医药学中不可分割的重要组成部分。在数千年的历史中，中医康复学为中华民族的繁荣昌盛做出了卓绝的贡献，同时也传播到日本、朝鲜、越南等国家，在世界范围内产生了一定的影响。即便在现代康复医学迅速发展的今天，中医康复医学中的中药、针灸、推拿等康复疗法，仍为世界康复医学所瞩目。

第三节　中医康复与社区康复

一、中医康复发挥着越来越重要的作用

中医康复学不但是中医学重要的组成部分，也在现代医学中占有十分重要的地位。随着生活水平的提高，人们对生活质量、健康水平的标准也有一定的变化。在过去医疗水平低下的情况下，人们以求生存、治病保命为目标。而今，经济、医疗水平飞速发展，人们不仅要求生存，而且对治愈后的整体功能有了更高的要求。此时，人们以过上有意义、有成效、有质量的生活为目标。

随着预防医学和临床医学的进步，传染性疾病已显著减少，伤病员的存活率明显增加；加上环境卫生的改善和生活水平的提高，人们开始关心自身健康的维持。这些因素都使老年人口的比例急剧上升，而随之而来的老年病（尤其是心脑血管疾病）也逐步增多。因此，将简便常用的传统康复法，如导引、太极拳、八段锦等应用于老年人，不但可以提高老年病的康复率，也可以丰富老年人的业余生活，减少各种精神、心理疾病的发生。

如今，交通工具日益发达，车祸外伤、高处坠落伤很是常见，而且年龄也年轻化。这些人经过临床抢救后，不但要面临着生存问题，而且要承担起相应的家庭社会责任，因此这些人的病后康复显得极为重要。将传统康复方法与现代康复手段相结合，应用于康复治疗中，可以显著改善患者的功能状态，提高其生存质量。

中医康复中的针灸可以疏通经络，调和气血，扶正祛邪。经研究发现，针刺人体不同的穴位后，机体可以作出相应的反应，如刺激神经系统，经大量、多次信息刺激传递，疏通了神经传导通路，既加速了脑细胞的修复，又抑制了异常姿势反射，促进正常运动。推拿是刺激体表反射区或穴位，通过经络传导，能调整脏腑功能、调和气血、行气活血、化瘀消肿、解痉止痛、舒筋活络、理筋整复，在运动平衡功能恢复中发挥了很重要的作用。传统体育疗法中的导引、太极拳，不仅对各种疾病后的康复起作用，对于健康人也可以起到保健预防的作用。通过辨证施治，应用中药内服滋补肝阴以柔经通络，补肾健脾以强筋壮骨助肌力恢复，调整人体气血功能，达到阴阳平衡。中药外治法中的熏蒸是选用具有康复作用的药物进行，通过温热和药气的共同作用，达到调和气血、散寒通络、祛风止痒的目的。

饮食疗法是以食物或食物与中药配膳供患者食用的方法，在我国有较悠久的历史，已积累了许多宝贵的经验。饮食疗法可以为患者提供病情恢复所需的各种营养物质，且具有一定的药理作用。同时饮食疗法取材简单，应用方便，效果确切，无明显毒副作用，集营养与药疗于一体。它不仅有治病防病的作用，而且营养丰富，烹调可口，色泽美观，气味芳香，可使人胃口大开，尤为老人、小孩和不愿长期服药的患者所接受。

综上所述，随着经济社会、卫生事业的发展，中医康复学发挥的作用会越来越大，有着不可替代的地位。

二、社区康复是康复工作不可或缺的部分

康复医学的目标是帮助残疾者重返社会，回归家庭，使他们获得身体、精神、社会、职业和经济能力的最大限度的恢复，即所谓全面康复。为实现这一目标，不仅需要应用医学的、社会的、教育的、职业的和其他一切手段，还需要各种不同的渠道和多种多样的形式。以康复机构为基地进行康复工作和以社区为基地进行康复工作是开展康复工作的两种最重要的形式。医院康复有其特定任务和价值，有一部分残疾者必须入院进行治疗。而相当数量的残疾者仅仅依靠社区所提供的康复服务即可满足其康复需求而无需到高层次的医院住院治疗。另一方面，许多从康复医院出院的患者也需要在社区中继续进行巩固性治疗。因此，社区康复和医院康复的意义同等重要，只有通过二者的相互配合、互为补充才有可能最大限度满足整个社会残疾者的广泛康复需求。

社区康复是以社区为基地，依靠社区的力量，应用社区条件下可能采取的康复措施，为居住在社区范围内的残疾者所提供可能和必要的社区服务。WHO 将社区康复定义为，启用和开发社区的资源，将残疾人及其家庭和社区视为一个整体，对残疾的康复和预防所采取的一切措施。包括提供必要的人力、设施康复技术，以及支持这一活动进行的经济基础。从我国的实际情况来看，将城市的街道和农村的乡镇作为开展康复工作的社区范围应是合理和适当的。

在社区中进行康复训练，能最大限度地利用社区的资源，继续实施在专门康复医疗机构没有完成的康复治疗或训练计划。在社区中进行康复训练，可以减轻患者的精神压力。因为周围都是熟悉的环境，患者的身心保持在最放松、最调适的状态，可以提高康复的效果，对于大部分的病残者来说，其康复训练要长期进行，有时甚至要持续终生，而社区康复可以提供这样的场所。社区康复可以节省医疗费用，能

缓解康复机构不足的矛盾，有利于功能障碍者早期适应社会，只有提高患者社会适应能力，才能减少对社会的不良影响，提高患者的生活质量。

三、中医康复最适合在社区康复中应用

慢性病残、老年病康复期较长，疗效缓慢，很难在医院或专门的康复机构完成全部的康复治疗和训练计划，因此特别需要社区及家庭的康复服务加以善后。而中医康复手段多为源于自然的疗法，如天然药物、饮食、针灸、推拿、气功疗法以及一些特定的运动锻炼方法等，不需要复杂的设备，不受场地和器材条件限制，便于长期坚持，最适合在社区或家庭内施行。

中医传统康复方法"简、便、验、廉"，真正实现了利用中医药为载体，以优质低耗服务为导向，为居民提供了经济、便捷的卫生服务。针灸、推拿、拔罐、敷贴、刮痧、中药等常见中医药适宜技术，被广泛应用于社区常见病、多发病、慢性病的防治。

中医药学是祖国医学的瑰宝，在慢性疾病的预防、康复、保健方面具有综合、便捷、持续、经济等方面的优势，在社区中具有广泛的群众基础。充分发挥中医药的作用，是构建有中国特色的社区卫生服务体系的必然要求，对于方便社区居民就医，减轻费用负担，提高健康水平，具有重要的意义。

第 二 章

中医康复学相关基础

第一节　中西医关于功能恢复的理论

在中医康复学中对功能障碍的认识经历了一个发展过程，它是随着中医康复学的发展而逐渐深化的。中医康复学对功能障碍的描述以症状和证候为特色，并以症状为主。症状是组成疾病和证候的基本因素和外在表现；证候是疾病过程中一定阶段各种症状、病因、病位及邪正对比等各方面病理因素的综合，与疾病有着密切的关系，反映的是内在脏腑、经络、气血等的病理状态。

近年来，无论在实验中还是在临床观察上，有越来越多的证据证明，无论是在成年的非哺乳动物还是在成年的哺乳动物中，其中枢神经系统在损伤后具有在结构和功能上重新组织的能力，即可塑性，这是现代医学对中枢神经系统损伤后功能恢复理论。

一、中医康复学的功能恢复理论

中医康复学以功能障碍为作用对象，功能恢复是其主要治疗目的。其功能恢复的理论主要包括整体观、辨证观、预防观和杂合以治。

（一）整体观

中医康复学的所有技术和方法，都必须从整体观念出发，在充分考虑人体自身的统一性、完整性以及与自然界、社会环境密切相关的基础上，制定康复治疗措施。整体观要求人们顺应自然，适应社会，形神共养，全面调治，整体康复。整体观体现在人与自然一体观、人与社会一体观、形神一体观三个方面。

1. 人与自然一体观　人生活于自然界中，是自然界的一个组成部分，人与自然息息相通,人体的一切生理病理变化均直接或间接地受到自然界变化的影响。因此,人类应当能动地遵循自然运动规律的法则,利用其有利因素保持健康,促进疾病康复。

2. 人与社会一体观　中医学认为人与社会是一个统一整体,人生活于社会中,复杂的、不断变迁的社会因素直接或间接地影响人的性格、思想、嗜好和一些疾病的发生及其康复过程。除了社会制度、经济发展、文化氛围等以外,社会环境还包括个人在社会中的地位、职业、经济状况、文化程度、语言行为、与亲友或同事间的人际关系等。这些因素的变化都可以影响人的情绪,进而影响脏腑器官的生理功能。因此,人需要能动地适应社会环境的变化,利用社会环境中积极的因素为康复服务。

3. 形神一体观　中医学认为人体由“形”和“神”组成,是一个高度复杂而又完善的统一体。“形”指形体结构,包括五脏六腑、经络、四肢百骸等组织结构和气血津精等基本营养物质;“神”是指机体生命活动和情感意识,是人体精神意识、知觉、运动等一切生命活动的最高主宰。

形神一体观认为,人体是形与神的统一体。在整个生命过程中,形与神是互根互用、不可分离的。形是神的依附之处,神不能离开形体而单独存在,有形才能有神;神是形的生命体现,对形体乃至整个生命活动起着主宰作用。形体健全,是精神活动正常的基本保证;乐观舒畅的精神状态又是形体强健的必要条件。

中医康复学强调形神兼顾,重视精神与形体康复的统一。“治形”,是摄养脏腑、精津气血、肢体、五官九窍等有形结构;“治神”,主要是安定情志、调摄精神。养神可以保形,保形亦可以摄神,二者相辅相成。所以,中医康复学始终坚持形神一体观,形神共调,全面康复。

(二) 辨证观

辨,指辨别;证,即证候。辨证是将四诊所收集的资料通过分析与综合,辨清疾病的原因、性质、部位、邪正关系并概括或判断为某种性质的证的过程。辨证是康复治疗的前提,是决定康复治疗措施的依据。辨证原则是中医康复学的重要特点,也是中医学辨证论治思想在中医康复学中的具体体现。

此外,中医康复学在重视辨证的同时,也注重辨病,主张辨病与辨证相结合。病,即疾病,是指有特定的发病原因、发病形式、病机、发展规律和转归的一种完整的生命过程。辨病可以从总体上把握疾病的发展过程以及预后、转归,以确定总体上的康复治疗方案和最终目标;辨证则是在辨病明确的基础上,对疾病现阶段病变本质的把握，并以此确定现阶段的康复治疗方法。

（三）预防观

中医康复学强调预防为主的观念，"未病先防"是指在疾病发生之前，就积极采取措施，防止疾病的发生。于疾病未生之时进行治疗，实为一种预防思想。此外，疾病虽未发生，但已出现某些先兆，或处于萌芽状态时，应采取措施，防微杜渐，从而防止疾病的发生。

"既病防变"是指疾病发生的初期，就及时采取措施，积极治疗，防止疾病的发展与传变。在疾病初期，一般病位较浅，病情较轻，对正气的损害也不甚严重，故早期治疗可达到易治的目的。在诊治疾病时，仅对已发生病变的部位进行治疗是不够的，还必须掌握疾病发展传变的规律，准确预测病邪传变趋向，对可能被影响的部位，采取预防措施，以阻止疾病传至该处，终止其发展、传变。

"瘥后防复"强调病后调摄，采取各种措施，防止疾病的复发。疾病初愈，虽然症状消失，但此时邪气未尽，正气未复，气血未定，阴阳未平，必待调理方能渐趋康复。所以，在病后，可适当用药物巩固疗效，同时配合饮食调养，注意劳逸得当，生活起居有规律，以期早日康复，从而避免疾病的复发。

（四）杂合以治

中医康复学从整体观出发，强调整体康复，由此决定了它的医疗方法不是单一的，而是综合的医疗方法。从临床来看，许多需要进行康复治疗的病证都具有多因素、多层次和多属性的特点，仅仅使用单一的治疗方法是不可能解决的，只有"杂合以治"，综合发挥各种治疗方法的协同作用，才能取得全面康复的效果。

"杂合以治"是提高中医康复疗效的关键，要求治疗时应从整体上把握病机的变化，将不同种类的康复疗法，如中药、针灸、推拿、气功、食疗等联合成一个统一的整体，以全面、充分、合理地发挥其康复作用。

二、现代医学的功能恢复理论

传统的中枢神经系统（Central Nervous System，CNS）结构与功能定位学说认为，脑的某一部分具有一定功能，该部分损害，其神经细胞不能再生，功能障碍将无法恢复。但一些 CNS 损伤患者在出院后家人继续给予积极治疗，结果患者却得到出人意料的恢复，这种现象反映着神经系统结构与功能的可塑性，促使神经学家和康复医学专家逐渐改变了过去的传统观念。

（一）中枢神经系统可塑性的概念

中枢神经系统包括大脑和脊髓，出生时，大脑皮质的每个神经元大约可构成2500个联系；到了两三岁，这种联系数量增长至15000个，甚至超过成人大脑的两倍，这是因为随着人的年龄的增长，老的神经细胞的联系会逐渐减少，相对较弱的神经细胞联系会减少，相对较强的神经细胞联系会保留并进一步增强，不接收和传递信息的神经元最后会被破坏并走向死亡，这种神经发育和"修剪树枝"过程使得大脑具有可塑性。

神经系统可塑性是指神经系统为适应机体内、外环境的变化而发生结构与功能的改变，表现为对特殊环境的适应、生理活动的训练与调制，乃至组织损伤后的代偿、修复与重建。通过对神经损伤反应的研究，神经组织移植试验，离体神经组织或神经元的培养以及对低等动物学习与记忆机制传导、易化的实验研究，已证明神经回路、突触联系、神经元态、超微结构、生化组分及电活动等方面都具有一定程度的可塑性。

广义地说，凡是有异于神经系统正常活动模式的情况都可列入"可塑性"的范围。在正常情况，神经连接的形式均按照一定规律或模式而建立，因而具有一定的特异性。一切有异于正常模式或特异性的，都可以说是具有可塑性的。但可塑性的程度，因条件不同而有所差异。

（二）中枢神经系统可塑性的基本观点

脑和脊髓前后连续，在枕骨大孔处分界，所以 CNS 的可塑性就包括脑的可塑性和脊髓的可塑性两部分。

1. 脑的可塑性　脑可塑性有广义、狭义之分。广义者是将所有的学习都认为是脑有可塑性的表现，因通过学习和训练，脑可以完成原先不能完成的功能；狭义者则认为脑必须有重新获得功能的形态学基础（如轴突长芽等）才是可塑性的表现。此处所涉及的可塑性是上述两者的折中，即认为脑可塑性是指脑有适应能力，即在结构和功能上有修改自身以适应改变了现实的能力。

脑的可塑性表现有功能重组和内外影响因素两方面，如图 2 - 1。

除非病情极轻，否则 CNS 的自发恢复总是有限的，要提高恢复的程度和使患者能够适应环境和独立生活，功能恢复训练是必要的因素之一。功能恢复训练是通过重新学习以恢复功能的过程，也可以认为是通过与他人和环境相互作用，练习在接受刺激时及时和适当地作出反应，适应环境和重新学习生活、工作所需的技能的过

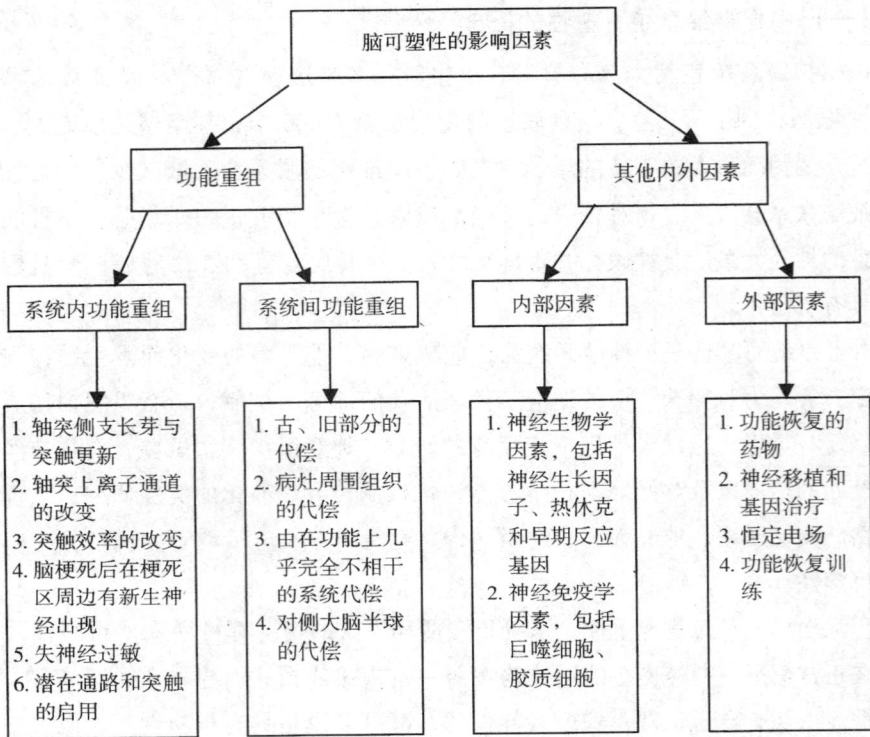

图 2-1　脑可塑性的影响因素

程。这种训练对于 CNS 损伤后是十分必要的。其原因在于：第一，为提高过去相对无效的或新形成的突触的效率，均需反复的训练。第二，要求原先不承担某种功能的结构去承担新的、不熟悉的任务，同样需要大量的学习和训练。第三，外周刺激和感觉反馈在促进 CNS 功能和帮助个体适应环境和生存中有重要的意义。在动物和人中，有大量关于环境刺激、反复的电刺激能引起 CNS 结构、生理和行为改变的证据。需要强调的是运动皮质功能的可塑性是一种"技巧性－依赖"而不是单纯的"使用－依赖"。最近的研究发现，积极的重复训练并不引起运动皮质改变和重组，因而，不是以往学习活动的重复，而是新的运动技巧的获得才是驱使运动皮质可塑性的最重要因素。

如同学习或运动训练的规律一样，脑可塑性具有以下特点：①主动性；②实践性；③重复性－时间依赖性；④适量性－强度依赖性；⑤刺激的丰富性。

2. 脊髓的可塑性　脊髓是中枢神经的低级部位，与脑一样也具有可塑性。脊髓可塑性的变化一般表现形式主要为附近未受伤神经元轴突的侧支先出芽，以增加其在去传入靶区的投射密度，随后与靶细胞建立突触性联系。在这一过程中，突触性终末除了发生数量变化外，还出现终末增大、突触后致密区扩大的结构变化和一般生理生化改变。

脊髓损伤后轴突的出芽主要包括三种变化，即再生性出芽、侧支出芽和代偿性出芽。再生性出芽是指在受伤轴突的神经元仍存活时，该轴突近侧端以长出新芽的方式进行再生；侧支出芽是指在损伤累及神经元胞体或近端轴突进而造成整个神经元死亡时，附近未受伤神经元从其自身的侧支上生出支芽；当在发育过程中神经元轴突的部分侧支受伤时，其正常的侧支发出新芽以代偿因受伤而丢失的侧支，这种出芽称代偿性出芽。

脊髓的可塑性比大脑小，其原因主要是脑的体积较大，不容易造成完全性的损伤，因此残留部分可以通过各种功能重组来代偿。而脊髓则不然，其横断面比脑小得多，较易造成完全性损伤，一旦出现完全性损害，代偿的机会就要小得多，主要将依靠轴突长芽和神经移植来解决，这可能就是脊髓可塑性较小的原因。

长期的生物发育过程使人类的大脑在功能上有着严格的定位，但在一定程度上大脑的功能又是可以变化和重新塑造的，这实际上是大脑功能两个不能分割的侧面，其中应该特别强调大脑的可塑性（尤其是其功能恢复的能力），这样才能导致不断努力地去获得受损神经系统残留功能的最大恢复和重组。全面掌握这些重要理论对于正确选择临床路径具有重要的指导意义。

第二节　残疾学基础

残疾问题是全球性普遍存在的社会问题。据 WHO 统计，目前全世界各种残疾者约占总人口的 10%，且每年平均以 1500 万人的速度增加。2006 年，我国进行了第二次全国残疾人抽样调查，调查数据表明，全国各类残疾人总数（主要按七类残疾标准分类）为 8296 万人，残疾人占全国总人口的 6.34%，如果再加上慢性病、职业病、老年退行性病所致某种程度上的功能障碍者，则与 WHO 统计的数据相近。

中医康复学的主要对象是残疾，即先天或后天各种因素造成的机体功能衰退或障碍状态。其根本目的在于使残疾人受损或丧失的功能得到最大限度的恢复或代偿。因此，必须弄清与残疾有关的基本理论问题。

残疾不同于疾病，但又与疾病密切相关。残疾可独立存在，也可与疾病共同存在，还可以病后存在。既有疾病固定后遗留下的残疾，如小儿麻痹、脑卒中、截肢等，也有与疾病同时存在的残疾，如类风湿、肌肉营养不良症等。特别在慢性病、老年病越来越多的今天，疾病与残疾的关系更加密切。

残疾对身心整体具有重要影响。任何局部器官的功能障碍，均常常同时涉及智力、语言及心理等各个方面。残疾人常常有自卑感，在社会上亦常常受到不平等待遇。因此，必须关注残疾人身心整体的康复。

一、定义

1. 残疾 残疾是指因外伤、疾病、发育缺陷或精神因素造成明显的身心功能障碍，以致不同程度地丧失正常生活、工作和学习的一种状态。残疾可造成不能正常生活、工作和学习的身体上、精神上的功能缺陷，包括程度不同的肢体残缺、感知觉障碍、活动障碍、内脏器官功能不全、精神情绪和行为异常、智能缺陷。

2. 残疾人 残疾人或残疾者是指心理、生理、人体结构上某种组织缺失、功能丧失或异常，使得部分或全部失去以正常方式从事个人或生活能力的人。

3. 残疾学 是一门研究残疾的各种原因、流行、表现特点、发展规律、后果及评定、康复与预防的学科。是以残疾人及残疾状态为主要研究对象。

二、致残原因

1. 原发性残疾 指由于各类疾病、损伤、先天性异常等直接引起的功能障碍。导致原发性残疾的常见原因有：①疾病，包括传染性疾病、先天性发育缺陷、慢性病和老年病；②营养不良；③意外和交通事故；④精神、心理因素；⑤物理、化学因素。

2. 继发性残疾 指由于原发性残疾后并发症所导致的功能障碍。即器官、系统功能进一步减退，甚至丧失。常见有肢体活动障碍、肌肉萎缩、关节挛缩、心肺功能失用性改变等继发性残疾。

三、残疾分类

（一）国际分类

1. ICIDH 分类（international classification of impairments, activities, and participation, ICIDH） 1980 年世界卫生组织颁布《国际残损、残疾和残障分类》，它

根据残疾的性质、程度和影响，将残疾分为残损、残疾和残障三个独立类别。

（1）残损：为结构功能缺损，是指因疾病或外伤引起的解剖结构、生理功能及心理功能的丧失或异常。其影响在器官、系统水平，为生物器官、系统水平上的残疾。

（2）残疾：又称为失能，为个体活动能力受限。由于残损使个体行为能力受限或缺乏，患者不能正常范围内，按正常的行为、方式进行活动，是个体水平上的残疾。

（3）残障：又称为社会能力障碍，为参与限制。是由于残损或失能，限制或妨碍了个体（根据年龄、性别、社会和文化等因素）应当进行的正常社会活动，是社会水平的残疾。

我国习惯上把残损、残疾、残障合称为残疾。残损、残疾、残障之间没有绝对的界限，其程度可以相互转化。残损者未经合适的康复治疗，可在原发病损基础上进一步转化为失能甚至残障；而残障或失能者可因合适的康复治疗向较轻程度转化。一般情况下，残疾的发展是按照残损、失能、残障顺序进行，也可能发生跳跃。一些残损患者，因心理障碍而自我封闭，从而发展到与社会隔绝，达到残障程度，但此类患者经积极康复、心理治疗后，完全有可能重新转化为残损。

2. ICF 分类（international classification of functioning，disability and health） 1997 年 3 月，WHO 公布了新的 ICIDH 分类，即"international classification of impairments，activities，and participation，ICIDH－2"，1999 年 7 月改为"international classification of functioning and disability，ICIDH－2"。随着康复医学的发展，ICIDH 经过 20 年的实际应用，对分类方法有了进一步理解。2001 年 5 月，世界卫生大会正式公布 ICF 分类，中文译为《国际功能、残疾和健康分类标准》。

ICF 将残疾和功能分类作为一种相互作用和演进的过程，提供了一种多角度的分类方法，制定了一种全新的模式图（图 2－2）。

（二）我国残疾分类

2006 年，在全国范围内对各类残疾人第二次抽样调查时，我国将残疾分为七类，包括视力残疾、听力残疾、言语残疾、肢体残疾、智力残疾和精神残疾以及多重残疾。各类再进一步分级，主要依据残疾部位分类，但暂未包括内脏残疾在内。

1. 视力残疾

（1）定义：视力残疾，是指由于各种原因导致双眼视力低下并且不能矫正或视野缩小，以致影响其日常生活和社会参与。视力残疾包括盲及低视力。

健康状况（障碍或疾病）

身体功能和结构 ← 活动 → 参与

环境因素　　　　个人因素

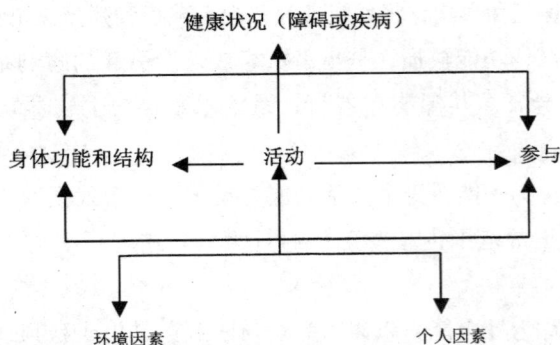

图 2 - 2　　ICF 新模式图

（2）分级：见表 2 - 1。

表 2 - 1　　　　　　　　　　　　　　视力残疾分级表

类别	级别	最佳矫正视力
盲	一级	无光感 ~ < 0.02，或视野半径 < 5°
	二级	≥0.02 ~ < 0.05，或视野半径 < 10°
低视力	三级	≥0.05 ~ < 0.1
	四级	≥0.1 ~ < 0.3

注：1. 盲或低视力均指双眼而言，若双眼视力不同，则以视力较好的一眼为准。如仅有单眼为盲或低视力，而另一眼的视力达到或优于 0.3，则不属于视力残疾范畴。

2. 最佳矫正视力是指以适当镜片矫正所能达到的最好视力，或以针孔镜所测得的视力。

3. 视野半径 < 10°者，不论其视力如何均属于盲。

2. 听力残疾

（1）定义：听力残疾，是指人由于各种原因导致双耳不同程度的永久性听力障碍，听不到或听不清周围环境声及言语声，以致影响日常生活和社会参与。

（2）分级：①听力残疾一级。听觉系统的结构和功能方面极重度损伤，较好耳平均听力损失≥91dBHL，在无助听设备帮助下，不能依靠听觉进行言语交流，在理解和交流等活动上极度受限，在参与社会生活方面存在极严重障碍。②听力残疾二级。听觉系统的结构和功能重度损伤，较好耳平均听力损失在 81 ~ 90dBHL 之间，在无助听设备帮助下，在理解和交流等活动上重度受限，在参与社会生活方面存在严重障碍。③听力残疾三级。听觉系统的结构和功能中重度损伤，较好耳平均听力损失在 61 ~ 80dBHL 之间，在无助听设备帮助下，在理解和交流等活动上中度受限，在参与社会生活方面存在中度障碍。④听力残疾四级。听觉系统的结构和功能中度损伤，较好耳平均听力损失在 41 ~ 60dBHL 之间，在无助听设备帮助下，在理解和交流等活动上轻度受限，在参与社会生活方面存在轻度障碍。

3. 言语残疾

（1）定义：言语残疾，是指由于各种原因导致的不同程度的言语障碍（经治疗 1 年以上不愈或病程超过两年者），不能或难以进行正常的言语交往活动（3 岁以下不定残）。

（2）分类：①失语。是指由于大脑言语区域以及相关部位损伤所导致的获得性言语功能丧失或受损。②运动性构音障碍。是指由于神经肌肉病变导致构音器官的运动障碍，主要表现为不会说话、说话费力、发声和发音不清等。③器官结构异常所致的构音障碍。是指构音器官形态结构异常所致的构音障碍。其代表为腭裂以及舌或颌面部术后。主要表现为不能说话、鼻音过重、发音不清等。④发声障碍（嗓音障碍）。是指由于呼吸及喉存在器质性病变导致的失声、发声困难、声音嘶哑等。⑤儿童言语发育迟滞。指儿童在生长发育过程中其言语发育落后于实际年龄的状态。主要表现为不会说话、说话晚、发音不清等。⑥听力障碍所致的语言障碍。是由于听觉障碍所致。主要表现为不会说话或者发音不清。⑦口吃。是指言语的流畅性障碍。常表现为在说话的过程中拖长音、重复、语塞并伴有面部及其他行为变化等。

（3）分级：①言语残疾一级。无任何言语功能或语音清晰度 ≤ 10%，言语表达能力等级测试未达到一级测试水平，不能进行任何言语交流。②言语残疾二级。具有一定的发声及言语能力。语音清晰度在 11% ~ 25% 之间，言语表达能力未达到二级测试水平。③言语残疾三级。可以进行部分言语交流。语音清晰度在 26% ~ 45% 之间，言语表达能力等级测试未达到三级测试水平。④言语残疾四级。能进行简单会话，但用较长句或长篇表达困难。语音清晰度在 46% ~ 65% 之间，言语表达能力等级未达到四级测试水平。

4. 肢体残疾

（1）定义：肢体残疾，是指人体运动系统的结构、功能损伤造成四肢残缺或四肢、躯干麻痹（瘫痪）、畸形等而致人体运动功能不同程度的丧失以及活动受限或参与局限。

（2）分类：①上肢或下肢因伤、病或发育异常所致的缺失、畸形或功能障碍。②脊柱因伤、病或发育异常所致的畸形或功能障碍。③中枢、周围神经因伤、病或发育异常造成躯干或四肢的功能障碍。

（3）分级

1）肢体残疾一级：不能独立实现日常生活活动。包括：①四肢瘫。四肢运动功能重度丧失。②截瘫。双下肢运动功能完全丧失。③偏瘫。一侧肢体运动功能完全丧失。④单全上肢和双小腿缺失。⑤单全下肢和双前臂缺失。⑥双上臂和单大腿（或单小腿）缺失。⑦双全上肢或双全下肢缺失。⑧四肢在不同部位缺失。⑨双上肢功能极重度障碍或三肢功能重度障碍。

2）肢体残疾二级：基本上不能独立实现日常生活活动。包括：①偏瘫或截瘫，残肢保留少许功能（不能独立行走）。②双上臂或双前臂缺失。③双大腿缺失。④单全上肢和单大腿缺失。⑤单全下肢和单上臂缺失。⑥三肢在不同部位缺失（除外一级中的情况）。⑦二肢功能重度障碍或三肢功能中度障碍。

3）肢体残疾三级：能部分独立实现日常生活活动。包括：①双小腿缺失。②单前臂及其以上缺失。③单大腿及其以上缺失。④双手拇指或双手拇指以外其他手指全缺失。⑤二肢在不同部位缺失（除外二级中的情况）。⑥一肢功能重度障碍或二肢功能中度障碍。

4）肢体残疾四级：基本上能独立实现日常生活活动。包括：①单小腿缺失。②双下肢不等长，差距在5cm以上（含5cm）。③脊柱强（僵）直。④脊柱畸形，驼背畸形大于70°或侧凸大于45°。⑤单手拇指以外其他四指全缺失。⑥单侧拇指全缺失。⑦单足跗跖关节以上缺失。⑧双足趾完全缺失或失去功能。⑨侏儒症（身高不超过130cm的成年人）。⑩一肢功能中度障碍，两肢功能轻度障碍；以及还有类似上述的其他肢体功能障碍。

（4）肢体残疾者的整体功能评价：在未加康复措施的情况下，以实现日常生活活动的不同能力来评价。日常生活活动分为八项，即端坐、站立、行走、穿衣、洗漱、进餐、大小便、写字。能实现一项算1分；实现有困难的算0.5分；不能实现的算0分。据此划分四个等级（表2-2）。

表2-2　　　　　　　　　肢体残疾者整体功能的分级

级别	程度	计分
一级	完全不能实现日常生活活动	0～2
二级	基本上不能实现日常生活活动	3～4
三级	能够部分实现日常生活活动	5～6
四级	基本上能够实现日常生活活动	7～8

5. 智力残疾

（1）定义：智力残疾，是指智力显著低于一般人水平，并伴有适应行为的障碍。此类残疾是由于神经系统结构、功能障碍，使个体活动和参与受到限制，需要环境提供全面、广泛、有限和间歇的支持。

（2）分类：①在智力发育期间（18岁之前），由于各种有害因素导致的精神发育不全或智力迟滞。②智力发育成熟以后，由于各种有害因素导致智力损害或智力明显衰退。

（3）分级：见表2-3。

表2-3　　　　　　　　　　　智力残疾分级表

级别	分级标准			
	发展商（0~6岁）	智商（7岁以上）	适应性行为（AB）	WHO-DAS分值
一级	≤25	<20	极重度	≥116分
二级	26~39	20~34	重度	106~115分
三级	40~54	35~49	中度	96~105分
四级	55~75	50~69	轻度	52~95分

注：1. 发展商（DQ），包括"智商"和"情商"两方面，即 DQ = IQ + EQ；智商（IQ），是指通过某种智力量表所测得的智龄和实际年龄的比，即 IQ =（智龄/实际年龄）×100。不同的智力测定方法，有不同的 IQ 值，但诊断的主要依据是社会适应行为。

2. WHO-DAS 值：应用"世界卫生组织《残疾评定量表》（WHO-DAS Ⅱ）"的项目对患者进行评定所得出的分值。

6. 精神残疾

（1）定义：精神残疾，是指各类精神障碍持续1年以上未痊愈，由于患者的认知、情感和行为障碍，影响其日常生活和社会参与。

（2）分级：18岁以上的精神障碍患者根据 WHO-DAS 分值和适应行为表现，18岁以下者依据适应行为的表现，把精神残疾划分为四级：

1）精神残疾一级：WHO-DAS 值≥116分，适应行为严重障碍。生活完全不能自理，忽视自己的生理、心理的基本要求。不与人交往，无法从事工作，不能学习新事物。需要环境提供全面、广泛的支持，生活长期、全部需要他人监护。

2）精神残疾二级：WHO-DAS 值在106~115分之间，适应行为重度障碍。生活大部分不能自理，基本不与人交往，只与照顾者简单交往，能理解照顾者的指令，有一定学习能力。监护下能从事简单劳动。能表达自己的基本需求，偶尔被动参与社交活动。需要环境提供广泛的支持，大部分生活仍需要他人照料。

3）精神残疾三级：WHO – DAS 值在 96 ~ 105 分之间，适应行为中度障碍。生活上不能完全自理，可以与人进行简单交流，能表达自己的情感。能独立从事简单劳动，能学习新事物，但学习能力明显比一般人差。被动参与社交活动，偶尔能主动参与社交活动。需要环境提供部分的支持，即所需要的支持服务是经常性的、短时间的需求，部分生活需由他人照料。

4）精神残疾四级：WHO – DAS 值在 52 ~ 95 分之间，适应行为轻度障碍。生活上基本自理，但自理能力比一般人差，有时忽略个人卫生。能与人交往，能表达自己的情感，体会他人情感的能力较差，能从事一般的工作，学习新事物的能力比一般人稍差。偶尔需要环境提供支持，一般情况下生活不需要由他人照料。

7. 多重残疾 存在两种或两种以上残疾为多重残疾。多重残疾应指出其残疾的类别。多重残疾分级按所属残疾中最重类别残疾分级标准进行分级。

第三节 运动学基础

运动学是运用力学的方法和原理来观察和研究人体节段运动和整体运动时所产生的各种功能以及生理、生化和心理的改变，并阐述其变化原理、规律或结果的一门学科，是康复医学的重要组成部分。

一、运动对人体的影响

（一）运动对呼吸系统的影响

运动由于能量的需求增加，影响着氧气摄取和二氧化碳的产生。

1. 运动中摄氧量的变化 在轻或中等强度运动中，只要运动强度不变，摄氧量便能保持在一定水平，称为"稳定状态"。但在运动刚开始的短时间内，因呼吸、循环的调节较为滞后，致使摄氧水平不能立即到位，此时即为"进入工作状态"。"稳定状态"是完全氧化供能，而"进入工作状态"这一阶段的摄氧量与根据稳定状态推断的需氧量相比，其不足部分即无氧供能部分，传统上被称为"氧亏"。当运动结束进入恢复阶段，摄氧量并非从高水平立即下降到安静水平，这一超过安静水平多消耗的氧量，传统上被称为"氧债"，并认为"氧债"与总的"氧亏"等量。

2. 最大摄氧量 运动时消耗的能量随着运动强度的增大而增加，当运动增加到一定强度时，摄氧量不再增加或增加减少，此时人的感觉也已经达到精疲力竭，此时的摄氧量达到最大而不能增加的值称为最大摄氧量。最大摄氧量的绝对值是以每升每分钟为单位的，相对值以每毫升每分钟千克体重为单位。由于相对值消除了体重的影响，在横向比较中更有实际意义。

（二）运动对心血管系统的影响

心血管系统为骨骼肌的运动、全身脏器足够营养供应的维持及代谢产物的清除提供了强有力的保证。

1. 心率和心输出量　在运动中，心脏每分钟排血量的增加或维持，可以通过加快心率或增加心脏的每搏输出量或二者均增加来达到。在心脏每分钟排出的血量中，心率因素占 60% ~ 70%。在轻至中等强度的运动中，心率的改变与运动强度一致，呈线性关系。因此，在临床上常用心率作为耐力练习的靶心率。

2. 血压、血管阻力和回心血量　运动时，心排血量增多和血管阻力因素可引起相应的血压增高。但在运动中由于骨骼肌血管床的扩张，总外周阻力明显下降，这样有利于增加心排血量，并减少输送氧气给做功肌的阻力。另外，交感神经可使容量血管收缩，使静脉系统中血流量减少，也是保证回心血量增加的重要因素。

（三）运动对消化系统的影响

大量研究表明，低强度运动对胃酸分泌或胃排空仅有轻微影响。随着运动强度的增加，胃酸分泌明显减少。1982 年，Cammack 等应用非创伤性同位素标记法测定胃排空速度时发现，进行长时间、间歇的蹬脚运动可以加速胃排空。现已证实，运动有利于脂肪代谢及胆汁合成和排出。

（四）运动对泌尿系统的影响

正常安静时，心排血量中的 20% 通过肾脏滤过。在运动中肾血流量减少，尤其在剧烈运动时，肾血流量可下降至安静时的 50%。

（五）运动对骨关节的影响

在正常情况下，骨不断由成骨细胞和破骨细胞维持着钙、磷的平衡。骨代谢既受营养、激素等影响，也受重力和张力的影响，因此，运动有助于减轻和预防骨质疏松。

二、正常人体运动学

1. 运动轴与面　用三维坐标系来记录人体运动时体表和体内某些点的空间位置以及这些点的运动轨迹，这个坐标系是按着人体解剖学姿势分为下列面和轴，可作为人体的标志（图2-3）。

（1）矢状轴（X轴）：矢状面与水平面交叉所形成的前后向轴，即在水平面上由后向前贯穿人体的线。

（2）额状轴（Y轴）：额状面与水平面交叉所形成的左右侧向轴，即在水平面上由右向左贯穿人体的线。

（3）纵轴（Z轴）：矢状面与额状面交叉所形成的轴，即上下贯穿人体的垂直于水平面的线。

（4）矢状面：通过躯干纵轴，前后位的垂直面，将人体分为左右两部分。关节在矢状面的运动为伸、屈运动，围绕额状轴进行。

（5）额状面：与矢状面成直角的垂直平面，将人体分为前后两部分。关节在额状面的运动为内收、外展运动，围绕矢状轴进行。

（6）水平面（横断面）：通过人体与地面平行的任一平面，将人体分为上下两部分。关节在水平面的运动为旋转运动，围绕垂直轴进行。

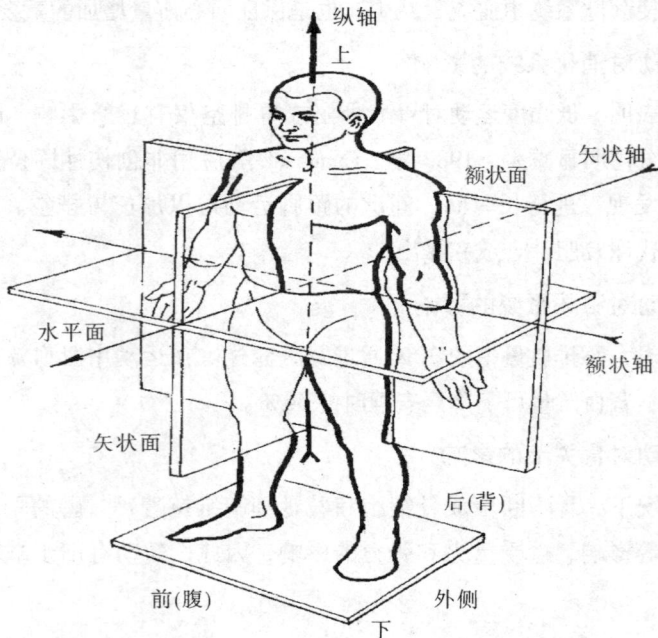

图2-3 人体的轴与面

2. 运动链 是指几个部位通过关节相连而组成的复合链，因组成运动的关节各有其特定的活动度，这样肢体越远端其活动范围越大。肢体系列关节组成运动链，可分为开链和闭链，人体运动链主要是开链运动，各有其特定运动范围。

3. 肌纤维的构造和类型　肌肉是由许多肌纤维组成的，每个细胞是一个独立的功能结构单位，接受神经末梢支配。肌肉几乎不具备再生能力，大量损伤后，将被结缔组织和脂肪所代替。骨骼肌的肌纤维分为两类，红肌纤维和白肌纤维。红肌纤维对刺激产生较缓慢的收缩反应，也称为慢肌。白肌纤维对刺激产生快速的收缩反应，也称快肌。红肌纤维较白肌纤维有较丰富的血液供应，因而能承受长时间的连续活动。而白肌能在短时间内爆发巨大的张力，但随后很快陷入疲劳。红肌纤维和白肌纤维由不同的神经支配。

4. 肌肉的收缩形式　分为等张收缩和等长收缩。

（1）等张收缩：是肌力大于阻力时产生的加速度运动和小于阻力时产生的减速度运动。运动肌张力大致恒定，故称等张收缩。等张收缩又分为向心收缩和离心收缩：①向心收缩。肌肉收缩时，当肌肉的支点和起点互相靠近时，称为向心收缩。②离心收缩。肌肉收缩时，肌力低于阻力，是原先缩短的肌肉被动延长，则称为离心收缩或延长收缩。

（2）等长收缩：当肌肉收缩与阻力相等时，肌肉长度不变，也不引起关节运动，称为等长收缩或静力收缩。

在日常生活中，肌肉收缩时常结合运动，且均可用于肌力训练。

5. 人体运动的杠杆原理　由于肌肉收缩产生的实际力矩输出，受运动节段杠杆效率的影响，因而人的运动均遵循杠杆原理，各种复杂的运动均可以分解为一系列的杠杆运动。运用杠杆原理对运动进行分析是生物力学研究的重要途径之一。

（1）第一类杠杆：又称平衡杠杆，其特征是支点在力点与阻力点中间。在人体中，这一类杠杆较少，如头颅与脊柱的连接，支点位于寰枕关节的额状轴上，力点（如斜方肌、肩胛提肌、头夹肌、头半棘肌、头最长肌等的作用点）在支点的后方，阻力点（头的重心）位于支点的前方。此类杠杆的主要作用是传递动力和保持平衡，支点靠近力点时有增大速度和幅度的作用，支点靠近阻力点时有省力的作用。

（2）第二类杠杆：又称省力杠杆，其特征是阻力点在力点和支点的中间。在人体上，这类杠杆在静态时极为少见，只有在动态时可以观察到。如站立提踵时，以跖趾关节为支点，小腿三头肌以粗大的跟腱附着与跟骨上的支点为力点，人体重力通过距骨体形成阻力点在跟骨与距骨。这类杠杆的力臂始终大于阻力臂，可以用较小的力来克服较大的阻力，故称为省力杠杆。

（3）第三类杠杆：又称速度杠杆，其特征是力点在阻力点和支点的中间。此类杠杆在人体中最为普遍，如肱二头肌通过肘关节屈起前臂的动作，此时支点在肘关节中心，力点（肱二头肌在桡骨粗隆上的止点）在支点和阻力点（手及所持重物的重心）的中间。此类杠杆因为力臂始终小于阻力臂，力必须大于阻力才能引起运动，所以不能省力，但可以使阻力点获得较大的运动速度和幅度，故称速度杠杆。

三、肌肉功能分析

（一）肩区

肩区的肌能固定肩带和产生肩带的运动以及控制肩肱的关系，肩部所产生的运动都与各种随意位运用手的能力有关。肩带肌也参与上肢技巧性的运动。

1. 连于躯干、颈、颅与肩带之间的肌　如前锯肌、斜方肌、菱形肌、胸小肌、肩胛提肌。

2. 连于肩带和肱骨的肌　如三角肌、冈上肌、冈下肌和小圆肌、肩胛下肌、大圆肌、喙肱肌、肱二头肌和肱三头肌。

3. 连于躯干和肱骨之间的肌　这些肌可稍与肩胛骨连接或不连。如背阔肌、胸大肌。

（二）肘和前臂

1. 屈肘肌　有肱二头肌、肱肌、肱桡肌、旋前圆肌。

（1）肱二头肌：它以两个头附于肩关节的近侧，其中长头以长腱经结节间沟和肩关节囊附于肩胛骨的盂上结节，短头也以长腱附于肩胛骨的喙突，分别形成两个肌腹，在臂中部合成一个肌腹，经肱二头肌腱止于桡骨粗隆。

（2）肱肌：起于肱骨干中部的骨面，其作用仅为屈肘。

（3）肱桡肌：为前臂桡侧组3块肌中最大的一块，起于肱骨的外上髁嵴，止于桡骨茎突附近，作用为屈肘。

（4）旋前圆肌：它大部分起于肱骨内上髁，肌纤维在前臂侧面从内上斜向下，止于桡骨中部的外侧，其作用为前臂旋前和屈肘。

2. 伸肘肌　主要的伸肘肌为肱三头肌。肱三头肌位于上臂背部，有3个头分别为长头、内侧头和外侧头。长头以阔腱起自肩胛骨的盂下结节，并与肩关节囊紧密相邻；内侧头起自桡神经沟内下方的骨面上，而外侧头则起自桡神经沟外上方的肱骨面上，3个头的肌纤维合成一总腱，止于尺骨鹰嘴。

3. 旋后的肌　使前臂旋后的肌有肱二头肌、旋后肌。旋后肌为前臂背侧深肌层，位于前臂骨间膜的背侧，被肘肌、桡侧腕长伸肌、肱桡肌所覆盖。旋后肌起于外上髁和尺骨的旋后肌嵴，有三角形扁而短的肌腹包绕桡骨近侧1/3处，止于桡骨近侧1/3的前面，其作用使前臂旋后。

4. 旋前的肌　使前臂旋前的肌有旋前圆肌、旋前方肌、桡侧腕屈肌、掌长肌和桡侧腕长伸肌，后3块虽有旋前作用，但作用相当小。旋前方肌横跨在桡尺骨的远侧部，在前臂骨间膜的掌侧面，被屈腕和屈指的肌所覆盖，附着于尺骨和桡骨远侧1/4的掌侧骨面上，其作用为旋前前臂。

（三）腕和手

手的功能十分复杂。首先，手是一个十分紧密的多用途器官，它具有相互依赖的结构，若其中一个结构损伤会影响许多其他结构。其次，手具有很大的运动性和稳定性，并可在结构之间互相移动。第三，几乎所有的肌是多关节肌，所以可作用于跨越的每一个关节。

1. 作用于腕和肘的肌　桡侧腕长伸肌、桡侧腕短伸肌、尺侧腕伸肌、桡侧腕屈肌、掌长肌、尺侧腕屈肌。

2. 作用于腕外展（桡偏）和内收（尺偏）的肌　外展（桡偏）的肌包括桡侧腕伸肌、桡侧腕屈肌；内收（尺偏）的肌包括尺侧腕伸肌、尺肌腕屈肌。

3. 作用于手指的肌　手的功能取决于许多前臂肌的协同作用。手肌可分为外来肌和固有肌，前者起自前臂或肱骨，后者的起点、止点均在手骨。

（四）髋区和盆区

1. 后群肌　有臀大肌、股二头肌、半腱肌和半膜肌（后三者合称腘绳肌），大收肌的后部。

2. 前群肌　包括股直肌、缝匠肌、阔筋膜张肌、髂腰肌和耻骨肌。阔筋膜张肌位于髋关节的前外侧，耻骨肌在前内侧。

3. 外侧肌群　包括臀中肌、臀小肌、阔筋膜张肌和梨状肌，它们位于外侧，即髋关节的外展侧。梨状肌在阔筋膜张肌的后外侧。

4. 内侧肌群　位于大腿内侧前缘是股内侧肌和缝匠肌；后缘是半腱肌和半膜肌之间的肌群，包括大收肌、长收肌、股薄肌、短收肌和耻骨肌。

（五）膝部

1. 伸膝肌　有股四头肌、膝关节肌。

（1）股四头肌：由4块肌组成，包括股直肌、股内侧肌、股外侧肌和股中间肌。这4块肌形成单一而强厚的腱止于髌骨、膝关节囊和胫骨上端的前面。

（2）膝关节肌：是小而扁平的肌，在股中间肌的深层，有时还与股直肌互相交织。它由一条到股中间肌的神经的分支支配。

2. 屈膝肌　有股二头肌、半腱肌、半膜肌、腓肠肌。

（1）股二头肌：它有两个头，长头与半腱肌形成总腱起自坐骨结节。短头起自股骨干的下部和外侧肌间隔。这两个头合起来止于胫骨的外侧髁、腓骨头和小腿筋膜。

（2）半腱肌：是一块内侧腘绳肌，其肌部位于股二头肌长头的内侧。它与股二头肌长头形成总腱起自坐骨结节，止于胫骨髁的内侧面股薄肌止点的远侧。

（3）半膜肌：起自坐骨结节，止于胫骨的内侧髁。

（4）腓肠肌：腓肠肌的两个头起自股骨内外侧髁上方，并跨过膝关节的屈侧边。在抗阻屈膝时，可看到腓肠肌的肌部收缩。

（六）踝和足

1. 后群肌　有腓肠肌、比目鱼肌、胫骨后肌、趾长屈肌。

（1）腓肠肌：腓肠肌组成小腿肌的主要部分，它以内、外侧头起于骨内外侧髁上方，附着处部分与膝关节囊紧贴。内侧头较大，肌腹比外侧头延伸更远。两个头的肌纤维附着于一块宽的腱板上。其作用为跖屈踝关节和屈膝关节。

（2）比目鱼肌：比目鱼肌与腓肠肌合称小腿三头肌。它起自胫骨的比目鱼线和腓骨后面的上1/3处，肌纤维附着覆盖其表面的腱膜，然后与腓肠肌的腱联合形成跟腱，主要为跖屈踝关节。

小腿三头肌的功能主要为跖屈踝关节。比目鱼肌比腓肠肌含有更高比例的慢肌，而腓肠肌则以快肌为主，这提示比目鱼肌在稳定踝关节和控制摇晃上比腓肠肌具有更大作用。

（3）胫骨后肌：小腿深层肌在背屈或跖屈时，胫骨后肌为距下关节的内翻或旋后肌。胫骨后肌在足弓的动力性支持中起重要作用。

（4）趾长屈肌：位于小腿深层的内侧，被比目鱼肌和腓肠肌覆盖。它起自腘肌止点下方的胫骨骨面以及腘肌与胫骨后肌之间的骨间膜上。其作用为屈跖趾关节和趾骨间关节，并跖屈踝关节，是行走、跑步和足趾站立时的闭链运动。

2. 外侧群肌　有腓骨长肌、腓骨短肌。

（1）腓骨长肌：主要起于肱二头肌止点邻近的腓骨头，此外还起于近邻的胫骨、腓骨干、肌间隔等。肌纤维汇聚形成腱经过在外踝后方的沟进入足底，然后斜向前内侧止于内侧楔骨和第 1 趾骨基底的跖侧面。作用为外翻足和跖屈踝关节，并能压低第 1 跖骨头。

（2）腓骨短肌：起于在腓骨长肌起点稍下方的腓骨和肌间隔。它的腱经外踝后下方，跟骨的外侧面，最后止于第 5 跖骨粗隆的背面，作用为外翻足和背屈踝关节。

3. 前群肌 有胫骨前肌、趾长伸肌。

（1）胫骨前肌：它起于胫骨外侧髁、胫骨干近侧 1/2、骨间膜和小腿筋膜。胫骨前肌在踝关节的上方移行为肌腱，在踝部经过伸肌上、下支带的深层进入足背，止于内侧楔骨和第 1 跖骨基底部，作用为背伸、内翻踝关节。

（2）趾长伸肌：趾长伸肌较为浅表，外邻腓骨肌，内接胫骨前肌。趾长伸肌起自胫骨和腓骨的上部、骨间膜、肌间隔和小腿筋膜。第 3 腓骨肌起自腓骨的远侧部和骨间膜，作用为伸第 2～5 趾的跖趾关节和趾骨间关节以及背伸踝关节和足外翻。

第 三 章

康复评定

第一节　中医诊法在康复评定中的应用

中医康复评定是建立在中医整体观念和辨证论治的基础上的综合评定。中医康复评定通过中医四诊收集患者的基本病情资料，然后得出中医的辨证结果，从而指导康复治疗。主要诊法包括望诊、闻诊、问诊和切诊。

一、望诊

望诊是通过对患者的神色形态和局部的变化，以及舌象、分泌物和排泄物的色质进行观察，从而对疾病的寒热虚实，病情的轻重缓急，障碍发生的部位、性质、程度等情况做出初步诊断的一个过程。望诊的基本内容包括全身望诊（神、色、形体、姿态），局部望诊（头面、五官、躯体、四肢、二阴、皮肤），望舌（舌体、舌苔）和望排出物（痰涎、呕吐物、大便、小便等）。

（一）全身望诊

全身望诊又叫整体望诊，是指医生在诊察患者时，对患者的精神、面色、形体、姿态等整体表现进行观察，以对病情的轻重缓急获得一个总体的印象。医生须在刚接触患者的短暂时间内，通过敏锐观察，对病情有一个大体、初步估计。全身望诊的主要目的是了解其精神、心理、性格、智力等方面的情况，以及了解局部障碍对全身造成的影响。

（二）局部望诊

根据诊断疾病的需要，对患者的某一局部（如头面、五官、皮肤）进行深入、细致地观察，即为局部望诊。在康复医学中，局部望诊的内容主要包括望五官、躯体、四肢和皮肤。人体为一个有机整体，整体的病变可反映于各个局部，局部的病变也可影响于全身，故观察局部的异常变化，对临床疾病的诊断有着重要意义。望局部情况时，要熟悉各部位的生理特征及其与脏腑经络的内在联系，并结合其他诊法，从整体的角度进行综合分析，以弄清局部病理体征所提示的临床意义。

（三）望舌

又称舌诊，属于望面部官窍内容之一。舌诊以望舌体和舌苔为主，通过对舌象的观察，参照患者的症状和体征，可以了解机体的生理功能和病理变化，以辨别病情的寒热虚实等变化。在临床上，舌诊一向被中医学家所重视。实践也证明，舌诊在诊断上有很大的价值。

（四）望排出物

通过观察患者的分泌物和某些排泄物的形、色、质、量的变化可以诊察病情。分泌物主要是指人体官窍所分泌的液体，具有濡润官窍等作用，如泪、涕、唾、涎等；排泄物是人体排出的代谢产物，如大便、小便、月经等，统称为排出物。当人体处于患病状态时，其分泌物和排泄物常可发生相应异常改变，诊察这些改变有助于对病情的诊断和分析。此外，人体患病时所产生的某些病理产物，如痰液、呕吐物等，也属排出物范畴，同样对临床疾病的诊断有重要参考价值。

二、闻诊

闻诊是通过听声音和嗅气味来诊断疾病的方法。听声音是指诊察了解患者的声音、呼吸、语言、咳嗽、呕吐、呃逆、嗳气、太息、喷嚏、呵欠、肠鸣等各种声响。嗅气味是指嗅病体和排出物及病室的异常气味。声音和气味都是在脏腑生理活动和病理变化中产生的，所以通过声音和气味的异常变化可以诊断病证。

（一）听声音

听声音通过听辨患者言语气息的高低、强弱、清浊、缓急变化，以及脏腑病理变化所发出的如咳嗽、呕吐等异常声响，来判断疾病的寒热虚实。

声音，是气的运动通过空腔、管道、器官产生振动而形成的。语言声音是喉、会厌、舌、齿、唇、鼻等器官直接作用发出的，并与肺、心、肾等内脏的虚实盛衰息息相关。其他脏腑病变时，既可出现特异的声响，亦可通过经络影响语言声音。因此，临床根据声音的变化，既可诊察发音器官的病变，也可推断脏腑和整体的变化。

（二）嗅气味

通过嗅辨与疾病有关的异常气味，如病室、病体、分泌物、排出物等可以帮助疾病诊断。一般而言，气味酸腐臭秽者，多属实热；微有腥臭者，多属虚寒。

三、问诊

问诊是医生通过对患者或其陪诊者进行有目的地询问，以了解疾病的起始、发展、治疗经过、现在症状和其他与疾病有关的情况，从而诊察疾病的方法。

疾病是复杂多变的，影响疾病的因素很多。问诊的目的在于充分收集其他三诊无法取得的病情资料，如疾病发生、发展、变化的过程及治疗经过，患者的自觉症状、既往病史、生活习惯、饮食嗜好等。这些资料是医生正确分析病情和辨证论治的重要依据。此外，通过问诊还可了解患者的心理状态及其他与疾病有关的情况，有助于诊断和指导患者康复。

问诊要根据患者的主诉，进行科学的思维，有目的、有步骤地进行询问。临床问诊要做到及时、恰当、准确、简要而无遗漏，主要是对患者进行病史调查，而病史调查的核心内容是障碍史。

问诊的内容主要包括一般情况、主诉、现病史、既往史、个人生活史、家族史等。

（一）一般情况

一般情况包括姓名、性别、年龄、婚否、民族、职业、籍贯、工作单位、现住址等。

询问一般情况的意义是，一方面便于与患者或家属联系，做好随访观察。另一方面可获得与疾病有关的资料，为康复治疗提供一定依据。

（二）主诉

主诉是患者就诊时最痛苦的症状或体征及其持续的时间。根据主诉可初步估计疾病的范畴与类别、病势的轻重缓急。询问时，医生一是要善于抓准主诉，二是要将主诉所述症状或体征的部位、性质、程度、时间等询问清楚，不能笼统、含糊，以便做出正确的康复治疗计划。

（三）现病史

在康复评定中，现病史主要是指障碍史。询问时，要问清障碍发生的部位、时间、性质、程度、演变发展情况和治疗经过。障碍的发生时间及演变过程对判断障碍的预后有重要的意义。如果障碍发生的时间短且障碍正向好的方面发展，则患者可以达到较为满意的康复效果；如果障碍发生的时间较长或是障碍程度长时间停滞在同一水平上，则障碍的预后较差，难以达到满意的康复效果。详细了解患者的现病史，是科学制定相应康复治疗计划的基础。因此，详细询问患者的现病史，对于患者康复治疗和预后都有非常重要的作用。

（四）既往史

既往史又称过去病史，主要包括患者平素身体健康状况，以及过去曾患疾病的情况。

1. 既往健康状况 患者素日健康状况常与其所患疾病有一定关系，故可作为分析判断病情的依据。

2. 既往患病情况 既往患病情况应询问曾患过何种疾病，是否接受过预防接种，有无药物或其他物品过敏史，做过何种手术治疗等。

（五）个人生活史

个人生活史主要包括生活经历与习惯、婚姻生育等。

1. 生活经历 应询问患者的出生地、居住地及经历地，应注意某些地方病或传染病的流行区域。

2. 精神情志 精神情志的变化对某些疾病发生、发展与变化有重要影响，尤其对于残障患者而言，精神情志变化的影响更为明显。了解患者的精神情志状况，有助于病情的诊断和对患者进行心理康复治疗。

3. 饮食起居 饮食偏嗜、生活起居失调是某些疾病发生的原因之一。了解患者饮食嗜好、生活起居情况，对分析判断病情具有一定意义。

4. 婚姻生育 对成年患者，应注意询问是否已婚、结婚年龄、爱人的健康状况等。

（六）家族史

家族史，是指患者直系亲属或者血缘关系较近者的患病情况。包括询问患者的父母、兄弟姐妹、爱人、子女等健康和患病情况，必要时应注意询问直系亲属的死亡原因。

四、切诊

切诊是通过切脉和触按患者身体有关部位，测知脉象变化及有关异常征象，以了解病体的变化情况。切诊包括脉诊和按诊两方面。

（一）脉诊

脉诊是医生用手指切按患者动脉，根据脉动应指的形象，以了解病情，辨别病证的诊察方法。构成各种脉象的主要因素，大致归纳为脉象的部位、至数、长度、宽度、力度、流利度、紧张度、均匀度 8 个方面。正常脉象的主要特征是，一息四五至（相当于每分钟 70～80 次），不浮不沉，不大不小，从容和缓，流利有力，寸、关、尺三部均能触及，沉取不绝。正常脉象的这些特征在脉学中称为有胃、有神、有根。脉象的产生与心脏的搏动，心气的盛衰，脉道的通利和气血的盈亏直接有关。所以，脉象能反映全身脏腑功能，气血、阴阳的综合信息。

（二）按诊

按诊是切诊的重要组成部分，按诊是医生用手直接触摸或按压患者某些部位，以了解局部冷热、润燥、软硬、压痛、肿块或其他异常变化，从而推断疾病部位、性质和病情轻重等情况的一种诊察方法。

根据按诊的目的和准备检查的部位不同，应采取不同的体位和手法。诊前首先须选择适当体位，然后充分暴露按诊部位。一般患者应取坐位或仰卧位。患者取坐位时，医生可面对患者而坐或站立进行。用左手稍扶病体，右手触摸、按压某一局部。这种体位多用于对皮肤、手足、腧穴的按诊。按胸腔时，患者须采取仰卧位，全身放松，两腿自然伸直，两手臂放在身旁，医生站在患者右侧，用右手或双手对患者胸腹某些部位进行切按。在切按腹内肿块或腹肌紧张度时，可让患者屈起双膝，使腹肌松弛或做深呼吸，以便于切按。

按诊的手法主要是触、摸、按、叩四法。触是以手指或手掌轻轻接触患者局部皮肤，如额部、四肢及胸腹部的皮肤，以了解肌肤的凉热、润燥等情况。摸是以手指稍用力寻抚局部，如胸腹、腧穴、肿胀部位等，来探明局部的感觉情况，有无疼痛及肿物的形态、大小等。按是用重手按压或推寻局部，如胸腹或其他肿胀部位，了解深部有无肿块及肿块的形态、质地、大小、活动程度等。以上三法的区别表现在指力轻重不同，所达部位浅深有别，临床操作时可综合运用。一般是先触摸，后按压，由轻而重，由浅而深，先远后近，先上后下地进行诊察。叩即叩击法，是医生用手叩击患者身体某部，使之震动产生叩击音、波动感或震动感，以确定病变性质和程度的检查方法。叩击法有直接叩击法和间接叩击法两种。

在康复评定中，按诊主要是触摸和按压障碍局部的情况，如皮肤的冷热、肌张力的大小、关节功能活动的范围及有无疼痛、肿块、压痛等。

第二节　关节活动度评定

关节活动度（range of motion，ROM）又称关节活动范围，是指关节运动时所通过的运动弧。因关节活动本身有主动和被动之分，故关节活动度也分为主动的关节活动度和被动的关节活动度。前者是指作用于关节的肌肉随意收缩使关节产生的运动弧；后者则完全由外力作用使关节产生的运动弧。

正常关节有一定的活动方向和范围，同一关节的活动范围可因年龄、性别、职业等因素而有所差异。正常情况下，关节的被动活动范围较主动活动范围大，关节活动范围增大或缩小，尤其与健侧关节相对比存在差别时，均为不正常现象。

一、关节活动度异常的原因

1. 关节本身的病变，如关节内损伤、关节内游离体、关节周围水肿或积液、关节炎症、关节畸形等。

2. 关节外的疾病，如关节周围肌腱、韧带的损伤，瘢痕粘连，肌肉痉挛等。

3. 由于不适当的制动、长期的保护性痉挛、肌力不平衡、不良姿势等导致的软组织缩短与挛缩，以及各种疾病所导致的肌肉瘫痪或无力等。

二、评定的目的

1. 确定有无关节活动受限。

2. 确定关节活动受限的原因、程度。

3. 明确治疗目标，选择治疗方案。

4. 作为疗效评估指标。

三、测量工具

关节活动度检查的量角器较常用的有通用量角器及方盘量角器两种。

1. 通用量角器　通用量角器为临床上最常用的测量关节活动度的器械。它由一个半圆形或全圆形量角器连接一条固定臂及一条可旋转、上有指针的移动臂构成，两臂以活动轴固定，轴为量角器中心。使用时，首先使身体处于标准的测量姿位下，使待测关节按待测方向运动到最大幅度，把量角器的轴心放置在代表关节旋转中心的骨性标志点上，将固定臂与关节近端骨的长轴平行，移动臂与关节远端骨的长轴平行并随之移动，移动臂所移动的弧度即为该关节的活动范围，然后在圆形量角器上读出关节所处角度。通常对所有关节来说，0°位是开始位置，所有关节运动均是从0°开始并向180°方向活动。

2. 方盘量角器 方盘量角器是一个中央有圆形分角刻度的正方形盘，可用木质、金属或塑料等材料制成。其底部绘有左右对称的从0°～180°的刻度，中心安装一个可旋转的指针，此指针因重心在下而始终指向正上方，当方盘与地面垂直时，指针指于0°位。方盘后方固定有把手，把手与刻度上的0°～180°连线平行。应用时采取适当体位，被测关节两端肢体处于同一平面上，固定一端肢体于水平或垂直位，然后将方盘测角计一边紧贴另一端肢体，使测角计一边与肢体长轴平行，方盘随被测肢体活动而一同活动，因重力关系，方盘指针重锤始终与地面垂直，这时指针与测角计一边（相当于肢体的长轴）的夹角所示的度数，即该肢体的关节活动范围。

四、主要关节活动度的测量方法

主要介绍采用通用量角器测量的方法。

（一）上肢主要关节活动度测量法

上肢主要关节活动度测量法见表3-1。

表3-1　　　　　　　　　　　上肢主要关节活动度测量法

关节	运动	受检者体位	量角器放置方法			正常活动度
			轴心	固定臂	移动臂	
肩	屈、伸	坐或立位,臂置于体侧,肘伸直	肩峰	与腋中线平行	与肱骨纵轴平行	屈0°～180° 伸0°～50°
	外展	坐或立位,臂置于体侧,肘伸直	肩峰	与身体中线(脊柱)平行	与肱骨纵轴平行	0°～180°
	内、外旋	仰卧,肩外展90°,肘屈90°	尺骨鹰嘴	与腋中线平行	与前臂纵轴平行	各0°～90°

续表

关节	运动	受检者体位	量角器放置方法			正常活动度
			轴心	固定臂	移动臂	
肘	屈、伸	仰卧或坐或立位，臂取解剖位	肱骨外上髁	与肱骨纵轴平行	与桡骨纵轴平行	0°~150°
桡尺	旋前、旋后	坐位，上臂置于体侧，肘屈90°，前臂中立位	尺骨茎突	与地面垂直	腕关节背面（测旋前）或掌面（测旋后）	各0°~90°
腕	屈、伸	坐或立位，前臂完全旋前	尺骨茎突	与前臂纵轴平行	与第2掌骨纵轴平行	屈0°~90° 伸0°~70°
	尺桡侧偏移（尺桡侧外展）	坐位，屈肘，前臂旋前，腕中立位	腕背侧中点	前臂背侧中线	第3掌骨纵轴	桡偏0°~25° 尺偏0°~55°

（二）下肢主要关节活动度测量法

下肢主要关节活动度测量法见表3-2。

表3-2　　　　　　　　　　下肢主要关节活动度测量法

关节	运动	受检者体位	量角器放置方法			正常活动度
			轴心	固定臂	移动臂	
髋	屈	仰卧或侧卧，对侧下肢伸直	股骨大转子	与身体纵轴平行	与股骨纵轴平行	0°~125°（屈膝） 0°~90°（膝伸直）
	伸	侧卧，被测下肢在上	股骨大转子	与身体纵轴平行	与股骨纵轴平行	0°~15°
	内收、外展	仰卧	髂前上棘	左右髂前上棘连线的垂直线	髂前上棘至髌骨中心的连线	各0°~45°
	内、外旋	仰卧，两小腿于床缘外下垂	髌骨下端	与地面垂直	与胫骨纵轴平行	各0°~45°
膝	屈、伸	俯卧，侧卧或坐在椅子边缘	股骨外髁	与股骨纵轴平行	与胫骨纵轴平行	屈0°~150° 伸0°
踝	背伸、跖屈	仰卧，踝处于中立位	腓骨纵轴线与足外缘交叉处	与腓骨纵轴平行	与第5跖骨纵轴平行	背伸0°~20° 跖屈0°~45°
	内翻、外翻	俯卧，足位于床缘外	踝后方两踝中心	小腿后纵轴	轴心与足跟中点连线	内翻0°~35° 外翻0°~25°

五、测量注意事项

1. 同一测试对象应由专人测量，严格执行操作程序，提高准确性。

2. 检查前对患者说明目的及方法，以取得患者的合作。

3. 患者应充分暴露受检部位，保持舒适的体位，测定时不得移动，防止邻近关节的替代动作。

4. 检查者应熟悉各关节解剖位和正常活动范围，熟练掌握测定技术，以取得较精确的结果。

5. 避免在按摩、运动及其他治疗后立即进行检查。

6. 应同时检查主动和被动两种关节活动度，应先测量关节主动活动范围，后测量关节被动活动范围。关节活动度有个体差异，评价应与健侧（对侧）相应关节做对比检查。

7. 使用通用量角器时，注意轴心、固定臂和移动臂的放置。关节活动时，要防止量角器轴心和固定臂的移动。

8. 不同器械、不同方法测得的关节活动度值有差异，不宜互相比较。

六、结果分析

临床常见以下异常情况：①关节被动活动正常，主动活动不能者，可见于神经麻痹、肌肉或肌腱断裂；②关节主动与被动活动均部分受限者为关节僵硬，多由关节内粘连、肌肉痉挛或挛缩及关节长时间固定所致；③关节主动与被动活动均不能者为关节强直，由构成关节的骨骼间有骨性或牢固的纤维连接所致；④关节活动超过正常范围，多见于周围神经损伤所致的肌肉弛缓性瘫痪、关节支持韧带松弛以及关节骨质破坏等疾病。

第三节 肌力评定

肌力是指肌肉收缩的力量。肌力测定是康复评定的一项重要内容，是测定受试者在主动运动时肌肉或肌群产生的力量，借以评定肌肉的功能状态。肌力检查在肌肉骨骼系统、神经系统，尤其是周围神经系统的病变评价中十分重要。

一、肌力测定的主要目的

1. 检查肌肉本身的发育和营养状况，注意肌肉有无萎缩、痉挛或挛缩。
2. 判断有无肌力低下及肌力低下的程度与范围。
3. 发现导致肌力低下的原因。
4. 为制定治疗计划和训练计划提供依据。
5. 检验治疗和训练的效果。

二、常用的评定方法

临床上常用的肌力评定方法有两种，即徒手肌力检查、器械肌力测试。

（一）徒手肌力检查

是根据受检肌肉或肌群的功能，让患者处于不同的受检体位，嘱患者在减重、抗重力或抗阻力的不同状态下做一定的动作，并使动作达到最大活动范围，观察其完成动作的能力，按肌力分级标准来评价肌力级别。此方法的优点为：①不需特殊的检查仪器，不受场所的限制。②以自身各肢段的重量作为肌力的评价基准，能够表示出与个人体格相对应的力量，比用测力计等方法测得的肌力绝对值更具有实用价值。③只要正确掌握检查方法也能获得准确、可靠、有效的结果。

本方法的缺点有：①手法检查只能表明肌力的大小，不能表明肌肉收缩耐力。②定量分级标准较粗略。③较难以排除测试者主观评价的误差。④一般不适用于由上运动神经元损伤（如脑卒中）引起的痉挛患者的肌力评定。

1. 分级标准 Lovett 的 6 级分级法将肌力分为 0、1、2、3、4、5 级，其中 3 级是手法检查的中心，以能否抵抗所在肢体的重力而达到正常关节全范围活动，作为是否达到 3 级肌力的标准。各级肌力的具体标准见表3 - 3。

目前，国际上普遍应用的肌力分级方法是手法肌力检查的补充 6 级分级法（表3 - 4）。

表 3 – 3   **Lovett 肌力分级标准**

级别	名称	标准	相当于正常肌力的百分比（%）
0	零（zero, O）	无可测知的肌肉收缩	0
1	微缩（trace, T）	有轻微收缩，但不能引起关节活动	10
2	差（poor, P）	在减重状态下能做关节全范围的活动	25
3	可（fair, F）	能抗重力做关节全范围运动，但不能抗阻力	50
4	良好（good, G）	能抗重力，抗一定阻力运动	75
5	正常（normal, N）	能抗重力，抗充分阻力运动	100

表 3 – 4   **手法肌力检查补充分级法**

分级	标 准
0	没有可以测到的肌肉收缩
1	有轻微肌肉收缩，但不产生关节运动
1^+	有较强肌肉收缩，但没有关节运动
2^-	不抗重力时关节能完成大部分活动范围（ROM > 50%）
2	不抗重力时关节能完成全范围活动
2^+	抗重力时可完成小部分活动范围（ROM < 50%）
3^-	抗重力时关节不能完成全活动范围（ROM < 100%，但 > 50%）
3	抗重力时关节能完成全范围活动
3^+	抗重力关节能完成全范围活动，抗较小阻力时关节能完成部分范围活动（ROM < 50%）
4^-	抗部分阻力时关节能完成大部分范围活动（ROM > 50%，但 < 100%）
4	抗部分阻力时关节能完成全范围活动
4^+	抗充分阻力时关节能完成小部分范围活动（ROM < 50%）
5^-	抗充分阻力时关节能完成大部分范围活动（ROM > 50%，但 < 100%）
5	抗充分阻力时关节能完成最大活动范围（ROM = 100%）

2. 主要肌肉的手法检查   包括上肢、下肢等部分肌肉的手法检查。

（1）上肢部分肌肉的手法检查：见表 3 – 5。

表 3 – 5　　　　　　　　　　　上肢部分肌肉的手法检查

肌肉	检查与评定		
	1 级	2 级	3、4、5 级
三角肌前部喙肱肌	仰卧，试图屈肩时可触及三角肌前部收缩	向对侧侧卧，上肢放滑板上，肩可主动屈曲	坐位，肩内旋，肘屈，掌心向下。肩屈曲，阻力加于上臂远端
三角肌后部大圆肌背阔肌	俯卧，试图伸肩时可触及大圆肌、背阔肌收缩	向对侧侧卧，上肢放滑板上，肩可主动伸展	俯卧，肩伸展30°~40°，阻力加于上臂远端
三角肌中部冈上肌	仰卧，试图肩外展时可触及三角肌收缩	同左，上肢放滑板上，肩可主动外展	坐位，肘屈。肩外展至90°，阻力加于上臂远端
冈下肌小圆肌	俯卧，上肢在床缘外下垂。试图肩外旋时在肩胛骨外缘可触及肌收缩	同左，肩可主动外旋	俯卧，肩外展，肘屈，前臂在床缘外下垂。肩外旋，阻力加于前臂远端
肩胛下肌大圆肌胸大肌背阔肌	俯卧，上肢在床缘外下垂。试图肩内旋时在腋窝前、后壁可触及相应肌肉收缩	同左，肩可主动内旋	俯卧，肩外展，肘屈，前臂在床缘外下垂。肩内旋，阻力加于前臂远端
肱二头肌肱肌肱桡肌	坐位，肩外展，上肢放滑板上。试图肘屈曲时可触及相应肌肉收缩	同左，肘可主动屈曲	坐位，上肢下垂。前臂旋后（测肱二头肌）或旋前（测肱肌）或中立位（测肱桡肌），肘屈曲，阻力加于前臂远端
肱三头肌肘肌	坐位，肩外展，上肢放滑板上。试图肘伸展时可触及肱三头肌收缩	同左，肘可主动伸展	俯卧，肩外展，肘屈，前臂在床缘外下垂。肘伸展，阻力加于前臂远端
肱二头肌旋后肌	俯卧，肩外展，前臂在床缘外下垂。试图前臂旋后时，可于前臂上端桡侧触及肌收缩	同左，前臂可主动旋后	坐位，肘屈90°，前臂旋前。前臂旋后，握住腕部施加反方向阻力
旋前圆肌旋前方肌	俯卧，肩外展，前臂在床缘外下垂。试图前臂旋前时可在肘下、腕上触及肌收缩	同左，前臂可主动旋前	坐位，肘屈90°，前臂旋后。前臂旋前，握住腕部施加反方向阻力
尺侧腕屈肌	向同侧侧卧，前臂旋后45°。试图腕掌屈及尺侧偏时可触及其止点活动	同左，前臂旋后45°，可见大幅度腕掌屈及尺侧偏	同左，肘屈，前臂旋后。腕向掌侧屈并向尺侧偏，阻力加于小鱼际

续表

肌肉	检查与评定		
	1级	2级	3、4、5级
桡侧腕屈肌	坐位，前臂旋前45°。试图腕掌屈及桡侧偏时可触及其止点活动	同左，前臂旋前45°，可见大幅度腕掌屈及桡侧偏	同左，前臂旋后45°。腕向掌侧屈并向桡侧偏，阻力加于大鱼际
尺侧腕伸肌	坐位，前臂旋前45°。试图腕背伸及尺侧偏时可触及其止点活动	同左，前臂旋前45°，可见大幅度腕背伸及尺侧偏	同左，前臂旋前。腕背伸并向尺侧偏，阻力加于掌背尺侧
桡侧腕长、短伸肌	坐位，前臂旋后45°。试图腕背伸及桡侧偏时可触及其止点活动	同左，前臂旋后45°，可见大幅度腕背伸及桡侧偏	同左，前臂旋前45°。腕背伸并向桡侧偏，阻力加于掌背桡侧

（2）下肢部分肌肉的手法检查：见表3-6。

表3-6　　　　　　　　　　下肢部分肌肉的手法检查

肌肉	检查与评定		
	1级	2级	3、4、5级
髂腰肌	仰卧，试图屈髋时于腹股沟上缘可触及肌活动	向同侧侧卧，托住对侧下肢，可主动屈髋	仰卧，小腿悬于床缘外。屈髋，阻力加于股远端前面
臀大肌 腘绳肌	俯卧，试图伸髋时于臀部及坐骨结节下方可触及肌活动	向同侧侧卧，托住对侧下肢，可主动伸髋	俯卧，屈膝（测臀大肌）或伸膝（测腘绳肌）。髋伸10°~15°，阻力加于股远端后面
内收肌群 股薄肌 耻骨肌	仰卧，分腿30°，试图髋内收时于股内侧部可触及肌活动	同左，下肢放滑板上，可主动内收髋	向同侧侧卧，两腿伸，托住对侧下肢。髋内收，阻力加于股远端内侧
臀中、小肌 阔筋膜张肌	仰卧，试图髋外展时于大转子上方可触及肌活动	同左，下肢放滑板上，可主动外展髋	向对侧侧卧，对侧下肢半屈。髋外展，阻力加于股远端外侧
股方肌 梨状肌 臀大肌 上、下孖肌 闭孔内、外肌	仰卧，腿伸直。试图髋外旋时于大转子上方可触及肌活动	同左，可主动外旋髋	仰卧，小腿在床缘外下垂。髋外旋，阻力加于小腿下端内侧
臀小肌 阔筋膜张肌	仰卧，腿伸直。试图髋内旋时于大转子上方可触及肌活动	同左，可主动内旋髋	仰卧，小腿在床缘外下垂。髋内旋，阻力加于小腿下端外侧

续表

肌肉	检查与评定		
	1 级	2 级	3、4、5 级
腘绳肌	俯卧，试图屈膝时可于腘窝两侧触及肌腱活动	向同侧侧卧，托住对侧下肢，可主动屈膝	俯卧，膝从伸直到屈曲，阻力加于小腿下端后侧
股四头肌	仰卧，试图伸膝时可触及髌韧带活动	向同侧侧卧，托住对侧下肢，可主动伸膝	仰卧，小腿在床缘外下垂。伸膝，阻力加于小腿下端前侧
腓肠肌比目鱼肌	侧卧，试图踝跖屈时可触及跟腱活动	同左，踝可主动跖屈	俯卧，膝伸（测腓肠肌）或膝屈（测比目鱼肌）。踝跖屈，阻力加于足跟
胫前肌	仰卧，试图踝背伸，足内翻时可触及跟腱活动	侧卧，可主动踝背伸并足内翻	坐位，小腿下垂。踝背屈并内翻，阻力加于足背内缘

3. 注意事项

（1）徒手肌力检查前，先检查患者的被动关节活动范围和主动运动情况。

（2）采取正确的测试姿势和肢体位置。

（3）固定近侧关节，防止某些肌肉对受试无力肌肉替代动作的发生。

（4）对于4级以上肌力测试时，抗阻力不能应用于两个关节以上，应施加在被测关节远端，并与患者主动运动的方向相反。

（5）中枢神经系统病损所致痉挛性瘫痪患者不宜做徒手肌力检查。

（6）测试时应做左右两侧对比。

（7）做好检查记录，如姓名、年龄、日期、检查者等。

（二）器械肌力测试

应用简单器械的肌力测试，适用于3级以上肌力的检查，可以获得较准确的定量资料。包括等长肌力测试、等张肌力测试以及等速肌力测试。

1. 等长肌力测试

（1）握力测试：将把手调至适当宽度，使用握力计测定2~3次，取其最大值。测试姿势为上肢体侧下垂，肘伸直。用握力指数来评定，即握力指数=握力（Kg）/体重（Kg）×100，正常值应大于50。握力测试反映屈指指力。

（2）捏力测试：可用捏力计测试拇指与其他手指的捏力大小。反映拇对掌肌肌力及屈指肌肌力，正常值约为握力的30%。

（3）背肌力测试：一般使用拉力计测背部肌肉的力量。测试时受试者双膝伸直，将把手调节到膝关节高度，双手握住拉力计把手，然后用力伸直躯干上拉把手。可用拉力指数来评定，即拉力指数 = 拉力（Kg）/体重（Kg）×100。正常值男性为150~200，女性为100~150。

（4）四肢各组肌群肌力测试：在拟测定肌肉的标准姿势下，通过钢丝绳及滑轮拉动固定的测力计，可测定四肢各组肌群的等长肌力。

2. 等张肌力测试 等张肌力测试是测定肌肉进行等张收缩使关节做全范围运动时所能克服的最大阻力。运动负荷可用重锤、沙袋、哑铃或可定量的运动装置进行。只适用于 3 级以上肌力。只能完成 1 次运动的最大阻力称为 1 次最大阻力（1 repetition maximum，1 RM），能完成 10 次连续运动的阻力称为 10 次最大阻力（10 RM）。

3. 等速肌力测试 等速肌力测试是借助特定的等速测试仪，对肌肉运动功能进行动态评定，并记录分析其各种力学参数。等速运动是在整个运动过程中运动速度（角速度）保持不变的一种肌肉收缩方式，预先可在等速测定系统上设置使运动的角速度保持恒定。被测者的用力程度只能改变阻力和力矩输出，不能改变角速度。但由于该方法需特殊的测试仪器，且仪器价格昂贵，目前在我国尚无广泛应用。

第四节　肌张力评定

肌张力是指肌肉在静息状态下所保持紧张状态的程度，是维持身体各种姿势以及正常活动的基础。

肌肉或结缔组织本身由于弹性特征，具有一定的韧性，肌肉与神经节段存在反射联系，因此，神经肌肉反射弧上的病变都可能导致肌张力的变化。根据身体所处的不同状态，肌张力可分为静止性肌张力、姿势性肌张力、运动性肌张力。静止性肌张力是在安静状态下通过观察肌肉的外观，触摸肌肉的硬度、被动屈伸运动时活动受限程度及其阻力来判断；姿势性肌张力是在患者变换各种体位过程中，观察肌肉的阻抗及肌肉的调整状态；运动性肌张力是在患者完成某一动作过程中，检查相应关节的被动运动阻抗。

一、分类

1. 正常肌张力 被动活动肢体时，没有阻力突然增高或降低的感觉。

2. 高张力 肌肉张力增加，高于正常休息状态下的肌肉张力。

3. 低张力 肌肉张力降低，低于正常休息状态下的肌肉张力。

4. 张力障碍 肌肉张力紊乱，或高或低，无规律地交替出现。

二、特征

（一）正常肌张力的特征

1. 具有完全抵抗肢体重力和外来阻力的运动能力。

2. 将肢体被动地放置在空间某一位置上，有保持肢位不变的能力。

3. 能够维持主动肌和拮抗肌间的平衡。

4. 具有随意使肢体由固定到运动和在运动过程中变为固定姿势的能力。

5. 需要时可以完成某肌群的协同动作，或某块肌肉的独立运动功能的能力。

6. 被动运动时有一定的弹性。

（二）肌肉低张力的特征

1. 肌张力低下，主动肌和拮抗肌同时收缩减弱或消失。

2. 抗肢体重力能力减弱或消失。

3. 肌力降低或消失。

（三）肌肉高张力的特征

1. 被动运动时诱发牵张反射。

2. 对被动运动产生抵抗。

3. 主动肌和拮抗肌的肌张力平衡失调。

4. 可动范围减少，主动运动减弱或消失。

三、评定

肌张力检查和评价是康复处理的前提及效果判断的依据。评定方法有手法检查、摆动和屈曲维持试验、电生理技术等。手法检查是检查者通过对患者进行关节的被动运动时所感受到的阻力进行分级评估的方法。在临床上较为常用，操作简单方便，适合于各级医院使用。

（一）肌张力的临床分级

肌张力临床分级是一种定量评定方法，将其分为 0~4 级（表 3-7）。

表 3 – 7 肌张力临床分级

等级	肌张力	标准
0	软瘫	被动活动肢体无反应
1	低张力	被动活动肢体反应减弱
2	正常	被动活动肢体反应正常
3	轻度、中度增高	被动活动肢体有阻力反应
4	重度增高	被动活动肢体有持续性阻力反应

（二）痉挛的评定

大多采用手法快速检查被动活动范围评定法或改良 Ashworth 痉挛评定量表。手法检查时，一般由检查者给患者进行有关关节的被动活动范围检查，用所感受的阻力来做出判断。检查者做手法快速关节的被动活动范围检查时，最好从被检者肌肉处于最短位置开始。

1. 手法快速被动活动范围评定法（表 3 – 8）

表 3 – 8 手法快速被动活动范围评定

等级	标准
轻度	在肌肉最短的位置上开始做被动活动，在 ROM 的后 1/4，即肌肉位置接近最长时，才出现抵抗和阻力
中度	同上，但在 ROM 的中 1/2 处即出现抵抗和阻力
重度	同上，但在 ROM 开始的 1/4 处内已出现明显的阻力

2. 改良 Ashworth 痉挛评定量表（表 3 – 9）

表 3 – 9 改良 Ashworth 痉挛评定量表

等级	标准
0 级	无肌张力增加，被动活动患侧肢体无阻力
I 级	肌张力稍增加，被动活动患侧肢体时，在 ROM 终末端有轻微的阻力
I⁺ 级	肌张力稍增加，被动活动患侧肢体时，在前1/2 ROM中出现轻微卡住，后1/2 ROM中始终有轻微的阻力
II 级	肌张力轻度增加，被动活动患侧肢体时，在大部分 ROM 内均有阻力，但仍可以活动
III 级	肌张力中度增加，被动活动患侧肢体时，在整个 ROM 内均有阻力，活动较困难
IV 级	肌张力高度增加，患侧肢体僵硬，阻力很大，被动活动很困难

（三）弛缓性麻痹程度的评定

弛缓性麻痹的严重程度分级如下：

1. 轻度 见于肌张力低下、肌力下降，患肢仍有部分功能活动，当测试者持患者的患肢被动地放在空间某一位置时，患肢只能抗短暂重力，然后落下。

2. 中、重度 见于肌张力显著降低或消失，肌力0级或1级（徒手肌力检查）。患肢不能进行任何功能活动，测试时，当患肢被测试者放于空间某位置释放时，肢体立即落下。

第五节 平衡与协调功能评定

一、平衡

平衡是指身体所处的一种姿势状态，以及不论处于何种位置，当运动或受到外力作用时，能自动地调整并维持姿势的能力。是人体保持姿位、完成动作和步行等日常生活动作的基本保证。

（一）分类

1. 静态平衡 指人体或人体某一部位处于某种特定的姿势，通常需要肌肉的等长收缩，如坐、站等姿势保持稳定状态的能力。

2. 动态平衡

（1）自动态平衡：指人体在进行各种自主运动姿势转换时，如由坐到站或由站到坐等各种姿势间的转换运动，能重新获得稳定状态的能力。通常需要肌肉的等张收缩。

（2）他动态平衡：指人体对推拉等外界干扰时，所产生反应、调整姿势并恢复稳定状态的能力，需要肌肉的等张收缩。

（二）平衡的维持机制

为了保持平衡，人体重心必须垂直地落在支撑面的范围内。支撑面是指人体在各种体位下（卧、坐、站立、行走）所依靠的面，即接触面。站立时的支撑面为包括两足底在内的两足之间的面积。支撑面的大小和质地影响身体平衡。当支撑面不稳定或面积小于足底面积、质地柔软或表面不平整等情况使双足与地面接触面积减小时，身体的稳定性，即稳定极限下降。当身体的重心落在支撑面内，人体就保持平衡，反之，重心落在支撑面之外时就失去平衡。人体平衡的维持需要取决于以下几个方面：

1. 正常的肌张力 使人体能支撑自己并能抗重力运动，但又不会阻碍运动。

2. 正常的感觉输入 包括视觉、躯体感觉及前庭的信息输入。适当的感觉输入，特别是躯体、前庭和视觉信息对平衡的维持和调节具有前馈和反馈的作用。

（1）躯体感觉：与平衡的维持有关的躯体感觉包括皮肤感觉（触、压觉）和本体感觉。在维持身体平衡和姿势的过程中，与支撑面相接触的皮肤的触觉、压觉感受器向大脑皮质传递有关体重的分布情况和身体重心的位置；分布于肌肉、关节及肌腱等处的本体感受器（属于螺旋状感觉神经末梢）收集随支撑面而变化的信息，经深感觉传导通路向上传递。正常人站立在固定的支撑面上时，足底皮肤的触觉、压力觉和踝关节的本体感觉输入起主导作用，当足底皮肤和下肢本体感觉输入完全消失时（如外周神经病变），人体失去了感受支撑面情况的能力，姿势的稳定性就会受到影响，需要其他感觉，特别是视觉系统的输入。因此，双腿截肢安装假肢患者的平衡与姿势控制能力与截肢平面密切相关。如果此时闭目站立，由于同时失去了躯体和视觉的感觉输入，身体出现倾斜、摇晃，并容易摔倒。

（2）视觉系统：视觉系统能使人们观察某一物体在特定环境中的位置，判断自身与物体之间的距离，并对此物体是否移动做出准确判断。此过程为视网膜所收集到的信息经过视觉通路传入视中枢，为中枢系统提供了周围环境及身体运动和方向的信息。如果躯体感觉受到干扰或破坏，此时身体直立的平衡状态主要是通过视觉系统。视觉系统通过颈部肌肉的收缩使头部保持向上直立的位置和保持水平视线来使身体保持或恢复到原来的直立位，从而获得新的平衡。如果除去或阻断视觉输入，姿势的稳定性将较睁眼站立时显著下降。

（3）前庭系统：包括三个半规管，感知人体角加速度运动，及椭圆囊、球囊（耳石器），经中脑的第四对颅神经（滑车神经）进入脑干。头部的旋转刺激了前庭系统中两个感受器，其一为半规管内的壶腹嵴（运动位置感受器），能感受头部在三维空间中的运动角加（减）速度变化而引起的刺激；其二为前庭迷路内的椭圆囊斑和球囊斑，感受静止时的地心引力和直线加（减）速度的变化引起的刺激。无论体位如何变化，通过头的调整反应改变颈部肌肉张力来保持头部的直立位是椭圆囊斑和球囊斑的主要功能。在躯体感觉和视觉系统正常的情况下，前庭冲动在控制人体重心位置上的作用很小。

3. 大脑的整合作用 对所接受的信息进行加工，并形成产生运动的方案。

4. 交互神经支配或抑制 使人体能保持身体某些部位的稳定，同时有选择性地运动身体的其他部位。

5. 骨骼肌系统　能产生适宜的运动，完成大脑所制定的运动方案。

（三）评定

1. 评定目的　平衡评定的目的是了解是否存在平衡障碍，找出引起平衡障碍的原因，为治疗方案提供可靠依据。

2. 评定内容　①在静止状态下能否保持平衡，如睁眼、闭眼坐；睁眼、闭眼站；双足并拢站立；两足一前一后，足尖接足跟站立；单足交替站立等。②在活动状态下能否保持平衡，如坐、站立时移动身体；在不同条件下（如足尖碰足跟行走、足尖行走、走直线、侧方走、倒退走、走圆圈、绕障碍物等）行走等。

3. 评定方法　包括主观评定和客观评定两个方面。主观评定以观察和量表为主，客观评定主要是指平衡测试仪评定。

（1）观察法：①坐位平衡。在静止状态下能否保持平衡，如睁眼、闭眼坐。②站立位反应。采用闭目直立检查法，即双足并拢直立，观察在睁眼、闭眼时身体摇摆的情况。③单腿直立检查法。要求检查者单腿站立，观察其睁眼、闭眼的情况下维持平衡的时间长短。

（2）量表法：虽然属于主观评定，但由于不需要专门的设备，评分简单，应用方便，临床仍普遍使用。信度和效度较好的量表主要有 Berg 平衡量表、Tinnetti 量表。下面介绍 berg 平衡量表评分标准：

①由坐到站

a：受试者体位：患者坐于治疗床上。

b：测试命令：请站起来，尽量不要用手帮助。

4 分：不用手帮助即能够站起且能够保持稳定。

3 分：用手帮助能够自己站起来。

2 分：用手帮助经过几次努力后能够自己站起来。

1 分：需要较小的帮助能够站起来或保持稳定。

0 分：需要中度或较大的帮助才能够站起来。

②独立站立

a：受试者体位：站立位。

b：测试命令：请尽量站稳。

4 分：能够安全站立两分钟。

3 分：能够在监护下站立两分钟。

2 分：能够独立站立 30 秒。

1 分：经过几次努力能够独立站立 30 秒。

0 分：没有帮助不能站立 30 秒。

如果受试者能够独立站立两分钟，则第 3 项"独立坐"得满分，继续进行第 4 项评定。

③独立坐

a：受试者体位：坐在椅子上，双足平放在地上，背部要离开椅背。

b：测试命令：请将上肢交叉抱在胸前并尽量坐稳。

4 分：能够安全地坐两分钟。

3 分：能够在监护下坐两分钟。

2 分：能够坐 30 秒。

1 分：能够坐 10 秒。

0 分：没有支撑则不能坐 10 秒。

④由站到坐

a：受试者体位：站立位。

b：测试命令：请坐下，尽量不要用手帮助。

4 分：用手稍微帮助即能够安全地坐下。

3 分：需要用手帮助来控制身体重心下移。

2 分：需要用双腿后侧抵住椅子来控制身体重心下移。

1 分：能够独立坐在椅子上，但不能控制身体重心下移。

0 分：需要帮助才能坐下。

⑤床 - 椅转移

先在治疗床旁边准备一张有扶手和一张无扶手的椅子。

a：受试者体位：患者坐于治疗床上，双足平放于地面。

b：测试命令：请坐到有扶手的椅子上来，再坐回床上；然后再坐到无扶手的椅子上，再坐回床上。

4 分：用手稍微帮助即能够安全转移。

3 分：必须用手帮助才能够安全转移。

2 分：需要监护或言语提示才能完成转移。

1 分：需要一个人帮助才能完成转移。

0 分：需要两个人帮助或监护才能完成转移。

⑥闭眼站立

a：受试者体位：站立位。

b：测试命令：请闭上眼睛，尽量站稳。

4分：能够安全站立10秒。

3分：能够在监护下站立10秒。

2分：能够站立3秒。

1分：闭眼时不能站立3秒，但睁眼站立时能保持稳定。

0分：需要帮助以避免跌倒。

⑦双足并拢站立

a：受试者体位：站立位。

b：测试命令：请将双脚并拢并且尽量站稳。

4分：能够独立地将双脚并拢并独立站立1分钟。

3分：能够独立地将双脚并拢并在监护下站立1分钟。

2分：能够独立地将双脚并拢但不能站立30秒。

1分：需要帮助才能将双脚并拢，但双脚并拢后能够站立15秒。

0分：需要帮助才能将双脚并拢且双脚并拢后不能站立15秒。

⑧站立位上肢前伸

a：受试者体位：站立位。

b：测试命令：将手臂抬高90°，伸直手指并尽力向前伸，请注意双脚不要移动（进行此项测试时，要先将一根皮尺横向固定在墙壁上。受试者上肢前伸时，测量手指起始位和终末位对应于皮尺上的刻度，两者之差为患者上肢前伸的距离。如果可能的话，为了避免躯干旋转，受试者要两臂同时前伸）。

4分：能够前伸大于25cm的距离。

3分：能够前伸大于12cm的距离。

2分：能够前伸大于5cm的距离。

1分：能够前伸但需要监护。

0分：当试图前伸时失去平衡或需要外界支持。

⑨站立位从地上拾物

a：受试者体位：站立位。

b：测试命令：请把你双脚前面的拖鞋捡起来。

4分：能够安全而轻易地捡起拖鞋。

3分：能够在监护下捡起拖鞋。

2分：不能捡起，但能够到达距离拖鞋2~5cm的位置并且独立保持平衡。

1分：不能捡起并且当试图努力时需要监护。

0分：不能尝试此项活动或需要帮助以避免失去平衡或跌倒。

⑩转身向后看

a：受试者体位：站立位。

b：测试命令：双脚不要动，先向左侧转身向后看，然后，再向右侧转身向后看（评定者可以站在受试者身后，手拿一个受试者可以看到的物体以鼓励其更好的转身）。

4分：能够从两侧向后看且重心转移良好。

3分：只能从一侧向后看，另一侧重心转移较差。

2分：只能向侧方转身但能够保持平衡。

1分：转身时需要监护。

0分：需要帮助以避免失去平衡或跌倒。

⑪转身一周

a：受试者体位：站立位。

b：测试命令：请转一圈，暂停，然后在另一个方向转一圈。

4分：两个方向能只用4秒或更短的时间安全地转一圈。

3分：只能在一个方向用4秒或更短的时间安全地转一圈。

2分：能够安全地转一圈，但用时超过4秒。

1分：转身时需要密切监护或言语提示。

0分：转身时需要帮助。

⑫双足交替踏台阶

先在受试者前面放一个台阶或一只高度与台阶相当的小凳子。

a：受试者体位：站立位。

b：测试命令：请将左、右脚交替放到台阶或凳子上，直到每只脚都踏过4次台阶或凳子。

4分：能够独立而安全地站立且在20秒内完成8个动作。

3分：能够独立站立，但完成8个动作的时间超过20秒。

2分：在监护下不需要帮助能够完成4个动作。

1分：需要较小帮助能够完成两个或两个以上的动作。

0 分：需要帮助以避免跌倒或不能尝试此项活动。

⑬双足前后站立

a：受试者体位：站立位。

b：测试命令：示范给受试者，将一只脚放在另一只脚的正前方并尽量站稳。如果不行，就将一只放在另一只前面尽量远的地方，这样，前脚后跟就在后脚足趾之前（要得到 3 分，则步长要超过另一只脚的长度且双脚支撑的宽度应接近受试者正常的支撑宽度）。

4 分：能够独立将一只脚放在另一只脚的正前方且保持 30 秒。

3 分：能够独立将一只脚放在另一只脚的前方且保持 30 秒。

2 分：能够独立将一只脚向前迈一小步且能够保持 30 秒。

1 分：需要帮助才能向前迈步但能保持 15 秒。

0 分：当迈步或站立时失去平衡。

⑭单腿站立

a：受试者体位：站立位。

b：测试命令：请单腿站立尽可能长的时间。

4 分：能够独立抬起一条腿且保持 10 秒以上。

3 分：能够独立抬起一条腿且保持 5~10 秒。

2 分：能够独立抬起一条腿且保持 3~5 秒。

1 分：经过努力能够抬起一条腿，保持时间不足 3 秒，但能够保持站立平衡。

0 分：不能够尝试此项活动或需要帮助以避免跌倒。

（3）平衡测试仪：是近年来国际上发展较快的定量评定平衡能力的一种测试方法。平衡测试仪能精确地测量人体重心位置、移动的面积和形态，评定平衡功能障碍或病变的部位和程度，其结果可以保存，不仅可以定量评定平衡功能，还可以明确平衡功能损害的程度和类型，有助于制定治疗和康复措施，评价治疗和康复效果。同时，平衡测试仪本身也可以用于平衡训练，因此，临床应用范围广泛。

二、协调

协调是指人体产生平滑、准确、有控制地运动的能力。所完成运动的质量应包括按照一定的方向和节奏、采用适当的力量和速度、达到准确的目标等几个方面。协调与平衡密切相关。小脑、脊髓和锥体外系共同参与完成精确的协调运动，其中任何部分的损伤都会造成协调功能障碍，协调功能障碍又称为共济失调。

（一）共济失调的临床特征

1. 小脑性共济失调 小脑是重要的运动调节中枢，其主要功能是维持身体的平衡、调节肌张力和随意运动，因此小脑的损伤除了出现平衡功能障碍外，还可出现共济失调。共济失调是小脑病变的主要症状，小脑半球损害导致同侧肢体的共济失调。患者由于对运动的速度、力量和距离的控制障碍而产生辨距不良和意向性震颤，上肢较重，表现为动作愈接近目标震颤愈明显，并有快复及轮替运动异常，字愈写愈大（大写症）；在下肢则表现为行走时的蹒跚步态。

2. 大脑性共济失调 额桥束和颞枕桥束是大脑额、颞、枕叶与小脑半球的联系纤维，其病变可引起共济失调，但较小脑病变的症状轻。可包括额叶性共济失调、顶叶性共济失调、颞叶性共济失调。

3. 感觉性共济失调 脊髓后索的病变会造成深感觉障碍，从而引起感觉性共济失调。此类患者的协调障碍主要表现为站立不稳，行走时迈步不知远近，落脚不知深浅，踩棉花感，并需要视觉补偿，常目视地面行走，在黑暗处则难以行走。检查时会发现震动觉、关节位置觉缺失，闭目难立征阳性。

（二）评定

1. 评定内容

（1）运动是否直接、精确，或容易反向做。

（2）完成动作的时间是否正常。

（3）增加速度是否影响运动质量。

（4）闭眼时是否影响活动质量。

（5）进行活动时有无身体无关的运动。

（6）是否有身体的近侧、远侧或一侧更多地参与活动。

（7）患者是否很快感到疲劳。

2. 评定方法

（1）指鼻试验：让被测试者肩外展90°，肘伸展，然后用自己示指指鼻尖。

（2）指－指试验：检查者与被测试者相对而坐，检查者将示指举在被测试者面前，让其用示指接触检查者的示指。检查者可改变示指位置，来判定被测试者对方向、距离改变时的应变能力。

（3）对指试验：让被测试者用拇指尖依次触及该手的其他各指尖，可逐渐加快速度。

（4）轮替试验：让被测试者双手张开，一手掌朝上，一手掌朝下交替翻转；也可一侧手在对侧手背上交替转动。

（5）跟－膝－胫试验：让被测试者仰卧位，抬起一侧下肢，将足跟放在对侧下肢的膝部，沿胫骨向下滑动。

其他评定方法包括：①示指对指试验。让被测试者先双肩外展90°，伸肘，再向中线靠拢，双手示指相对；②交替指鼻和手指试验。让被测试者用示指交替指鼻尖和检查者的手指尖。检查者可变换位置来测试其对变换距离和方向的应变能力；③握拳试验。交替进行用力握拳和伸开之间的变换，可逐渐加快速度；④旋转试验。让被测试者上肢紧靠躯体侧，屈肘90°，前臂交替旋前、旋后，并逐渐加快速度；⑤拍膝试验。让被测试者一侧用手掌，对侧握拳拍膝；⑥拍地试验。被测试者坐位，用足掌在地板上拍打，膝不能抬起，足跟不能离开地面，可双足同时或分别做。

3. 功能分级 ①正常完成；②轻度残损。能完成活动，但较正常速度及技巧稍有差异；③中度残损。能完成活动，但动作慢、笨拙、不稳非常明显；④重度残损。能启动活动，不能完成；⑤不能活动。

4. 评分标准 ①5分。正常；②4分。轻度障碍，能完成，但速度和熟练程度比正常稍差；②3分。中度障碍，能完成，但协调明显缺陷，动作慢且不稳定；④2分。重度障碍，只能开始动作而不能完成；⑤1分。不能开始动作。

各试验分别评分并记录。

第六节 步态分析

步态是人类步行的行为特征，是牵涉身体众多关节和肌群的一种协调、对称、均匀、稳定而复杂的周期性运动。步态分析是在康复医疗过程中，对人体步行功能进行客观、定量的评定分析。主要应用于因患神经系统或运动系统疾病而影响行走能力的患者。其目的在于根据步态检查结果，评价步行障碍的程度，分析步态异常的原因，判断预后，为制定治疗目标和计划提供依据。

一、正常步态

正常步态是在身体没有疾病和异常心理因素影响情况下的步行状态。需要由合理的步长、步宽、步频，上身姿势稳定，最佳能量消耗或最省力的步行姿态构成。

（一）步行周期

1. 定义 行走时，从一侧足跟着地起到该侧足跟再次着地为止所用的时间，称为一个步行周期。

2. 分期 在一个步行周期中，每一侧下肢都要经历一个与地面接触并负重的支撑期和离地向前迈步的摆动期。

（1）支撑期：是足接触地面和承受重力的时相，约占整个步行周期的60%，包括早期、中期和末期：①早期。包括足的首次触地和承重反应。正常步速时约占步行周期的10%～12%。②中期。支撑足全部着地，对侧足处于摆动相，是唯一单足支撑全部重力的时相。正常步速时约占步行周期的38%～40%。③末期。指下肢主动加速蹬离的时间，开始于足跟抬起，结束于足离地。约占步行周期的10%～12%。其中单侧下肢着地时称为单支撑期，双侧下肢同时着地时称为双支撑期。

（2）摆动期：是下肢腾空向前摆动的时相，约占整个周期的40%。包括早期、中期和末期：①早期。指足离开地面的早期活动，主要的动作为足廓清地面和屈髋带动屈膝，加速肢体向前摆动。约占步行周期的13%～15%。②中期。指足在迈步中期的活动，主要的任务仍然是足廓清，占步行周期的10%。③末期。指足迈步即将结束，下肢向前摆动减速，足准备着地的姿势，占步行周期的15%。

目前，有两种划分方法将支撑期和摆动期细分为几个时期，即传统分期与美国加利福尼亚州医学中心提出的 RLA 分期（表3–10）。

表3–10　　　　　　　　步行周期的传统分期与 RLA 分期

传统分期	RLA 分期
足跟着地（hell srtike，HS）	首次触地（initial contact，IC）
足平放（foot flat，FF）	承重反应（load response，LR）
站立中期（midstance，MST）	站立中期（midstance，MST）
跟离地（hell off，HO）	站立末期（terminal stance，TST）
趾离地（toe off，TO）	迈步前期（preswing，PSW）
加速期（acceleration，ACC）	迈步初期（initial swing，ISW）
迈步中期（midswing，MSW）	迈步中期（midswing，MSW）
减速期（deceleration，DEC）	迈步末期（terminal swing，TSW）

（二）步态分析的基本参数

1. 步长 又称步幅，指行走时左右足跟（或足尖）先后着地两点之间的距离。正常人约为50～80cm。步长受身高的影响，身材越高，步长越大。

2. 跨步长 又称跨距，指同侧足跟（或足尖）先后两次着地点之间的距离。正常人跨步长为步长的两倍，为 100～160cm。

3. 步宽 为一足的纵线至另一足的纵线之间的距离。正常人约为 5～11cm。

4. 足角 是足的长轴和纵线形成的夹角。正常约 6.75°。

5. 步频 单位时间内行走的步数。正常人平均自然步频约每分钟 95～125 步。

6. 步速 即步行速度，是指单位时间内行走的距离。步行速度 = 距离/所需时间，正常人大约为每分钟 65～100m。

二、常用的步态分析方法

（一）目测分析法

此法是由医务人员通过目测，观察患者行走过程。进行检查时，首先嘱患者以自然、习惯的姿势和速度步行来回数次，检查者从前方、后方和侧方反复观察患者的步行，要注意运动的对称性、协调性，及运动时步幅大小、速度，重心的转换和上下肢的摆动等，同时观察患者头、肩的位置，骨盆的运动，髋、膝、踝关节的稳定等。其次嘱患者做快速和慢速步行，快速步行可使肌痉挛引起的异常步态表现得更明显；慢速步行可使关节不稳、平衡失调及因疼痛而引起的异常步态更为明显。再进行上下坡或上下楼梯、台阶、绕过障碍物的行走、拐弯、转身、立停、坐下、站起及缓慢踏步等动作。然后根据所得印象或逐项评定结果，做出步态分析的结论。

（二）定量分析法

本方法借助器械或专用设备来观察步态，得出可记录并能计量的资料。器械和设备可用卷尺、秒表、量角器等简单的测量工具以及能留下足印的相应物品；也可用一些如肌电图、录像、高速摄影、电子量角器及测力台等复杂的设备。

三、异常步态

（一）原因

造成步态异常的原因很多，其中包括关节活动受限、活动或负重时疼痛、肌肉软弱无力、感觉障碍、协调运动异常以及截肢后等。

（二）常见的异常步态

1. 短腿步态 患肢缩短达 2.5～3.75cm 以上者，在患腿支撑期可见同侧骨盆下沉而导致肩部下降，又称之为斜肩步，对侧腿摆动时，髋膝关节过度屈曲，踝关节过度背屈。若缩短超过 3.75cm，患者常用踮足行走来代偿。

2. 减痛步态 如患肢负重时有疼痛，患者常力图缩短患肢支撑期，以减少患肢负重疼痛，常使对侧下肢摆动加速，步长缩短，致使左、右不对称，故又称为短促步。

3. 关节挛缩步态 下肢关节活动度缩小至一定程度时引起步态改变，关节在畸形位挛缩时改变更显著。

（1）髋关节挛缩：髋关节屈曲挛缩者，常有代偿性腰椎过伸及对侧步幅缩短。

（2）膝关节挛缩：膝关节屈曲挛缩30°以上时，表现出短腿步态；膝伸直挛缩时，患腿摆动期常有下肢外展或同侧骨盆上提，以避免足部拖地。

（3）踝关节挛缩：踝关节跖屈挛缩时，出现马蹄足，致足跟不能着地，在摆动期以髋及膝过度屈曲来代替踝背屈障碍，状如跨过门槛，故又称为跨槛步。

4. 肌肉无力步态 部分肌肉选择性软弱，可引起典型的异常步态。

（1）胫前肌步态：因胫前肌无力致足下垂，表现为摆动期髋及膝屈曲度代偿性增大，形成跨槛步；轻度胫前肌无力时，足跟着地时不能控制足掌下落速度，致使足掌拍地有声。

（2）小腿三头肌步态：小腿三头肌软弱时，患足后蹬无力，身体向前推进困难，致使对侧步幅缩短，足跟离地延迟，支撑后期患侧髋下垂。

（3）股四头肌步态：因股四头肌无力，在支撑期不能保持稳定伸膝，致使患者常俯身用手压住大腿，以维持被动膝伸直，故称为扶膝步态。

（4）臀大肌步态：臀大肌（伸髋肌）无力时，患者常在支撑期后仰躯干，使上体的重力线在髋关节后方通过，以维持被动伸髋，形成仰胸挺腰腹的步态。

（5）臀中肌步态：臀中、小肌（髋外展肌）无力时，不能维持髋关节的侧向稳定，在患腿的支撑期躯干常弯向患侧，从而维持髋关节的侧向稳定。如两侧臀中、小肌均受损时，步行时上身大幅度左右摇摆，呈典型的鸭步。

5. 肌痉挛步态 上运动神经元损害使肌张力增高，常引起明显的步态变化，常见的有：

（1）偏瘫步态：多见于一侧肢体正常，而另一侧肢体因各种疾病造成瘫痪所形成的步态。多数患者摆动时，患侧出现骨盆上提，髋关节外展外旋，膝伸直，患足下垂、内翻，患肢经外侧划弧向前迈步姿态，称为划圈步态。同时上体常弯向患侧，患侧肩下垂、内收，上肢及手掌屈曲，停止摆动。

（2）剪刀步态：多见于脑瘫或高位截瘫患者。因髋内收肌痉挛，步行迈步时下肢向前内侧迈出，两膝内侧互相摩擦，足尖着地，表现为踮足剪刀步或交叉步。

6. 其他中枢神经系统损害所致异常步态

（1）共济失调步态：见于小脑或前庭功能损害时，患者常呈曲线或折线行进。两足间距增大，步幅、步速不规则，全身运动不协调，摇摆不稳，状如醉酒，故又称为酩酊步态。

（2）帕金森步态：帕金森病或其他基底核病变时，表现步行启动困难，行走时双上肢僵硬，缺乏伴随的运动，躯干前倾，髋膝关节轻度屈曲，踝关节于摆动期时无跖屈，步态短而急促，有阵发性加速，不能随意立停或转向，又称为前冲步态或慌张步态。

第七节　认知功能评定

认知功能属于大脑皮质的高级活动范畴，包括感觉、知觉、注意、记忆、理解和智能等。成人的认知功能发育完善后，当大脑皮质损伤时可引起感觉输入的异常而出现特定的认知障碍。

认知过程是从感觉开始的，感觉、知觉、思维、记忆等都是认识过程的有机组成部分，反映事物的性质和规律。当信息通过人体的感觉系统最初传入时，它就被记录在感觉记忆中。这些感觉记忆包括与视觉信息有关的映象记忆和与听觉信息有关的同声记忆等。感觉记忆能储存大量的信息，但只保留短促的时期，经过对各种信息的接受、加工、分析、提取、利用等认知过程，完成了大脑对客观事物的现象和本质的反映过程。因此，认知包含了注意、思维、记忆、推理、理解等过程。

当病变损伤大脑皮质时，可引起认知功能障碍，出现意识改变、记忆障碍、听力理解异常、空间辨别障碍、失用症、忽略症、失认症、体像障碍、皮质盲、智能减退等。病变部位不同，可有不同表现，如额叶病变时可引起记忆、注意和智能方面的障碍；顶叶病变时可引起空间辨别障碍、失用症、躯体失认、忽略症和体像障碍等；范围广泛的大脑皮质损伤可出现全面的智能减退或成为痴呆。

认知功能评定是通过对患者的病史询问、动作或行为的观察、标准化认知功能评定量表的应用，做出相应的脑功能诊断的系统方法。认知功能评定有助于脑损伤性疾病的诊断，确定大脑功能缺失的类型和程度，制定康复治疗和认知功能训练计划。下面将简要介绍几种认知功能的评定方法。

一、简易精神状态评定

近年来，神经科和康复医学科普遍采用一种简易的精神状态测定量表（mini - mental status examination，MMSE）进行痴呆的筛选，作为神经系统疾患患者简易认知功能状态的初步评定，以减少长时间检查造成这类患者疲劳和注意力分散。共 30 项，正确完成或回答正确得 1 分，回答错误或不能完成得 0 分（表 3 - 11）。

表 3 - 11 简易精神状态测定量表（MMSE）

项 目	分数		项 目	分数	
1. 今年是哪个年份？	1	0	16. 复述：四十四只石狮子	1	0
2. 现在是什么季节？	1	0	17. 闭眼睛（按卡片上的指令动作）	1	0
3. 今天是几号？	1	0	18. 用右手拿纸	1	0
4. 今天是星期几？	1	0	19. 将纸对折	1	0
5. 现在是几月份？	1	0	20. 手放在大腿上	1	0
6. 你现在在哪一省（市）？	1	0	21. 说一句完整句子	1	0
7. 你现在在哪一县（区）？	1	0	22. 计算：93 - 7	1	0
8. 你现在在哪一乡（镇、街道）？	1	0	23. 计算：86 - 7	1	0
9. 你现在在哪一层楼上？	1	0	24. 计算：79 - 7	1	0
10. 这里是什么地方？	1	0	25. 计算：72 - 7	1	0
11. 复述：皮球	1	0	26. 回忆：皮球	1	0
12. 复述：国旗	1	0	27. 回忆：国旗	1	0
13. 复述：树木	1	0	28. 回忆：树木	1	0
14. 计算：100 - 7	1	0	29. 辨认：手表（出示手表问是不是刚才让他看过的物品）	1	0
15. 辨认：铅笔	1	0	30. 按样作图	1	0

简易精神状态评定可以对患者一般认知功能有大概的了解。评定痴呆的标准根据文化程度而不同，文盲 < 17 分，小学程度 < 20 分，中学以上程度 < 24 分。单凭该检查不能诊断痴呆或其他认知障碍，一些痴呆患者评分可能较高，而一些无痴呆患者可能评分偏低。有些具体分数的变化可能比总分更有意义。

二、LOTCA 认知功能评定

进一步的认知评定应采用 Loewenstein 认知障碍成套测验评定法（Loewenstein occupational therapy cognitive assessment，LOTCA）。LOTCA 是以色列耶路撒冷希伯来大学 Katz. N 博士和 Loewenstein 康复医院 Rahmani. L 心理博士于 1974 年提出，经历了

10 多年的研究，最先用于脑损伤后患者认知功能的评定。由于其操作简便，应用方便可靠，通过了效度和信度检验。同时因其从患者的利益出发，与治疗紧密结合，很快扩展到其他脑部疾患的认知功能评定。国内对 LOTCA 英文第二版的中文版的效度和信度也进行了检验，发现具有良好的效度和信度。其检查内容分为四大类，即定向检查、知觉检查、视运动组织检查和思维运作检查，可用于脑血管病、脑外伤及中枢神经系统发育障碍等原因引起的认知功能障碍的评定。整个测验需时仅 30 ~ 40 分钟，可分 2 ~ 3 次完成，适宜在康复医学临床中使用。

三、神经心理成套测验

常用的是 HRB 成套神经心理测验。通过心理测验，研究和观察人类大脑与行为之间的相互关系，帮助医师和治疗师了解脑损伤患者的神经心理状态，做出准确的诊断与评定。成套测验所测验的行为功能范围很广，可以代表人类的主要能力。分为成年、少年、幼儿三种测验形式，分别适用于 15 岁以上、9 ~ 14 岁、5 ~ 8 岁受试者。具体内容及评定方法参见有关专业教材。

四、注意功能的评定

一般脑部创伤的认知功能评定可通过使用标准化测验及功能活动行为观察而得知，注意障碍也不例外。标准化测验包括筛选测验及特定测验。标准化测验的好处是提供客观、可靠的数据，及可以重复记录患者的认知功能。但是选择哪种标准化测验则一定要根据患者的需要而决定，否则会影响测验的可信度。若是患者的注意力无法集中，将会干扰患者的实际能力，使测验结果无法解释。此时应采用功能活动行为观察进行评定，评定者可留意患者做一些基本自我照顾活动时的注意、瞬时/短期记忆能力、长期记忆能力、定向力、应变能力及判断力等。也可利用日常生活问卷来向家属取得更多患者日常生活的资料。

许多因素影响注意功能的评定，如记忆、环境等。为了确定患者注意功能的真实水平，除神经心理学评定、行为观察外，家属、雇主的报告也应考虑，通过综合分析，做出正确评价。

五、记忆功能评定

大量标准化记忆测试量表已经制订，其中大部分是针对遗忘症的检查。常用的评定表包括：①韦氏记忆评分修订版量表；②Rivermead 行为记忆能力测试量表；③

成人记忆和信息处理量表；④Luria – Nebraska 记忆评分量表；⑤记忆检查量表；⑥ William's 记忆量表；⑦一些专病性量表等。在临床实践中，如何很好地完成这些检查，选择何种评定表最为恰当，则需要专门的知识与培训。

六、知觉功能评定

知觉功能是脑部的高级功能，主要包括脑部对各种外界事物识别和处理的过程。当大脑损伤后，即使无感觉功能缺陷、智力衰退、意识障碍、言语困难，患者对自己以往熟悉的事物不能以相应感官感受而加以识别，这种现象称为失认症。失认症中发病率最高的为单侧忽略、疾病失认和 Gerstman 综合征（包括左右手失认、手指失认、失写、失算）。在运动、感觉、反射均无障碍的情况下，不能按命令完成熟悉的动作称之为失用症，其中以结构性失用、运动失用和穿衣失用发病率最高。

第八节 日常生活活动能力与生存质量评定

一、日常生活活动能力评定

日常生活活动（activities of daily living, ADL）是指人们为了独立生活而每天必须反复进行的、最基本的、具有共性的一系列活动。它包括衣、食、住、行、个人卫生、独立的社区活动等方面内容。

日常生活活动能力是从婴儿起逐渐形成的，日常生活活动能力对残疾患者来说有着十分重要的现实意义，其评定是康复综合评定中不可缺少的一个重要方面。

（一）分类

1. 基础性或躯体性日常生活活动（basic or physical ADL, BADL or PADL） 基础性或躯体性日常生活活动是指人们为了维持基本的生存、生活需要而每天必须反复进行的基本活动，包括进食、更衣、个人卫生等自理活动和转移、行走、上下楼梯等身体活动。

2. 工具性日常生活活动（instrumental ADL, IADL） 工具性日常生活活动是指人们为了维持独立的社会生活所需的较高级的活动，包括购物、炊事、洗衣、交通工具的使用、处理个人事务、休闲活动等，大多需借助工具进行。

BADL or PADL 评定反映较粗大的运动功能，适用于较重的残疾，常用于住院患者；IADL 评定反映较精细的功能，适用于较轻的残疾，常用于社区残疾患者及老年人。

（二）评定

1. 主要评定内容

（1）自理方面：包括进食、穿衣、个人卫生、如厕等。

（2）运动方面：包括床上运动、转移、行走、交通工具的使用等。

（3）家务方面：包括购物、炊事、洗衣、打扫卫生、使用家具及家用电器等。

（4）交流与认知方面：包括理解、表达、阅读、书写、打电话、使用电脑、社会交往等。

2. 评定目的

（1）确定患者日常生活能否独立及独立的程度，分析不能独立的原因。

（2）根据评定结果拟定合适的治疗目标，制定适合患者实际情况的、有针对性的 ADL 训练计划。

（3）在训练过程中进行动态评估，不断调整与修订训练方案。

（4）评价治疗效果，对预后做出初步判断。

（5）根据评定结果安排患者返家或就业。

（6）对不同治疗方案进行治疗效果的比较。

3. 评定方法

（1）直接观察：检查者通过直接观察患者 ADL 各项活动的实际完成情况来进行评定。评定地点可以在患者实际生活环境中，也可以在 ADL 评定训练室内。直接观察法得到的结果较为可靠、准确，并且有利于评定者针对患者的活动缺陷所在进行康复训练。评定应注意选择在合适的时间进行，例如在患者早上起床时观察其穿衣、洗漱、修饰等活动，在进餐时间观察其进食能力等。这种方法所需评定时间较长，对于体弱的被检查者，为避免疲劳可分次进行。

（2）间接评定：通过询问的方式来收集资料和进行评定。应尽量让患者本人接受调查，如患者不能回答问题（如体力虚弱、认知障碍等）可请患者家属或护理人员回答，间接评定有利于评定一些不便直接观察的较私密的活动（如穿脱内衣、大小便、洗澡等），可以在较短时间内得到评定结果，评定较为简便。但其准确性不如直接观察法，可与直接观察法结合使用。

4. 常用评定量表

（1）BADL 量表：包括 Barthel 指数评定、PULSES 评定、Katz 指数及功能独立性评定。

1）Barthel 指数评定（barthel index，BI）：是康复医疗机构应用最广、研究最多的 BADL 评估方法。其方法简单，可信度、灵敏度高。

Barthel 指数评定包括日常生活活动的 10 项内容，根据被评定者能否独立及需要帮助的程度分为自理、较小依赖、较大依赖、完全依赖四个功能等级，总分为 100 分（表 3 - 12）。

表 3 - 12　　　　　　　　　　Barthel 指数评定量表

ADL 项目	自理	较小依赖	较大依赖	完全依赖
进食	10	5	0	0
洗澡	5	0	0	0
修饰（洗脸、刷牙、梳头、刮脸）	5	0	0	0
穿衣（包括系鞋带）	10	5	0	0
控制大便	10	5（偶尔失控）	0	0
控制小便	10	5（偶尔失控）	0	0
上厕所（包括擦拭、整理衣裤、冲洗）	10	5	0	0
床椅转移	15	10	5	0
平地行走 45m	15	10	5（用轮椅）	0
上下楼梯	10	5	0	0

每项的具体评定标准如下：①进食。10 分为能在合适的时间内独立进食各种正常食物，可使用必要的辅助器具，不包括取饭、做饭；5 分为需要部分帮助（如夹菜、切割、搅拌食物等）或需要较长时间；0 分为较大或完全依赖他人。②洗澡。5 分为无需指导能独立完成洗澡全过程（可为浴池、盆浴或淋浴）；0 分为不能独立完成，需依赖他人。③修饰。5 分为独立完成刷牙（包括固定假牙）、洗脸、梳头、剃须（如使用电动剃须刀者应会插插头）等；0 分为不能独立完成，需依赖他人。④穿衣。10 分为能独立穿脱全部衣服，包括系扣、开关拉链、穿脱鞋、系鞋带、穿脱支具等；5 分为需要部分帮助，但在正常时间内至少能独自完成一半；0 分为较大或完全依赖他人。⑤控制大便。10 分为能控制，没有失禁，如需要能使用栓剂或灌肠剂；5 分为偶尔失禁（每周少于 1 次），或需要在帮助下用栓剂或灌肠剂；0 分为失禁或昏迷。⑥控制小便。10 分为能控制，没有失禁，如需要使用器具，能无需帮助自行处理；5 分为偶尔失禁（每 24 小时少于 1 次）；0 分为失禁或昏迷。⑦上厕所。10 分为能独立进出厕所或使用便盆，无助手能解、穿衣裤和进行便后擦拭、冲洗或清洁便盆；5 分为在保持平衡、解穿衣裤或处理卫生等方面需要帮助；0 分为依赖他人。⑧床椅转移。15 分为能独立完成床到轮椅、轮椅到床的转移全过程，包括从床

上坐起、锁住车闸、移开脚踏板；10 分为需较小帮助（1 人帮助）或语言的指导、监督；5 分为可以从床上坐起，但在进行转移时需较大帮助（2 人帮助）；0 分为不能坐起，完全依赖他人完成转移过程。⑨平地行走 45m。15 分为能独立平地行走 45m，可以使用矫形器、假肢、拐杖、助行器，但不包括带轮的助行器；10 分为在 1 人帮助（体力帮助或语言指导）下能平地行走 45m；5 分为如果不能走，能独立使用轮椅行进 45m；0 分为不能完成。⑩上下楼梯。10 分为能独立完成，可以使用辅助器械；5 分为活动中需要帮助或监护；0 分为不能完成。

Barthel 指数评定满分为 100 分，表示患者各项基本日常生活活动能力良好，不需依赖他人；大于 60 分评定为良，患者虽有轻度功能障碍，但日常生活基本能够自理；41～60 分表示患者有中度功能障碍，日常生活需要一定帮助；21～40 分表示患者有重度功能障碍，日常生活明显依赖他人；小于 20 分为完全残疾，日常生活完全依赖他人。Barthel 指数大于 40 分的患者康复治疗效益最大。

2）PULSES 评定：PULSES 评定是一种总体功能评定方法，具有言语、视听、心理等方面的内容，可信度较高。评定内容包括六大方面：①躯体状况。指内脏器官如心血管、呼吸、胃肠道、泌尿、内分泌、神经系统疾患。②上肢功能及日常生活自理情况。指进食、穿衣、穿戴假肢或矫形器、梳洗等。③下肢功能及行动。指步行、上楼梯、使用轮椅、身体从床移动至椅，或从椅移动到床及用厕的情况。④感觉与语言交流功能。指与语言交流（听、说）和视力有关的功能。⑤排泄功能。指大小便自理和控制程度。⑥精神和情感状况。指智力和情绪对家庭和社会环境的适应能力。每方面分为 4 个功能等级，分别评为 1～4 分，各项评分相加后得到总分。总分的评判标准为，6 分为功能最佳，各项功能均基本正常；大于 12 分提示独立自理能力严重受限；大于 16 分提示有严重残疾。

3）Katz 指数：Katz 指数又称 ADL 指数，根据人体功能发育学的规律制定，有六项评定内容，依次为洗澡、穿着、如厕、转移、大小便控制、进食，六项评定内容按照由难到易的顺序进行排列，不宜随意改变次序。Katz 指数把 ADL 功能状态分为 A～G 七个功能等级，A 级为完全自理，G 级为完全依赖，从 A 级到 G 级独立程度依次下降：①A 级。全部六项活动均能独立完成。②B 级。能独立完成六项活动中的任意五项，只有一项不能独立完成。③C 级。只有洗澡和其他任意一项不能独立完成，其余四项活动均能独立完成。④D 级。洗澡、穿着和其他任意一项不能独立完成，其余三项活动均能独立完成。⑤E 级。洗澡、穿着、上厕所和其他任意一项不能独立完成，其余两项活动均能独立完成。⑥F 级。洗澡、穿着、上厕所、转移和其他任意一项不能独立完成，其余一项可独立完成。⑦G 级。所有六项活动均不能独立完成。

4）功能独立性评定：1983 年，美国物理医学与康复学会制定了医学康复统一数据系统，功能独立性评定量表（functional independent measurement，FIM）是其中的主要组成部分，它包括供成人使用的 FIM 和供儿童使用的 WeeFIM。目前 FIM 量表已获得国际普遍认可，在许多国家的医疗康复机构都得到广泛的应用，其信度、效度已得到大量研究的证实，具有相当的可靠性。它可用于记录入院、出院、随访时的功能评分，观察动态变化，综合反映患者功能及独立生活能力，评估各阶段治疗效果，比较不同治疗方案的优劣。

FIM 量表的评定内容包括躯体功能和认知功能两大部分，涉及日常生活功能的六个方面，分别是自我照料、括约肌控制、体位转移、行走、交流和社会认知。每个方面又分为 2~6 项，总共 18 个评定项目（表 3-13）。

每个评定项目分为 7 个功能等级，分别评为 1~7 分，具体标准如下：

①独立。7 分为完全独立，能在合理的时间内规范、安全地完成活动，无需修改或使用辅助器具；6 分为有条件的独立，活动无需他人帮助，但需要使用辅助器具（假肢、矫形器等），或活动超过合理的时间，或有安全方面的顾虑。

②部分依赖。5 分为监护或准备、活动无需身体接触性的帮助，但需要他人的监护、提示或规劝，或帮助准备必需用品，或帮助穿戴矫形器；4 分为最小量帮助，活动需要身体接触性的帮助，但只限于扶助，在活动中患者主动用力程度大于 75%；3 分为中等帮助，活动需要更多的身体接触性帮助，活动中患者主动用力程度为 50%~75%。

③完全依赖。2 分为最大帮助。活动需要大量身体接触性帮助才能完成，活动中患者主动用力程度仅为 25%~50%。1 分为完全依赖。活动基本依赖他人身体接触性帮助完成，活动中患者主动用力程度小于 25% 或完全由他人帮助完成。

表 3-13　　　　　　　　　功能独立性评定量表

评定项目	入院	出院
自我照料		
1. 进食		
2. 梳洗		
3. 洗澡		
4. 穿脱上衣		
5. 穿脱下衣		
6. 上厕所		

评定项目	入院	出院
括约肌控制		
7. 小便控制		
8. 大便控制		
转移		
9. 床、椅、轮椅		
10. 厕所		
11. 浴盆、淋浴		
行走		
12. 步行、轮椅		
13. 上下楼梯		
运动类总分		
交流		
14. 理解		
15. 表达		
社会认知		
16. 社会交往		
17. 问题解决		
18. 记忆		
认知类总分		
总分		

总分的评价标准为，126 分为完全独立；108～125 分为基本独立；90～107 分为极轻度依赖；72～89 分为轻度依赖；54～71 分为中度依赖；36～53 分为重度依赖；19～35 分为极重度依赖；18 分为完全依赖。也可归纳为三个大的等级，即 108～126 分为独立，54～107 分为有条件的依赖，18～53 分为完全依赖。

（2）IADL 量表

1）功能活动问卷（the functional activities questionnaire，FAQ）：1982 年，由 Pfeffer 提出，1984 年重新修订。该量表包括与日常生活密切相关的 10 项内容，如理财、工作、娱乐等活动。根据患者完成各项活动的难易程度评分，所得总分越高，表示障碍越重，小于 5 分为正常，大于等于 5 分为异常。FAQ 评定项目较全面，且效度是目前 IADL 量表中最高的，提倡在 IADL 评定时首先使用。修订后的内容见表 3-14。

表 3 - 14 功能活动问卷（FAQ）

项目	正常或从未做过，但能做（0分）	困难，但可单独完成或从未做（1分）	需要帮助（2分）	完全依赖他人（3分）
每月平衡收支能力，算账的能力				
患者的工作能力				
能否到商店买衣服、杂货和家庭用品				
有无爱好，会不会下棋和打扑克				
会不会做简单的事，如点炉子、泡茶等				
会不会准备饭菜				
能否了解最近发生的事件（事实）				
能否参加讨论和了解电视、书和杂志的内容				
能否记住约会时间、家庭节日和吃药				
能否拜访邻居，自己乘公共汽车				

2）快速残疾评定量表（a rapid disability rating scale，RDRS）：1967 年由 Linn 提出，1982 经过修订，可用于住院和在社区中生活的患者，对老年患者尤为适合。评定内容共包括日常生活需要帮助的程度、残疾的程度、特殊问题的严重程度三大方面，每个方面含若干小项，共 18 小项。每项最高 3 分，最低 0 分，分数越高表示残疾越重。

（三）评定注意事项

1. 进行 ADL 评定前应了解患者的一般病情和肌力、肌张力、关节活动范围、平衡能力、感觉、知觉及认知状况等整体情况。

2. 进行 ADL 评定时评定的是患者现有的实际能力，而不是潜在能力或可能到达的程度，故评定时应注重观察患者的实际活动，而不是仅依赖其口述或主观推断。对动作不理解时可以由检查者进行示范。

3. 分析评定结果时应考虑有关因素，如患者的生活习惯、文化素质、工作性质、所处的社会和家庭环境、所承担的社会角色以及患者残疾前的功能状况、评定时的心理状态和合作程度等，这些都可能对评定结果产生影响。

4. 评定中注意加强对患者的保护，避免发生意外。

5. 重复评定时应尽量在同一环境下进行。

6. 结果记录按照时间顺序记录每次评定的时间和详细结果。

二、生存质量评定

生存质量（quality of life，QOL）也称为生活质量、生命质量。世界卫生组织生存质量研究组对 QOL 的定义是，在不同的文化背景及价值体系中，生活的个体对与他们的目标、愿望、标准以及所关心的事情有关的生存状况的体验。在康复医学领域，生存质量是指个体生存的水平和体验，这种水平和体验反映了病伤残患者在不同程度的伤残情况下，维持自身躯体、精神以及社会活动处于一种良好状态的能力和素质。生存质量是一个广泛而抽象的概念，对其内涵的理解还存在一定争议，目前主要达成的共识有：①生存质量是一个多维的概念，由人的躯体、心理和社会功能等方面的状态所决定。②生存质量是评定对象的主观体验，主要依靠评定对象的主观判断。③生存质量具有文化依赖性，必须建立在一定的文化价值体系之上。

生存质量最初是作为社会学指标被提出，起源于 20 世纪 30 年代的美国，直到 20 世纪 70 年代后期生存质量的研究广泛进入医学领域，并形成了研究热潮。临床研究与医疗工作中所涉及的生存质量称为与健康相关的生存质量（health - related quality of life，HRQOL）。目前生存质量的研究已越来越受到人们的关注，生存质量评定已广泛应用于人群的健康状况评价、预防保健和临床治疗的效果评价、资源分配和决策的制定。在康复医学领域较多应用于脊髓损伤、脑卒中、颅脑损伤、糖尿病、高血压、慢性阻塞性肺疾病、肿瘤等疾病。常用的生存质量评定量表有：

1. 世界卫生组织生存质量评定量表（WHOQOL）　此量表由世界卫生组织制定，共 15 个国家参与研制，评定内容包括六大方面，即躯体功能、心理状况、独立能力、社会关系、环境、宗教信仰与精神。量表包括 WHOQOL - 100 和 WHOQOL - BREF，后者是前者的简化版，WHOQOL - 100 共计 100 个项目，WHOQOL - BREF 有 26 个项目，每个问题的备选答案分为 1~5 个等级，得分越高，生存质量越好。

2. 简表 SF - 36　此表由美国波士顿健康研究所研制开发，是以健康作为重点的普适性评定量表。评定内容包括 8 个维度，36 个项目（表 3 - 15）。其评分方法是逐条回答 36 个问题，其中角色 - 躯体功能和角色 - 情绪功能的问题回答"是"或"否"，其余问题的回答分 4 个或 5 个等级，给予相应的分数，将各维度得分转换成百分制。8 个维度评分之和为综合分数，得分越高所代表的功能损害越轻，QOL 越好。

表 3-15　　　　　　　　　　SF-36 的 8 个维度及各项问题内容

项目名称	问题的内容
躯体功能（10）	进行激烈的活动
	进行适度的活动
	手提日用品
	上几级楼梯
	上一级楼梯
	弯腰、屈膝、下蹲
	走 1500m 以上
	走 1000m
	走 100m
	自己洗澡、穿衣
心理健康（5）	精神紧张
	垂头丧气，什么事都不能振作
	心情平静
	情绪低落
	心情好
角色-躯体功能（4）	减少了工作或其他活动的时间
	只能完成一部分事情
	工作或活动种类受限
	工作或活动困难增多
角色-情绪功能（3）	工作或活动时间减少
	只能完成一部分事情
	做事不如平时仔细
躯体疼痛（2）	身体疼痛的程度
	疼痛对工作和家务的影响
总体健康观念（6）	对现在健康状态的评定
	与 1 年前相比现在的健康状态
	易生病
	与别人一样健康
	健康状况正在变坏
	健康状况非常好
活力（4）	生活充实
	精力充沛
	筋疲力尽
	感觉疲劳
社会活动功能（2）	身体或心理的原因妨碍社会活动的程度
	身体或心理的原因妨碍社会活动的时间

3. 健康生存质量表（quality of well-being，QWB）　　由 Kaplan 等在 1967 年设

计，其指标定义清晰明确，权重较合理，评定内容包括日常生活活动、走动或行动、躯体功能活动、社会功能活动等方面。

4. 生活满意指数 A（life satisfaction index A，LSIA）　生活满意指数量表 A 是一种常用的主观的生存质量评定方法。共计 20 个项目，每个项目的备选答案分为"同意"、"不同意"、"其他"，满分 20 分，评分越高者生存质量越佳。

第九节　疼痛的评定

疼痛是由伤害性刺激引起的一种复杂的主观感觉，常伴有自主神经反应，躯体防御运动，心理、情感和行为反应。疼痛的定义包括痛觉和痛反应两方面的内容，痛觉是躯体某一部分厌恶和不愉快的感觉，主要发生在大脑皮层；痛反应可能发生在中枢神经系统的各级水平，主要表现为心率增快、血压升高、呼吸运动改变、瞳孔扩大、出汗、恐惧、痛苦表情等。1980 年，国际疼痛研究会给疼痛下的定义为疼痛是一种与组织损伤或潜在损伤相关的不愉快的主观感觉和情感体验。

疼痛是一种复杂的包括感觉、知觉和情感上的体验，是极其常见的症状。每个人的一生中都会有疼痛的体验。疼痛的发生具有两重性，一方面，它是机体的保护性反应，以一种症状形式出现，警告机体及时采取行动来避免伤害；另一方面，它可能形成病理性的慢性疼痛综合征给患者带来巨大的痛苦，严重影响日常生活，造成焦虑、抑郁等异常情绪。由于多种伤病会出现慢性疼痛，影响患者的康复进程，因此，慢性疼痛的治疗已成为康复医疗的重要工作，客观、准确、全面的疼痛评定是有效治疗的前提，对疼痛治疗效果的评定是调整治疗的依据。所以，疼痛的评定在康复医疗过程中具有重要的作用。

一、分类

对疼痛进行分类，有助于认识和研究疼痛，便于诊断和治疗。但这又是一项复杂而又艰难的工作，到目前为止仍缺乏较完善和统一的分类方法。临床可按疼痛的性质、部位、时间、程度进行分类。

（一）按性质分类

1. 刺痛　又称第一痛（锐痛或快痛）。刺痛引起的冲动是由外周神经 Aδ 纤维向中枢传入，人体的主观感受是痛觉迅速产生，迅速消失，常伴有受刺激肢体的保护性反射，并无明显的不良情绪体验。

2. 灼痛 又称第二痛（弥散痛或钝痛）。灼痛引起的冲动是由外周神经 C 类纤维向中枢传入，人体的主观体验是定位不明确，痛觉缓慢产生，缓慢消失，往往难以忍受。此种疼痛可以反射性引起同一脊髓节段所支配的骨骼肌紧张性强直，多伴有自主神经症状及强烈的情绪色彩。

3. 酸痛 又称第三痛，外周神经中 A 和 C 类纤维均可以传入酸痛的信号。此类痛觉是由内脏和躯体深部组织受到伤害性刺激产生的。人体的主观体验为定位差，无法指出疼痛的具体部位，痛觉难以描述，常伴有内脏与躯体反应和较强的情绪体验。

4. 放射痛 放射痛是指患者除感觉患病部位的局部疼痛外，尚可出现远离病变部位体表或深部组织的疼痛，多是由于周围神经根的病变，表现为疼痛沿着受累神经行走，向其远端支配的区域传导。在临床上有很多疾病都是以放射痛为首发症状或主要症状，如腰椎间盘突出症。

5. 牵涉痛 牵涉痛是指某些内脏疼痛往往会引起远隔的体表部位感觉疼痛或痛觉过敏的现象，是由于不同来源的伤害感受器传入神经汇聚到相同的投射神经元或中枢。如阑尾炎时，可引起脐周围或上腹部疼痛；心肌缺血或梗死，在心前区、左肩和左上臂尺侧发生疼痛；胆囊病变时，可在右肩区出现疼痛。

（二）按持续时间分类

1. 短暂性疼痛 一过性疼痛。

2. 急性疼痛 发病急，持续时间短，在短时间内或经过处理就会消失。

3. 亚急性疼痛 疼痛介于急性疼痛与慢性疼痛之间，这一过程也可被视为是疼痛可以完全治愈的最后机会。

4. 慢性疼痛 疼痛的持续时间长或间断发作，其发病缓慢或是由于急性疼痛因多种原因而延续的疼痛。国际疼痛研究会认为疼痛持续 3 个月即可诊断为慢性疼痛，由于病因不同，临床上宏观地分为癌性疼痛和非癌性疼痛两大类。

5. 再发性疼痛 为一种间隔较长一段时间后再发作的"孤立"的疼痛模式，它常常是在慢性病理基础上的急性发作。与慢性疼痛和亚急性疼痛不同，是不连续的急性发作重复。

二、常用的评定方法

疼痛是一种主观感受，受病理生理、心理、文化修养、生活环境等诸多因素的影响。因此，疼痛的定性定量有一定的难度，但设法对疼痛客观、准确、全面的评定，是有效治疗疼痛的前提。

1. 45 区体表面积评定法 45 区体表面积评定法是用疼痛示意图来表示疼痛的部位，量化疼痛区域的大小，同时也可以评定疼痛的性质和程度。适用于范围较广的疼痛，如颈、肩、腰部的疼痛以及肌肉筋膜痛等。

45 区体表面积图将人体表面分为 45 区，其中前 22 区，后 23 区，每一个区有一个特定的号码，检查时让患者用不同颜色或符号在图中标出疼痛部位（图 3 - 1）。

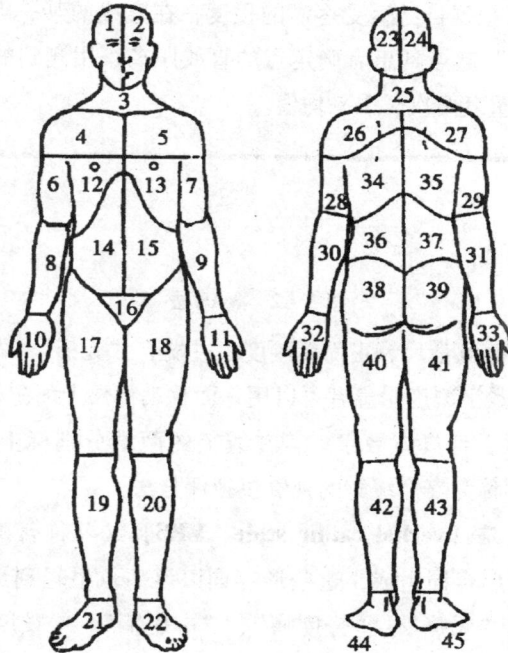

图 3 - 1　45 区体表面积图

评分标准：涂盖一区为 1 分（每区无论涂盖大小，即便是涂盖了一个区的一小部分也评为 1 分），未涂处为 0 分，总评分表示疼痛的区域。不同颜色或不同符号表示疼痛的不同强度，其中无色或"－"表示无痛；黄色或"○"表示轻痛；红色或"□"表示中度疼痛；黑色或"△"表示重度疼痛。最后计算疼痛区域占整个体表面积的百分比。

2. 压力测痛法 主要用于痛阈及耐痛阈的评定，特别适用于骨骼肌肉系统疼痛的评定。

将压力测痛计放在患者手指关节等处逐渐施加压力，同时听取患者反应，然后记录诱发疼痛所需要的压力强度,此值为痛阈。继续施加压力至不可耐受时,记录最高疼痛耐受限度的压力强度,此值为耐痛阈。

3. 视觉模拟量表(visual analogue scale,VAS) 是一种简单有效的测量疼痛强度的方法,已广泛用于临床和研究中。应用 VAS 患者可以恰当地表达对疼痛强度的感受,增加了灵敏度。VAS 方法一般用于 8 岁以上,能正确表达自己感受和身体状况的患者。

具体方法:在一张白纸上画一条 10cm 的粗直线,两端分别是"无痛"(0)和"极痛"(100)。患者根据自己感受疼痛的程度,在直线的某一点表达出来,然后使用直尺测量从"无痛"起点到患者确定点的直线距离,用测到的数字表达疼痛的强度(图 3-2)。一般重复两次,取平均值。

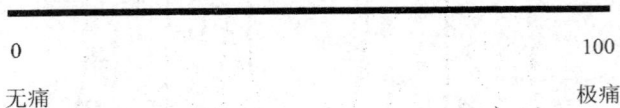

0   100

无痛   极痛

图 3-2 VAS 法

VAS 也可以用疼痛测量尺,正面无刻度,左端有"无痛",右端有"极痛"的标志,背面有 0～10 的数字刻度。患者可以用正面移动标尺上的游标自己确定疼痛的程度,医生即可在背面看到具体数字。若在线上的两端分别标上"疼痛无缓解"和"疼痛完全缓解",即称为疼痛缓解的视觉模拟评分法。

4. 口述分级评分法(verbal rating scale,VRS) 又称言语评定量表,是由一系列用于描述疼痛的形容词组成,这些形容词以疼痛从最轻到最强的顺序排列。一般为 5 级评分法,用"无痛"、"轻度痛"、"中度痛"、"重度痛"、"极重度痛"表示。

5. 数字分级评分法(numerical rating scale,NRS) 是以 0～10 共 11 个点来描述疼痛的强度,其中,0 表示无痛,10 表示剧痛,被测者根据个人疼痛的感受在其中的一个数字上做记号。NRS 比 VAS 更为直观,但患者容易受到数字和描述字的干扰,降低了灵敏性和准确性(图 3-3)。

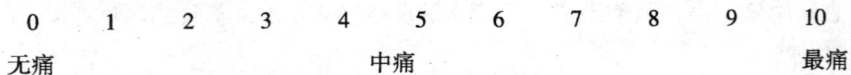

0 1 2 3 4 5 6 7 8 9 10

无痛   中痛   最痛

图 3-3 NRS 法

6. 疼痛简明记录量表(brief pain inventory,BPI) 由威斯康星大学神经科疼痛小组研制,是将感觉、情感和评价三个因素分别量化的疼痛评定量表。此表包括了有关疼痛原因、疼痛性质、对生活的影响、疼痛部位等描述词，并采用 NRS（0～10 级）描述疼痛程度，从多方面对疼痛进行评价。BPI 是一种快速多维的测痛与评价方法，具体内容见表 3 – 16。

表 3 – 16   **疼痛简明记录量表**

（1）在一生中，我们大多数人都曾体验过轻微头痛或扭伤和牙痛，今天您是否有疼痛。

a. 是   b. 否

（2）请您用阴影在下图中标出您的疼痛部位，并在最疼痛的部位打 X。

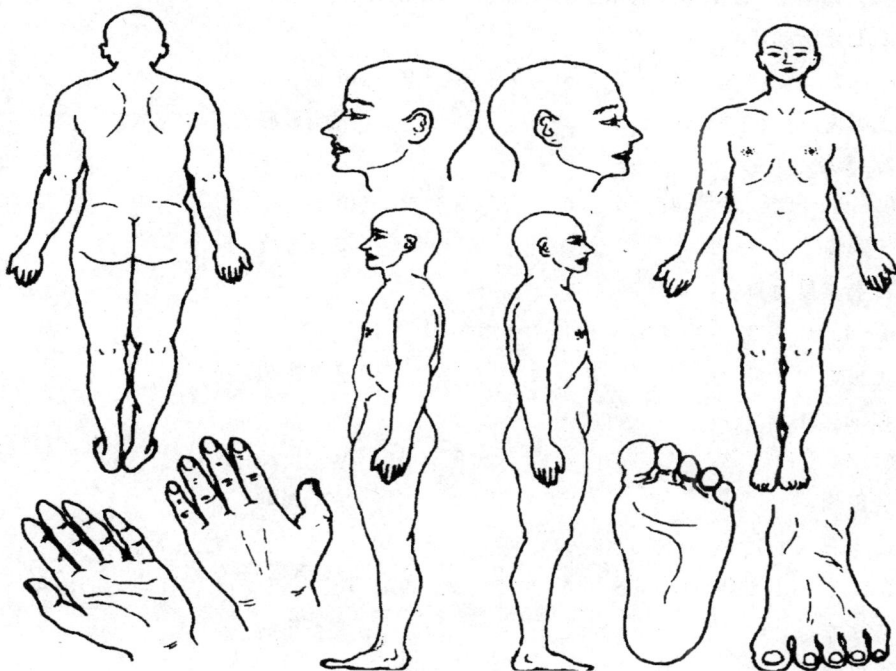

（3）请您圈出一个数字，以表示您在 24 小时内疼痛最重的程度。

0 1 2 3 4 5 6 7 8 9 10

不痛   您能想象的最痛

（4）请您圈出一个数字，以表示您在 24 小时内疼痛最轻的程度。

0 1 2 3 4 5 6 7 8 9 10

不痛   您能想象的最痛

（5）请您圈出一个数字，以表示您在 24 小时内疼痛的平均程度。

0 1 2 3 4 5 6 7 8 9 10

不痛   您能想象的最痛

（6）请您圈出一个数字，以表示您现在疼痛的程度。

0　1　2　3　4　5　6　7　8　9　10

不痛　　　　　　　　　　　　　　　　您能想象的最痛

（7）目前您正在接受什么药物和疗法治疗疼痛？

（8）请圈出一个百分数，以表示 24 小时内镇痛治疗后疼痛缓解了多少？

0%　10%　20%　30%　40%　50%　60%　70%　80%　90%　100%

无缓解　　　　　　　　　　　　　　　　　　　　完全缓解

（9）请圈出一个数字，表示您上周受疼痛影响的程度。

a. 日常活动

0　1　2　3　4　5　6　7　8　9　10

无影响　　　　　　　　　　　　完全影响

b. 情绪

0　1　2　3　4　5　6　7　8　9　10

无影响　　　　　　　　　　　　完全影响

c. 行走能力

0　1　2　3　4　5　6　7　8　9　10

无影响　　　　　　　　　　　　完全影响

d. 日常工作

0　1　2　3　4　5　6　7　8　9　10

无影响　　　　　　　　　　　　完全影响

e. 与他人的关系

0　1　2　3　4　5　6　7　8　9　10

无影响　　　　　　　　　　　　完全影响

f. 睡眠

0　1　2　3　4　5　6　7　8　9　10

无影响　　　　　　　　　　　　完全影响

g. 生活乐趣

0　1　2　3　4　5　6　7　8　9　10

无影响　　　　　　　　　　　　完全影响

7. 简式 McGill 疼痛问卷　Melzack 提出了内容简捷、费时较少的简化的 McGill 疼痛问卷（short - form of McGill pain questionnaire，SF - MPQ）。SF - MPQ（表 3 - 17）由 11 个为感觉类和 4 个为情感类的描述词以及现时疼痛强度（present pain intensity，PPI）和 VAS 组成，每个描述词以 0 ~ 3 分进行强度分级。SF - MPQ 对各种疼痛

治疗产生的临床变化敏感，对癌痛引起的慢性疼痛也同样有效。根据患者的自我感受，SF－MPQ可得出疼痛的感觉类分、情感类分、疼痛总分、选词数、VAS分以及PPI分，从而对疼痛进行量化评定，评定结果与MPQ具有很高的相关性。

表 3－17　　　　　　　　　　简式 McGill 疼痛问卷表

疼痛分级指数疼痛描述词	无疼痛	轻度痛	中度痛	重度痛
跳动的	0) _____	1) _____	2) _____	3) _____
射穿的	0) _____	1) _____	2) _____	3) _____
刺穿的	0) _____	1) _____	2) _____	3) _____
锐利的	0) _____	1) _____	2) _____	3) _____
痉挛的	0) _____	1) _____	2) _____	3) _____
剧痛的	0) _____	1) _____	2) _____	3) _____
烧灼的	0) _____	1) _____	2) _____	3) _____
隐痛的	0) _____	1) _____	2) _____	3) _____
沉痛的	0) _____	1) _____	2) _____	3) _____
触痛的	0) _____	1) _____	2) _____	3) _____
分裂痛的	0) _____	1) _____	2) _____	3) _____
疲劳力尽感	0) _____	1) _____	2) _____	3) _____
不适感	0) _____	1) _____	2) _____	3) _____
恐惧感	0) _____	1) _____	2) _____	3) _____
受折磨感	0) _____	1) _____	2) _____	3) _____
VAS				
	无痛			最痛
PPI	0 无痛，1 轻微的，2 不适的，3 痛苦的，4 可怕的，5 剧痛			

第十节　神经电生理的评定

神经电生理检查是康复医学中重要的功能检查和疗效评定方法之一，也是制定康复治疗措施时重要的客观依据。神经电生理检查的范围涉及周围神经和中枢神经的检查，其包括多个独立的检查技术，如肌电图、神经传导检查、肌肉的电刺激检查、脑电图以及诱发电位检查。比较而言，肌电图和周围神经传导检查在临床上较具诊断价值。

一、肌电图

肌电图（electromyography，EMG）检查是将针电极插入肌肉记录其电位活动及其变化的一种电诊断学方法，是临床神经系统检查的一个延伸。肌电图的功能主要是鉴别肌源性和神经源性疾病，还可以预测神经损伤的恢复，协助制定正确的神经肌肉诊疗和康复计划，在康复治疗中为医师提供信息以帮助评定或确定治疗方案。

（一）基本原理

1. 运动单位（motor unit，MU） 运动单位是肌肉收缩的最小功能单位，它由脊髓前角细胞及轴突、终板以及受其支配的肌纤维所组成。运动单位的大小因其所支配的肌纤维数目的多少和不同的肌肉而各不相同。一般来说，肌肉愈大，运动单位比较大，数目也比较多。

2. 动作电位（motor unit action potentials，MUAPs） 在主动肌肉轻微收缩时，在阴极示波器上显示出单一运动单位动作电位，简称动作电位。动作电位是运动单位肌纤维同步收缩的复合动作电位，可以单相、双相或三相，时限为 5 ~ 15ms，波幅在不同肌肉差别较大，一般 0.5 ~ 1.0mV。双相或三相的动作电位占 80% 以上，四相以上的动作电位称多相电位，通常在 5% ~ 10% 之间。

3. 肌电图检测内容 肌电图检测技术从以下 4 个方面进行：①插入电活动。②静息期。③肌肉随意收缩时运动单位动作电位的特征性表现（波幅、时限、波形、电位数）。④肌肉最大用力收缩时募集电位的情况。

（二）正常肌电图

1. 肌肉松弛时肌电图的表现

（1）电静息：当健康的肌肉完全松弛时，肌纤维没有收缩，因此肌肉电极记录不到电活动，这种征象叫做电静息。在肌电图上表现为一条水平直线。

（2）插入电活动：当记录针电极插入肌肉时，神经末梢和肌纤维受到刺激而引起肌群收缩，在肌电图上表现为爆发性成组出现的重复发放的高频棘波，正常肌肉持续时间极短，但在电极停止移动时，电活动瞬间消失，肌电图随即转为电静息。

（3）自发电活动：在正常情况下，肌肉完全松弛时，如果针电极插在终板区或肌肉的神经纤维中可记录出终板噪音和终板电位，后者波幅较高，呈小的单相或双相电位，开始均为负相，此种电位在临床上并无重要意义。

2. 肌肉随意收缩时肌电图的表现

（1）轻度收缩：正常肌肉轻度收缩时可出现正常运动单位动作电位，它反映某一个脊髓前角细胞所支配的一群肌肉纤维的综合电位。因而，运动单位电位的波幅、时限、相位有其特征性的表现（图3-4）。

①波幅。又称振幅，指电位的峰值。正常值为300~2000μV。

②时限。指电位的变化从离开基线至回到基线的持续时间，是一个非常重要的数据，大约为5~12ms。

③相位。是指一个运动单位动作电位的综合电位，从离开基线再回到基线的次数再加1而得。正常肌肉的综合电位一般为双相或三相。

（2）用力收缩：在做最大用力肌肉收缩时，每个运动单位的放电频率明显增加，可达50~150Hz，而且参加收缩的运动单位数明显增多，各个运动单位的高频放电挤在一起，以致无法辨认每个运动单位电位的轮廓，称为干扰相。

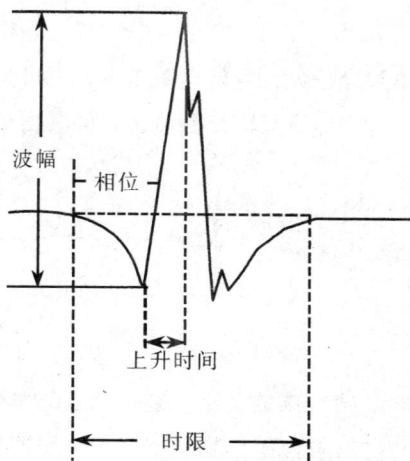

图3-4　肌电图的基本参数

（三）异常肌电图

1. 肌肉松弛时的异常

（1）插入电位异常：①插入电位减少或消失。见于重症肌肉萎缩、肌内纤维化、脂肪组织浸润和肌纤维兴奋性降低等。②插入电位增多或延长。见于神经源性和肌源性损害，针电极插入或移动时可诱发。

（2）纤颤电位：它是由于失神经支配肌纤维运动终板对血中乙酰胆碱的敏感性升高引起的去极化，或失神经支配肌纤维静息电位降低所致的自动去极化产生的动作电位。其波形多为双相，起始为正相，随后是负相，时限范围是1~5ms，波幅一般为20~200μV。纤颤电位通常在神经损伤2~3周出现，随着神经再生，纤颤电位逐渐减少或消失。下运动神经元损伤或肌源性损伤均可产生纤颤电位，必须结合肌电图的其他指标方可诊断（图3-5）。

（3）正锐波：也为肌肉失神经支配后产生的另一种自发性电活动。肌电图显示先向下偏斜，继之向上超过基线再回到基线似"V"形的电位，时限可达100ms，波

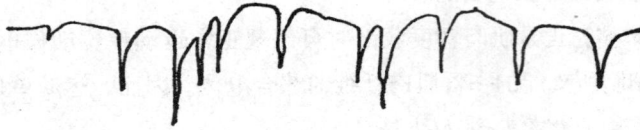

图 3 - 5　纤颤电位

幅差异较大，可低至 $100\mu V$，也可高至 $2000\mu V$。

临床意义同纤颤电位，但其出现频率要比纤颤电位早两周左右（图 3 - 6）。

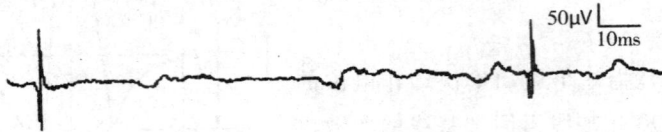

图 3 - 6　正锐波

（4）束颤电位：是一个运动单位的自发性放电，因此与纤颤电位相比，束颤电位的时限较宽，波幅更高，一般时限为 $5 \sim 15ms$，波幅 $100 \sim 600\mu V$，波形为双相、三相（单纯束颤电位）或多相（复合束颤电位），常伴有肉眼可见的肌束颤动。单纯束颤电位一般属于良性束颤，而复合束颤电位常见于神经源性疾病，而且与近端疾病有关，如慢性脊髓前角和神经根病变，偶尔见于多发性周围神经病变（图 3 - 7）。

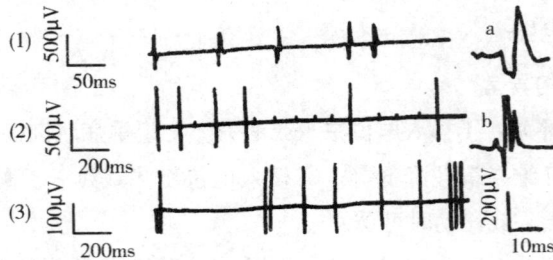

(1)单纯束颤　(2)复合束颤电位　(3)重复发放
a、b为间断扫描之单纯和复合束颤电位

图 3 - 7　束颤电位

（5）群放电位：在静息状态下出现的自发性动作电位，呈群发性、节律性反复放电，波形多样，电压 3mV，时限 $50 \sim 100ms$，频率为每秒 $4 \sim 11$ 次。群放电位多见于帕金森病、震颤、舞蹈病、手足徐动症和神经官能症等（图 3 - 8）。

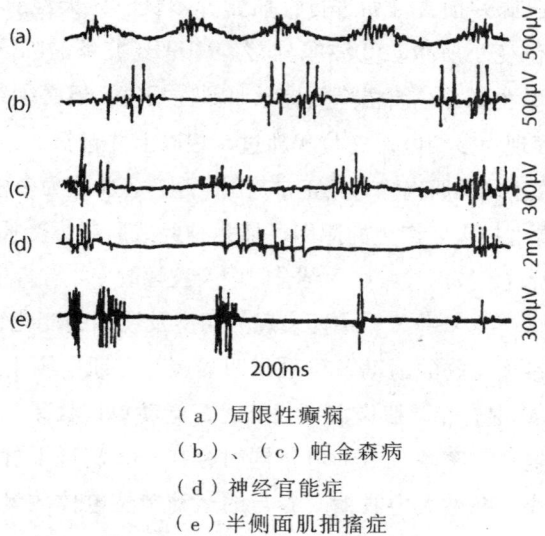

（a）局限性癫痫
（b）、（c）帕金森病
（d）神经官能症
（e）半侧面肌抽搐症

图 3 - 8　群放电位

（6）肌强直放电：肌肉自主收缩后或受机械刺激后出现的不自主强直收缩。波幅通常为 $10\mu V \sim 1mV$，频率为 $25 \sim 100Hz$，扩音器可听到类似飞机俯冲或摩托车减速的声音。肌强直电位的发生原理尚不明确，认为可能与安静时肌膜的氯离子电导性减少有关。肌强直放电见于先天性肌强直、萎缩性肌强直及副肌强直，也可见于高钾型周期性瘫痪等（图 3 - 9）。肌强直放电应与肌强直样放电鉴别，后者的波幅为 $50\mu V \sim 1mV$，频率为 $5 \sim 100Hz$，扩音器可听到类似机关枪发放的声音，没有波幅和频率变化，见于肌源性损害和慢性神经源性损害。

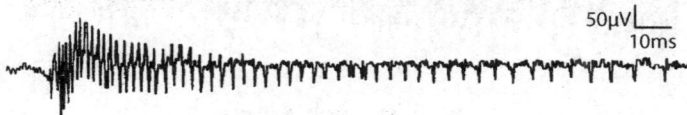

图 3 - 9　肌强直放电（正锐波）

2. 肌肉随意收缩时的异常

（1）异常运动单位动作电位：①时限异常。表现为 MUAPs 增宽或缩短，时限大于正常值的 20%，即为 MUAPs 时限增宽，是神经源性损害的表现，主要见于脊髓前角细胞病变、神经根病变、周围神经病变等。时限增宽是再生的神经纤维支配了更多的肌纤维，使运动单位变大所致。MUAPs 时限小于正常值的 20%，提示 MUAPs 时限缩短，主要见于肌源性损害，如进行性肌营养不良、先天性肌病和肌炎等，是肌纤维丧失使运动单位变小所致。②波幅异常。MUAPs 波幅的临床意义远不如时限，波幅增高提示神经源性损害，波幅降低提示肌源性损害，但必须结合时限做出诊断。③波形异常。主要表现为多相电位（位相超过 5 相以上并包括 5 相）所占的百分比增高。多相波百分比在不同的肌肉均有其正常范围，超过正常值为多相电位增多，可见于神经源性损害和肌源性损害。产生的原因可能是神经或肌纤维受损后同一运动单位的肌纤维放电不同步所致，波形异常必须结合时限及波幅改变才有肯定的意义。

（2）**大力收缩募集电位异常**：主要表现为相型及波幅的变化，包括：①单纯相。肌肉大力收缩时，参加发放的运动单位数量明显减少，肌电图上表现为单个独立的电位（图 3 - 10）。②混合相。肌肉大力收缩时，运动单位数量部分减少，肌电图上表现为单个独立的电位与密集难分的电位同时存在。③病理干扰相。肌纤维变性坏死等使运动单位变小，在做大力收缩时参与的运动单位电位数量明显增加，表现为低波幅干扰相，又称为"病理干扰相"（图 3 - 11）。运动单位电位数量减少可表现为混合相或单纯相伴有波幅增高，为神经源性损害特点。肌源性损害表现为病理干扰相。

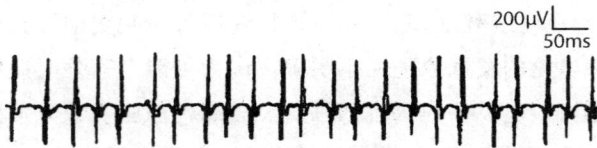

图 3 - 10　单纯相

图 3 - 11　病理干扰相

（四）**注意事项**

1. 检查前要给患者解释该检查的过程、目的，有无疼痛，需要患者做哪些配合。肌电图不同于一般的实验室检查，不可能遵循事先确定的固定程序进行，而是根据发现的情况，随时调整所应用的检查方法和检查部位。

2. 检查时的室温和肢体温度对检查结果的准确性有一定的影响。通常室温最好保持在 28℃ ~ 30℃，而患者的肢体温度最好保持在 32℃以上。

3. 肌电图检查只是临床检查的一个方面，绝不可仅凭肌电图检查的结果就做出疾病诊断，而是应结合病史、临床检查及其相关检查，方可做出正确诊断。

二、神经传导速度测定

神经传导速度（nerve conduction velocity，NCV）测定是利用电流刺激引起激发电位，从中计算兴奋冲动沿神经传导的速度，从而客观评定周围运动神经及感觉神经传导功能的一项诊断技术。临床上用于周围神经病变的诊断，另外对外伤性神经损害的定位诊断、疗效观察和预防判断也具有重要意义。通常包括运动神经传导速度（MCV）、感觉神经传导速度（SCV）及 F 波的测定。

1. 运动神经传导速度

（1）电极的放置：①刺激电极。通常使用圆形盘状电极，分为阴极和阳极，阴极置于神经远端，阳极置于神经近端，两者相隔 2～3cm；②记录电极。动作电极置于肌腹，参考电极置于肌腱；③地线。固定于刺激电极与记录电极之间。

（2）测定方法及计算：①患者取卧位（测定上肢可取坐位），然后放置电极，固定刺激电极的位置后给予电刺激；②刺激量由小到大逐渐增加至超强刺激，引起肌肉动作电位的最大强度后再增加 20%～30%，至出现稳定的肌肉动作电位；③潜伏期测量从刺激伪迹至动作电位起始之间的时间差为神经传导潜伏期；④神经传导速度的计算。在神经通路近端及远端分别给予超强刺激，测定其不同的潜伏期，用两点间距离除以两点间潜伏期差，即为神经传导速度（图 3－12）。神经传导速度＝两点间距离（cm）×10/两点间潜伏期差（ms）。

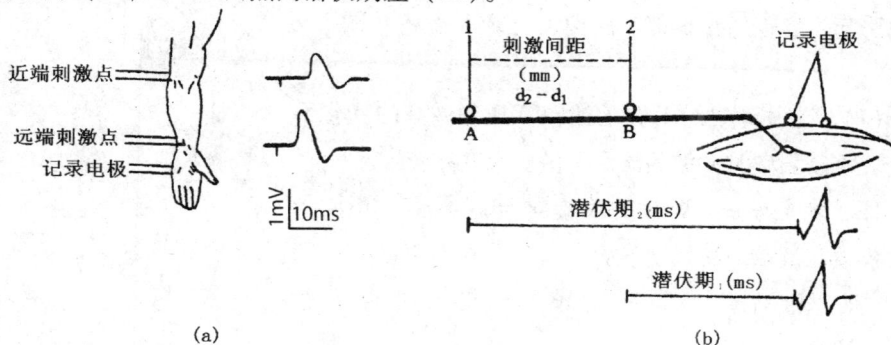

(a)刺激方法，刺激电极、记录电极位置示意图
(b)测量记录方法，分别由肘部、腕部记录之诱发电位

图 3－12　运动神经传导速度测定

2. 感觉神经传导速度

（1）电极的放置：①刺激电极通常为环形皮肤电极，套在手指或脚趾末端，阴极在阳极的近端；②记录电极。动作电极置于神经干的远端（靠近刺激端），参考电极置于神经干的近端（远离刺激部位）；③地线固定于刺激电极与记录电极之间。

（2）测定方法及计算：①SCV 的测定。分为顺行测定法和逆行测定法。顺行测定法刺激电极置于感觉神经远端，与正常神经的传递方式一致，记录电极位于神经干的近端；逆行测定法与 MCV 的测定方法相同，刺激神经干，在肢体远端记录，目前多采用顺行测定法；②潜伏期及波幅测定。潜伏期测定从刺激开始至正相波峰顶点时间，记录感觉神经动作电位（SNAPs），波幅采用峰－峰值，刺激电极与记录电极间距离除以潜伏期为 SCV（图 3 – 13）。

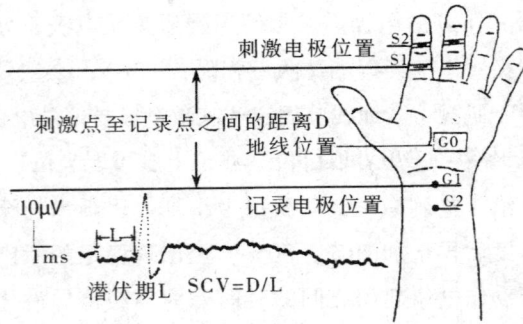

图 3 – 13　感觉神经传导速度测定

3. F 波测定　F 波是超强电刺激神经干在 M 波后的一个晚成分，由运动神经回返放电引起，因首先在足部小肌肉上记录而得名（图 3 – 14）。

（1）F 波的特点：F 波的波幅不随刺激量的变化而改变，重复刺激时 F 波的波形及潜伏期变异较大。

（2）测定方法：电极的放置同 MCV 测定，不同的是阴极放在近端。潜伏期的测定通常是连续测定 10 ~ 20 个 F 波，然后计算其平均值。F 波的出现率为 80% ~ 100%。

（3）正常值：不同神经的正常值不同，F 波的潜伏期正中神经及尺神经通常约为 26ms，胫后神经及腓总神经约 48ms。

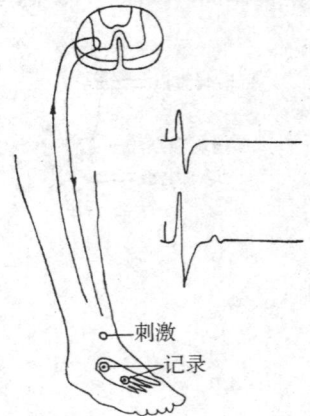

图 3 – 14　F 波及其检查

（4）F波异常：F波异常表现是出现率低、潜伏期延长或传导速度减慢、无反应等，通常提示周围神经近端病变，可以补充运动神经传导速度测定的不足。

4. 重复神经电刺激（RNS） 是指超强重复刺激神经干在相应肌肉记录的复合肌肉动作电位，是研究神经－肌肉接头功能的重要检查手段。

RNS 的临床意义是正常情况下神经干连续接受刺激后，肌电图显示复合肌肉动作电位（CMAPs）的波幅有轻微波动，波幅降低或升高均提示神经－肌肉接头病变。RNS 可根据刺激的频率分为低频 RNS（5Hz）和高频 RNS（10～30Hz）。

（1）低频 RNS：①测定方法。刺激电极置于神经干，记录电极置于该神经所支配的肌肉，频率为 5Hz 或 5Hz 以下，持续时间为 3 秒，计算Ⅳ波或Ⅴ波比Ⅰ波波幅下降的百分比；②神经肌肉的选择。通常是近端面神经支配的眼轮匝肌、腋神经支配的三角肌、尺神经支配的小指展肌及副神经支配的斜方肌等，近端肌肉阳性率高，但不易固定，远端肌肉灵敏度不高，但结果稳定，伪差小；③正常值。正常人波幅降低不超过 8%，波幅降低 10%～15% 以上为波幅递减。

（2）高频 RNS：①测定方法。电极的放置同低频 RNS，刺激频率为 10Hz 或 10Hz以上，持续时间为 3～20 秒，计算最高波幅与第一波波幅下降的百分比；②神经肌肉的选择。因高频刺激，患者的疼痛较明显，同时肌肉固定，通常选用尺神经做高频RNS；③正常值。正常人波幅降低不超过 30%，降低 30% 以上为波幅递减，波幅递增大于 57% 为可疑，大于 100% 为异常波幅递增。

5. 影响神经传导速度测定的因素

（1）温度：运动神经传导速度和感觉神经传导速度均受体温的影响，体温在29℃～38℃之间，体温上升 1℃，传导速度每秒加快 2～3m。检测时室内温度应在21℃～25℃，皮肤温度应在 35℃ 以上。

（2）年龄：3～5 岁后神经传导速度与成年人接近，大于 65 岁者传导减慢，应建立不同年龄组的正常值。

（3）位置：不同神经及不同节段神经的神经传导速度也不完全一致。

6. 神经传导速度异常及临床意义 运动神经传导速度和感觉神经传导速度的主要异常是传导速度减慢和波幅降低，前者主要反映髓鞘损害，后者反映轴索损害，严重髓鞘脱失也可继发轴索损害。神经传导速度测定主要用于周围神经病变诊断，结合肌电图可鉴别前角细胞、神经根、周围神经和肌源性损害等。

第 四 章

康复治疗技术

第一节　中医康复技术

一、针灸疗法

针灸疗法是中医康复方法中最主要、最常用的一种治疗技术，主要用于急、慢性病及各种老年疾病的治疗，包括针刺疗法和艾灸疗法。

针刺疗法利用金属或其他材质制成的不同形状的针具、器皿，在体表一定的部位或穴位上进行针刺、放血等，以达到治疗疾病的目的。艾灸疗法则以艾绒或艾条置于体表一定的部位或穴位上进行灸烫的治疗方法。针灸疗法是一种外治法，既能治疗体表疾患，又能治疗内脏疾患，从古至今一直被广泛用于各种疾病的治疗中。针灸疗法主要是通过调节失常的气血津液和脏腑经络功能，纠正机体阴阳的偏盛偏衰，使之建立新的平衡，恢复缺失的功能，从而达到治疗疾病的目的。

（一）治疗原则

1. 补虚泻实　补虚就是扶助正气，泻实就是驱除邪气。在疾病发生的过程中，正气不足则表现为虚证，治宜补法；邪气亢盛则表现为实证，治宜泻法。

2. 清热温寒　清热是指热证用清法，温寒是指寒证用温法。凡热邪在表，或热闭清窍而致神昏者，皆应清泻热邪；而寒邪在表，肢体痹痛或寒邪内生之疾，皆应温散寒邪。

3. 标本兼治　标本的含义，简单而言，内为本，外为标，正气为本，邪气为标，病因为本，症状为标，先病为本，后病为标。在使用针灸技术治疗疾病的时候，应该兼顾疾病的本与标，急则治标，缓则治本，或根据病情标本兼治。

4. 局部与整体兼顾　局部的治疗，一般指针对局部病证的治疗；整体的治疗，一般指针对疾病病因的治疗。在应用针灸技术的时候，应该既重视病因治疗，又重视症状治疗。如脾虚泄泻，既取天枢、足三里止泻，又取三阴交、脾俞补脾。

（二）操作方法

1. 针刺疗法

（1）体针：是以毫针为针刺工具，通过在人体经络上的腧穴施以一定的操作方法，以通调营卫气血，调整经络脏腑功能来治疗相关疾病的一种方法。体针在临床上应用范围非常广泛，可用于多种疾病的治疗。如中风偏瘫、截瘫、面瘫、高血压、糖尿病、风湿痹证、头痛、腰痛、胃痛、眩晕、失眠、神经衰弱等疾病均可采用体针。

（2）头针：又称头皮针、颅针，也是以毫针为针刺工具，是根据大脑皮层的功能定位理论，在人体头皮部划分出皮层功能相应的刺激区，在有关刺激区进行持续快速捻针以治疗疾病的方法。头针具有醒脑开窍、镇静息风、活血化瘀、通络止痛的作用，主要用于脑源性疾病的康复，如中风偏瘫、面瘫、小儿脑瘫、失语、眩晕、舞蹈病、震颤麻痹综合征、痴呆等各种神经系统的疾病，对于心血管疾病、消化系统疾病以及多种神经痛、遗尿等也有较好疗效。头针的取穴方法较多，如头皮针标准线取穴法、头穴透刺法、头穴丛刺法等。人体头部因为长有头发，针刺时容易感染，应注意严格消毒。另外，头皮部血管丰富，容易出血，起针时要注意用棉球按压。

（3）耳针：是在耳廓的特定部位使用毫针或其他坚硬的小颗粒，如莱菔子等刺激相应的耳穴来治疗疾病促进康复的一种方法。根据生物全息理论，人体的耳廓犹如一个倒立的胎儿，各内脏、肢体及其他组织器官，在耳廓上都有相应的部位。因此，耳针仅具有调节全身各部功能的作用，还可用于多种疾病的康复治疗，如各种痛证、过敏性疾病、内分泌功能紊乱、心血管疾病、偏瘫、面瘫、失语的康复以及戒烟、戒酒、戒毒等。在进行耳针操作时也要求严格消毒，有炎症或冻伤的部位禁针。

（4）三棱针：是通过特殊的针具三棱针刺破特定部位的浅表血管和深层组织，放出适量的血，达到通经活络、开窍泻热、消肿止痛的目的。三棱针法操作时刺激感较强，常用的方法有点刺法、散刺法、挑刺法等，适用于各种痛证及实热证的治疗。一般具有较为明显的瘀血内阻、经脉不通的病证都可以使用此法，如顽固性痹证、急性腰扭伤、中风偏瘫、肢体麻木、脱发、失语等疾病的康复治疗。

（5）水针：又称穴位注射，是将中药、西药或组织液等液体注入人体相关穴位、压痛点或反应点，通过针刺的刺激作用和药物的药理作用，调整相应脏腑功能，改善病理状态，促进疾病康复的方法。水针在应用时常用的药物主要有当归、红花、丹参、川芎等注射液，链霉素、普鲁卡因、维生素 B_1、维生素 B_6、地塞米松等注射液。水针适用于体表各部位的疼痛，包括神经、肌肉、关节等各内脏器官疾病所引起的疼痛，某些炎症和感染及其他原因引起的功能障碍，如面瘫、头痛、胃痛、急性腰扭伤、颈椎病等。使用水针时应注意掌握药物的功能、剂量和过敏反应等，注射时注意避开神经干和大的血管。

（6）皮肤针：又称为七星针、梅花针，是指用特制的针具，浅刺人体皮肤的一定部位以疏通经络，调节脏腑虚实而达到疾病康复的一种特殊针刺疗法。皮肤针适用于多种疾病的康复，如头痛、偏瘫、面瘫、痿证、失眠、高血压、近视、脱发、皮肤病等。皮肤针在使用时应根据疾病的性质和轻重选择不同的刺激强度。对于虚证、久病和体质虚弱者，应轻轻叩击至局部皮肤出现潮红；对于实证、新病和体质强壮者可重扣至局部皮肤出现大量红点甚至微微出血。使用皮肤针时应认真检查针具，严格执行无菌操作，皮肤局部有溃疡或破损者不宜操作。

（7）电针：是指在针刺得气后，使用电针仪，在针柄上通以微量电流以加强刺激，从而达到治疗目的的一种疗法。电针具有活血化瘀、舒筋通络、镇静、止痛的作用，多用于痹证、痛证、各种瘫痪、经筋病变等病证的康复。对急性病可加强刺激以缓急；对慢性病可做轻而持续的、长时间的刺激，以提高疗效。使用电针时应注意检查电针仪性能是否良好，避免发生触电事故；电流量调节应由小到大，切忌突然增大电量；避免电流回路通过心脏等。

2. 艾灸疗法

（1）直接灸：是指直接将艾绒放置于体表一定的部位或穴位上进行灸烫的操作方法。此法又分为有瘢痕灸和无瘢痕灸。直接灸既有艾火燃烧的热作用，又有艾炷燃烧后物质的作用。有研究发现，艾燃烧后产生的物质具有清除自由基的作用，其作用强于未燃烧的艾。直接灸在临床上多用于躯体冷痛、肢体麻木、脘腹隐痛、便溏泄泻等虚寒性疾病的康复治疗。在施行直接灸时，须注意灸后的处理，防治局部感染。

（2）间接灸：是指将艾绒放置于间隔物质上，再置于体表一定的部位或穴位上进行灸烫的操作方法。间接灸既有艾火燃烧的热作用，又有所隔物质的药物作用。常用的间隔物质有姜、蒜、附子、盐，以及根据病情制作的药饼。间接灸的应用与直接灸相同。在施行间接灸时，要注意观察施灸部位皮肤的变化，防止烫伤。实热证、阴虚发热以及孕妇的腹部和腰骶部不宜施灸。

（3）艾条灸：是指将艾绒卷制成条，类似烟卷，将一端点燃施行灸法的艾灸操作方法，具有操作简便、安全无创的特点，可自行操作。此法在操作时可根据病情选择施灸时间，一般灸 15～30 分钟。艾条灸具有灸法的所有作用。在施行艾条灸时，要注意观察施灸部位皮肤的变化，防止烫伤。

二、推拿疗法

推拿疗法属于中医外治法范畴，是用手或肢体的其他部位，或借助一定的器具，在患者体表做规范化的操作，用以防治疾病的一种治疗方法。此法不但能治疗多种疾病，更是康复医疗、养生保健的常用方法。推拿疗法具有调整阴阳、调节脏腑、疏通经络、活血化瘀、理筋整复等作用。系统掌握推拿手法必须符合特定的技术要求，遵循严格的动作规范，应做到持久、有力、均匀、柔和，从而达到深透的目的。

（一）治疗原则

1. 治病求本　治病求本是指治疗疾病时，要针对疾病的本质和主要矛盾，即针对疾病最根本的病因病机来进行治疗。疾病的发生发展，总是通过若干症状显现出来，因此，在使用推拿技术时，一定要透过现象洞察本质，才能确定相应的治疗方法。例如，同样是腰痛，有的患者是由于腰椎小关节紊乱引起的，有的可能是由于慢性腰肌劳损引起的，治疗时就要通过询问病史、查验症状、体征等，分别采取不同的治疗方法。

2. 扶正祛邪　疾病的过程就是人体正气与邪气相互斗争的过程。邪胜则病进，正胜则病退。因此，在治疗时要采取补虚泻实的方法。补法用于虚证，泻法用于实证。同时，还要根据正邪双方消长盛衰的情况，决定先扶正还是先祛邪。

3. 三因治宜　三因治宜即因时、因地、因人治宜，是指在治疗疾病时要根据季节、地区和患者的体质、年龄等因素的不同而制定相应的治疗方法。如秋冬季节应用推拿时应力度稍强，春夏季节力度稍轻；针对北方患者操作推拿手法时力度应稍强，针对南方患者时力度稍轻；针对体质强、年纪轻的患者施用手法时力度应稍强，针对体质弱的老年患者时力度应稍轻。

（二）操作方法

1. 松动类手法

（1）抖法：用单手或双手握住患肢的远端，做小幅度上下或左右方向连续抖动的手法。通常可分为抖上肢、抖下肢和抖腰三种操作方法。抖法具有活血化瘀、舒筋解痉、滑利关节的作用，适用于关节粘连的病证，如肩周炎等。

（2）摇法：以某一关节为轴，使关节做被动的环转运动，称摇法。摇法操作时应该幅度由小到大，循序渐进。主要包括颈项部摇法、肩部摇法和腰部摇法。摇法具有舒筋活血、滑利关节、解痉止痛的作用，能够加速血液循环，促进关节腔内滑液的分泌，松解粘连，促进关节活动，适用于各种关节活动不利的病证。

（3）揉法：以手掌大鱼际、全掌或手指罗纹面着力，吸定于体表施术部位上，做轻柔和缓的上下、左右或环旋动作，称为揉法。揉法操作时不得在皮肤表面进行摩擦和滑动。主要分为大鱼际揉法、掌揉法、指揉法。揉法具有祛风散寒、舒筋解痉、活血化瘀、消肿止痛、宽胸理气、消积导滞等作用，可改善血液循环和组织器官的营养，缓解肌肉痉挛，软化瘢痕，提高痛阈，提高机体的抗病能力。适用于脘腹胀痛、便秘、泄泻、头痛、眩晕及外伤引起的红肿疼痛等。

（4）擦法：用手指、手掌或大小鱼际等部位贴附于体表一定部位，做较快速的直线往返运动，使之摩擦生热，称为擦法。擦法操作时用力要适中，稳而持续，连贯自然。擦法具有温经通络、行气活血、消肿止痛、祛风除湿、健运脾胃、补益气血的作用。适用于内脏虚损及气血功能失常的病证。

（5）拿法：用拇指和其余手指相对用力，提捏或揉捏肌肤，称为拿法。操作时以拇指和其余手指的指面相对用力，捏住施术部位肌肤并逐渐收紧、提起，腕关节放松。以拇指同其他手指的对合力进行轻重交替、连续不断地提捏并施以揉动。拿法具有祛风散寒、舒筋通络、开窍止痛、强健脾胃等功能。适用于颈项、肩背及四肢部位。

（6）搓法：用双手掌面夹住肢体或以单手、双手掌面着力于施术部位，做交替搓动或往返搓动，称为搓法。包括夹搓法和推搓法两种。搓法能够加速血液和淋巴循环，提高局部皮肤温度，消除疲劳，具有温经散寒、祛风通络、调和营卫、壮阳补虚的作用，适用于四肢及胁肋部。

2. 兴奋类手法

（1）拍法：直接用虚掌针对患者体表进行有节律的拍打的方法，称拍法。操作时五指并拢，掌指关节微屈，使掌心空虚。腕关节放松，前臂主动运动，上下挥臂平稳而有节奏地用指腹或虚掌拍击施术部位。用双掌拍打时，宜双掌交替操作。拍法具有促进血液循环、加强新陈代谢、解除疲劳、消除肌肉酸胀、提高神经兴奋性的作用。适用于肩背、腰臀、下肢等部位。

（2）捏法：用拇指和其他手指在施术部位对称性的挤压，称为捏法。操作时用拇指和示、中指指面，或用拇指和其余四指指面夹住肢体或肌肤，相对用力挤压，随即放松，再用力挤压、放松，并循序移动。捏法具有舒筋通络、止痛解痉、行气活血、健脾和胃等功能。适用于颈项、肩背、四肢及脊柱等部位。

（3）推法：以指、掌、拳或肘部着力于体表一定部位或穴位上，做单方向的直线或弧形推动，称为推法。可分为指推法、掌推法、拳推法和肘推法。推法具有疏筋通络、理筋活血、消瘀散结等作用，可加强血液循环、缓解肌肉痉挛、增强肌肤弹性及色泽，减少皱纹。推法适用于全身各处。

3. 镇静类手法

（1）摩法：用指或掌在体表做环形或直线往返摩动，称为摩法。分为指摩法和掌摩法两种。摩法具有行气活血、消肿止痛、温经散寒、理气和中、消积导滞、通畅气机等作用，可提高局部皮肤温度，加速血液和淋巴循环，增强新陈代谢，调节脏腑机能。摩法最常用于胸腹、胁肋部。

（2）按法：以指或掌垂直按压体表的方法称按法。分为指按法和掌按法两种。按法具有通经活络、舒筋解痉、镇静止痛、健脾和胃等作用，可缓解肌肉痉挛、提高痛阈、抑制神经兴奋、改善组织血运和营养等。适用于全身各处。

（3）点法：用指端或屈曲的指间关节部着力于施术部位，持续地进行点压，称为点法。点法主要包括拇指端点法、屈拇指点法和屈示指点法等。点法由于刺激点比较集中，力量深透，具有通经活络、舒筋解痉、镇静止痛等作用，适用于全身各处，尤其是穴位及压痛点处。

（4）抹法：用单手或双手拇指罗纹面紧贴皮肤，做上下、左右或弧形曲线的往返移动的一种推拿手法。主要包括掌抹法和指抹法。抹法具有疏经通络、醒脑开窍、镇静安神、调和阴阳等作用，能够加强局部血液循环，改善新陈代谢，扩张血管，调整人体的体液循环和神经系统。抹法常用于头面和颈项部。

（三）注意事项

1. 应用推拿疗法时，应全面掌握患者的疾病状况，辨证施治，排除推拿禁忌证，如各种传染病、血液系统疾病等。

2. 在推拿过程中，要随时观察和询问患者的反应，适时调整手法和力度。对老年人和儿童要掌握适当的刺激量，对于女性在月经期和孕期应谨慎操作腹部和腰骶部。

3. 在推拿时要注意避免因手法操作不当而损伤患者皮肤，必要时可施用介质。

4. 推拿前应指导患者采取适当的体位，再开始进行手法操作。

三、中药疗法

中药疗法是以中医整体观、辨证观以及中药方剂理论为指导，针对患者疾病的不同，采用制成各种剂型的中药进行内服、外用的一种医疗技术，从而促使患者的身心康复。中药疗法可分为内服法和外治法两大类。

（一）治疗原则

1. 补虚疏郁　中医康复多适用于具有气血津液亏虚，血瘀痰浊阻滞病理特点的患者，因此，补虚损、祛痰瘀就是中药疗法的首要之法。

2. 辨证施药　根据患者病情的不同，表现症状的不同，选择不同的方药加以施治。同时，还要根据患者形神俱损的特点，在用药时兼顾调理情志。针对长期服药给患者带来的不便，还应该将中药制成不同的剂型以缓缓收功。

3. 守法守方　中医康复适应证，多有病程较长的特点，而且在较长时间内，其病机变化不大，基本证候相对稳定。所以，在施行药物内服进行康复治疗时，只要辨证准确，遣方用药得当，一般应遵循证不变，法亦不变的原则，守法守方，耐心等待药效的发挥，切不可随手更方。

（二）操作方法

1. 中药内服　中药内服是以中医辨证论治为指导，根据中药性味、归经、升降等药性以及方剂的配伍组成原则，针对康复患者的脏腑、气血、阴阳的病机进行调治，达到协调阴阳，恢复脏腑、气血功能目的，促进身心康复的一种疗法。

（1）基本治法

1）汗法：亦称解表法，即通过开泄腠理，促进发汗，使表证随汗出而解的治法。汗法不以汗出为目的，主要是通过出汗，使腠理开、营卫和、肺气畅、血脉通，从而能驱邪外出，正气调和。所以，汗法除了主要治疗外感六淫之邪所致的表证外，凡是腠理闭塞、营卫郁滞的寒热无汗，或腠理疏松，虽有汗但寒热不解的病证，皆可用汗法治疗。适用于外感表证、疹出不透、疮疡初起以及水肿、泄泻、咳嗽、疟疾等。

2）吐法：是通过涌吐的方法，使停留在咽喉、胃脘的痰涎、宿食以及毒物等从口中吐出的一种治法。适用于病位居上、病势急暴、内蓄实邪、体质壮实之证。如中风痰壅、宿食壅阻胃脘、毒物尚在胃中或痰涎壅阻的癫狂、喉痹、霍乱吐泻不得等。因吐法易伤胃气，故体虚气弱、妇人新产、孕妇等均应慎用。

3）下法：是通过荡涤肠胃、排出粪便的方法，使停留在胃肠的有形积滞从大便而出的一种治法。适用于燥屎内结、冷积不化、宿食不消、结痰停饮及虫积等。由于病情有寒热，正气有虚实，病邪有兼夹，下法又有寒下、温下、润下、逐水、攻补兼施之别，并与其他治法结合运用。

4）和法：是通过和解与调和的方法，使半表半里之邪，或脏腑、阴阳、表里失和之症得以解决的一种治法，适用于肝脾不和、寒热夹杂、表里同病等。和法是专治邪在半表半里的一种方法。和法既能祛除病邪，又能调整脏腑功能，无明显寒热补泻之偏，性质平和，全面兼顾。和法的应用范围较广，分类也多，其中主要有和解少阳、透达膜原、调和肝脾、疏肝和胃、分消上下、调和肠胃等。

5）清法：是通过清热、泻火、凉血等方法，使在里之热邪得以清解的一种方法。适用于各种热证、火证、热甚成毒及虚热证等。里热证有热在气分、营分、血分、热壅成毒和热在某一脏腑之分，因而在清法之中，又有清气分热、清营凉血、清热解毒、清脏腑热等不同。热证最易伤阴，大热又易耗气，故清热剂中常配合生津、益气之品。

6）温法：是通过温里祛寒的方法，使在里之寒邪得以消散的一种治疗方法。适用于脏腑的沉寒痼冷、寒饮内停、寒湿不化以及阳气衰微等。里寒证的形成，有外感内伤的不同，或由寒邪直中于里，或因失治、误治而损伤人体阳气，或因素体阳气虚弱，以致寒从中生。同时，里寒证有部位浅深、程度轻重的差别，故温法又有温中祛寒、回阳救逆和温经散寒的不同。由于里寒证形成和发展过程中，往往是阳虚与寒邪并存，故温法又常与补法配合运用。

7）消法：是通过消食导滞、行气活血、化痰利水，以及驱虫等方法，使气、血、痰、食、水、虫等所结成的有形之邪逐渐消散的一种治法。适用于饮食停滞、气滞血瘀、水湿内停、痰饮不化、疳积虫积等。消法与下法同是治疗内蓄有形实邪的方法，但在适应证上有所不同。下法所治病证，大抵病势急迫，形症俱实，邪在肠胃，必须速除，且可以从下窍而出。消法所治，主要是病在脏腑、经络、肌肉之间，邪坚病固而来势较缓，属渐积形成，且多虚实夹杂，尤其是气血积滞而成的癥瘕痞块、痰核瘰疬等，不可能迅即消除，必须渐消缓散。消法也常与补法、下法、温法、清法等其他治法配合运用，但仍然是以消为主要目的。

8）补法：是通过补养的方法，恢复人体正气的一种治法。适用于各种虚证。补法的目的，在于通过药物的补益，使人体虚弱的气血阴阳或脏腑之间的失调状态得到纠正，复归于平衡。此外，在正虚不能祛邪外出时，也可用补法扶助正气，并配合其他治法，达到扶正祛邪的目的。虽然补法有时可收到间接祛邪的效果，但一般是在无外邪时使用，以避免"闭门留寇"。补法的具体内容甚多，既有补益气、血、阴、阳的不同，又有分补五脏的侧重，但较常用的治法分类仍以补气、补血、补阴、补阳为主。

上述八种治法，适用于表里、寒热、虚实等不同的证候。对于多数疾病而言，病情往往是复杂的，不是单一治法能够符合治疗需要的，常需要各种治法配合运用才能治无遗邪，照顾全面。故虽为八法，配合运用之后则变化多端，临证处方必须针对具体情况，灵活运用八法，使之切合病情，方能收到满意的疗效。

（2）常用剂型

1）汤剂：是将药物饮片加水或酒浸泡后，再煮一定时间，去渣取汁，制成的液体剂型。是药物内治的常用剂型，特点是吸收快，能迅速发挥药效，而且能够根据病情的变化而随证加减。

2）散剂：是将药物粉碎，混合均匀，制成的粉末状制剂。内服一般以温开水冲服。散剂的特点是制作简便，吸收较快，节省药材，便于服用和携带。

3）丸剂：是将药物细粉用水或酒、醋、蜂蜜水、药汁等为黏合剂制成的小丸。特点是吸收较慢，药效持久，节省药材，便于携带和服用。一般分为蜜丸、水丸、蜡丸等。

4）酒剂：是将药物用白酒或黄酒浸泡，或加温隔水炖煮，去渣取液以供内服。特点是易于发散和助长药效，适用于祛风通络及补益类药剂中。

5）膏剂：是将药物用水或植物油煎熬去渣而制成的剂型。一般分为以下两类：①流浸膏、浸膏。这两种膏剂是采用提取药物的有效成分，通过低温蒸发的办法，将液体浸出后制成。特点是浓度高，体积小，剂量小。浸膏可以制成片剂、丸剂或装入胶囊后使用。②煎膏。又称膏滋，是将药材反复煎煮到一定程度后，去渣取汁，再浓缩，加入适当的辅料，煎熬成膏。

2. 中药外治　中药外治是针对患者的具体病情，选择特殊的中草药，经过一定的炮制加工后，对患者的全身或局部，施以熏蒸、敷贴、药浴、热熨等医疗技术，用以治疗疾病的方法。

（1）**中药熏蒸**：中药熏蒸是以中医药基本理论为指导，将中药煎煮后，先利用蒸气熏蒸患者全身或局部患处的一种治疗和康复疾病的方法。此法是借助热力和药力的综合作用，具有促进腠理疏通、气血运畅，改善局部营养和全身机能的功能，达到解毒消肿、活血通络、行气止痛、祛风燥湿、杀虫止痒等目的。施术时将患处靠近加热的药液，通过药液升腾的热气加以熏蒸。常用于熏蒸的中药有苦参、黄柏、白鲜皮、芒硝等。全身熏蒸法主要用于皮损广泛的全身性皮肤病；局限性皮肤病是局部熏蒸法的主要适应证，如脓疱疮、毛囊炎、手足癣、神经性皮炎、银屑病、皮肤瘙痒症、湿疹、脂溢性皮炎、冻疮、阴道炎、丹毒等。在施行中药熏蒸法时应注意调节药液温度，防止过热，以免烫损患者皮肤，如果药液温度下降，应及时加热。对于患有急性传染病、重症心脏病、高血压病等患者慎用此法。

（2）**中药敷贴**：中药敷贴是以脏腑经络、辨证施治为指导，将药物制成膏、丹、丸、散、糊、饼等剂型，将之外敷于腧穴或患处，通过皮肤、黏膜及腧穴等部位吸收，以达到治疗疾病的目的。此法具有疏通经络、调理气血、活血化瘀、解毒消肿、坚骨续筋、蚀疮去腐、扶正祛邪等作用，可以调整脏腑功能，纠正阴阳偏盛偏衰，消除肢体、关节、筋骨的运动功能障碍，提高机体抗病能力。中药敷贴的常用药膏根据功效一般分为两类，一类是具有改善形体状态、恢复形体功能的药膏，如针对风寒湿痹关节屈伸不利者，可选用温经通络膏、麝香追风膏等；对于跌打损伤者，可选用伤药膏、消肿止痛膏、跌打风湿膏等；对于骨折后期恢复者选用接骨续断膏等。另一类是具有调理脏腑虚实、恢复脏腑功能的药膏，如肺热咳喘者选用清肺膏、心虚痰火者选用养心安神膏等。药物敷贴在应用时须注意孕妇的脐部、腹部、腰部都不宜贴膏药，以免引起流产。另外，在药物敷贴后局部皮肤出现瘙痒、潮红、出疹等过敏反应者，也不宜使用本法。

（3）**中药药浴**：中药药浴是在中医理论指导下，选配一定的中草药经煎汤、浸泡、洗浴全身或局部，以达到治疗疾病和保健、养生、美容目的的常用疗法。水在常温下为液体，可与身体各部位密切接触，是传递刺激的最佳介质，又是良好溶剂，可以溶解绝大部分具有医疗作用的物质，因而可以加入各种药物。水具有很大的热比和热容量，能够持续地对人体释放热量或吸收热量，是空气导热力的33倍，故利用"温度"来治病时，多以水为媒介。水具有对流、浮力、压力、射流的冲击力等特点，可有效地用于治疗过程中。中药药浴具有抗感染、祛腐生肌、增强循环系统功能、发汗解热等作用，适用于内、外、妇、儿、骨伤、皮肤、五官、肛肠等科疾病，如便秘、不寐、痹证、脱肛、骨折损伤、肩关节周围炎、接触性皮炎、湿疹、粉刺等。常用的中药药浴方剂一般分为两类，一类是蠲痹止痛类，适用于慢性风湿性关节炎、类风湿性关节炎及慢性腰痛等，如八仙逍遥汤、防风根汤、乌附麻辛桂姜汤等；另一类是和血理伤类，适用于软组织跌打损伤、筋肉拘挛、骨折或关节脱位等，如海桐皮汤、化坚汤等。在施行此法时应注意掌握好药液温度，避免烫伤患者；对于年老体弱的患者应加强防护措施，对于患有严重心脑血管疾病和哮喘病的患者应谨慎使用。

（4）中药热熨：中药热熨是指将中草药熨贴于一定部位或穴位处，在热力和药物的双重作用下，达到温通经脉、畅达气血、协调脏腑以达到治疗疾病的目的。热熨的操作方法一是直接将加热的中草药敷于患处或穴位处，外加包扎，如果变凉则用热熨斗熨之；二是以两个布袋装盛炒热或蒸热的草药，一袋温熨之，待冷后换另一袋，两袋交替使用。中药热熨适用于风寒湿痹所致的筋骨疼痛、肢体麻木肿痛、肩背腰膝关节肿痛等，常用方剂有御寒膏等。另外，中药热熨还适用于脘腹胀痛、小便不通、瘫痪、痿证等，常用方剂为葱白方、蚕砂熨方、盐醋熨方等。施用热熨时应注意掌握好热熨温度，不可烫伤患者皮肤。

四、拔罐疗法

拔罐疗法是指用加热、抽气等方法使杯、筒、罐等器具内气压低于普通大气压，使其吸附于体表疼痛部位或穴位以治疗疾病的方法。由于拔罐可以改变皮肤温度，形成局部充血或瘀血，故又将拔罐疗法称为瘀血疗法。拔罐疗法具有温经散寒、活血通络、平衡阴阳、扶正祛邪等作用，从而具有疾病康复的作用。

（一）操作方法

1. 火罐　火罐利用燃烧时火焰的热力，排去空气，使罐内形成负压，将罐吸附于皮肤表面。具体操作方法是将酒精棉球或小纸片点燃后，投入罐内，趁火旺时迅速将罐扣于应拔的穴位或部位上；或用镊子夹着点燃的酒精棉球、小纸片等，或将蘸有少许酒精的纱布缠绕于粗铁丝上点燃，一手握罐，将燃烧物伸入罐内一闪即出，迅速将罐扣于应拔的穴位或部位上。火罐适用于风湿性关节炎、肩周炎、腰背肌肉劳损、感冒、发热等病证。

2. 水罐　水罐利用水热排出罐内空气，使罐内形成负压，将罐吸附于皮肤表面。具体操作方法是将竹罐放入水中或药液中煮沸2~3分钟，然后趁热迅速将竹罐扣于应拔穴位或部位上。

3. 抽气罐　抽气罐利用注射器或其他抽气装置抽走罐内空气，使罐内形成负压，将罐吸附于皮肤表面。

（二）注意事项

1. 选择正确的吸拔部位或穴位，一般以肌肉丰满、皮下组织丰富、毛发稀少的部位为宜。

2. 适当控制留罐时间，一般对于疼痛性疾病需留罐10～30分钟，如坐骨神经痛等；对于麻痹性疾病需留罐5～10分钟，如坐骨神经麻痹等。

3. 应用火罐法时注意用火安全，不要烧伤患者皮肤；使用水罐法时注意甩净罐上的热水再拔罐，避免烫伤患者皮肤。

五、刮痧疗法

刮痧疗法是指应用光滑的硬物器具或手指、金属针具、瓷匙、古钱、玉石片等，蘸上食油、凡士林、白酒或清水，在人体表面特定部位反复进行刮、挤、揪、捏、刺等物理刺激，造成皮肤表面瘀血点、瘀血斑或点状出血，通过刺激体表皮肤及经络，改善人体气血流通状态，从而预防疾病及促进机体康复。

（一）治疗原则

1. 辨证施治　辨证施治是中医临床的基本原则之一。只有详细深入地了解和分析疾病外在表现的各种症状，才能选择适当的操作方法以缓解病证，治疗疾病。

2. 三因治宜　在治疗疾病时要根据季节、地区和患者的体质、年龄等因素的不同而制定相应的治疗方法。如婴幼儿及老年人，刮拭手法用力宜轻，青壮年则宜刮拭手法稍重，时间稍长。

（二）操作方法

刮痧法分为直接刮法和间接刮法两种。

1. 直接刮法　指在施术部位涂上刮痧介质后，用刮痧工具直接接触患者皮肤，在体表的特定部位反复进行刮拭，至皮下呈现痧痕为止。操作时手持刮痧板，蘸上润滑剂，然后在患者体表的一定部位按一定方向进行刮拭。刮痧时要求用力要均匀，一般采用腕力，同时要根据患者的病情及反应调整刮动的力量。适用于感冒发热、咳嗽气喘、腰背肌肉劳损等病证。

2. 间接刮法　先在患者将要刮拭的部位放一层薄布，然后再用刮拭工具在布上刮拭，称为间接刮法。此法可保护皮肤，适用于儿童、年老体弱、高热、中枢神经系统感染、抽搐及某些皮肤病患者。

（三）注意事项

1. 刮拭手法要用力均匀，以能忍受为度，达到出痧为止。

2. 婴幼儿及老年人刮拭手法用力宜轻。

3. 不可一味追求出痧而用重手法或延长刮痧时间，出痧多少受多方面因素影响。一般情况下，血瘀者出痧多；实证、热证、出痧多；虚证、寒证出痧少；服药过多者，特别服用激素类药物不易出痧；肥胖者与肌肉丰满的人不易出痧；阴经较阳经不易出痧；室温低时不易出痧。

六、针刀疗法

针刀疗法是以针刀为操作工具来进行疾病的治疗和康复的方法。针刀具有方向性，其针柄和刀刃在同一个平面内，通过针柄可以判定刀刃在人体内的方向。刺入时是个"针"，达到相应解剖位置后，就成为"手术刀"，以切、削、铲、磨、刮、凿和组织剥离等手术方式，达到治疗疾病的目的。针刀疗法可以松解组织粘连、消除硬结条索、减轻组织压力、改善血液循环、促进炎症消退、加快水肿吸收、解除血管神经卡压，达到消炎镇痛、祛除麻木、恢复功能的目的。

（一）操作方法

操作时以右手拇指和示指捏住刀柄，控制刀口线的方向。中指托住针体，置于针体的中上部位。无名指和小指置于施术部位的皮肤上，以控制针刺的深度，在针刀刺入皮肤的瞬间无名指和小指的支撑力和拇、示指的刺入力的方向是相反的，以防止针刀在刺入皮肤时刺入过深。在施行针刀操作时，首先要对病变部位进行定点、定向，刺入后再施行加压分离，在浅层部位运用技巧避开神经、血管，然后施行纵行疏通剥离法、横行剥离法、切开剥离法等手法操作。针刀疗法适用于颈椎病、腰椎间盘突出（膨出、椎管狭窄）症、坐骨神经痛、肩周炎、网球肘、腱鞘炎、股骨头无菌性坏死、膝关节骨刺、跟骨痛等病证。

（二）注意事项

1. 对施行针刀疗法的环境、器械和施术皮肤进行严格的消毒，预防感染。

2. 术后对针孔立即盖以无菌纱布，胶布固定，嘱患者 3 天内在施术处不可清洗、污染。

3. 做闭合性折骨术后，需常规服抗生素 3 天，以防感染。

七、传统体育疗法

传统体育疗法是指进行具有我国特色和优良传统的运动锻炼形式，通过练意、练息、练形，以调养患者的精、气、神，进而促使其身心康复的一类方法。通过形体的运动和气息的练习，起到舒畅气机、伸展肢体、祛除病邪、强筋健骨、宁神定志、激发潜能等功效，从人体生命活动的三大要素精、气、神三个方面进行修习，达到人体身心状态的和谐与完美。

传统体育疗法一般分为练形为主和调息为主两种运动方式。练形为主的运动主要有五禽戏、八段锦、太极拳、少林内功等；调息为主的运动主要有松静功、内养功、保健功等。

（一）五禽戏

五禽戏是三国时期著名医家华佗模仿五种动物虎、鹿、熊、猿、鸟的动作编制而成。五禽戏原属于一种导引套路的发展，又称五禽气功、五禽操、五禽术。

五禽戏以五行、藏象、气血、经络等理论为指导，取导引、气功、吐纳之所长，把练形、练气、练神揉合在一起，动作简朴而协调。五禽戏随其模仿禽兽的动作不同，意守、调息、动形的部分也有所不同，所起的作用也不同。因此，练习此法，无病之时，可以五戏皆为，全面锻炼以健身；有病之时，可有针对性地选择一禽之戏，重点锻炼以康复疾病。五禽戏的动作，可以弥补人们在日常生活和劳动中活动不到的部位，使之改善机体各部分功能，起到疏通经络，调和气血，排除废物，吐故纳新的作用，可以促进新陈代谢，增强人体自然抗病能力，达到防病治病的目的。因此，五禽戏是中老年人防老抗衰和老年病康复的理想运动项目。

（二）八段锦

八段锦是古人创编的八节不同动作组成的一套医疗、康复体操，据考证到宋元时期才形成完整的术势。锦字形容贵重而艳色鲜美之丝绸，以之比喻此功法，除其健身康体作用外，尚有健美之意。

八段锦功法动作简单，功效全面，能加强臂力和下肢力量，发达胸部肌肉，防治脊柱后凸和圆背等不良姿势。其调形和调息结合，行气活血，调和营卫，通畅气机，调养脏腑，舒展筋骨，是适合中老年人及肌肉不发达或身姿不正的青少年锻炼的保健操。

（三）太极拳

太极拳，是气功与拳术相结合的术势，源于古代导引术，而成于明末清初，现代作为一种健身术已广泛流行于民间。

太极拳的特点是，动作圆柔，动中有静，静中有动，刚柔相济，内外结合，阴阳相贯，如环无端。具有循经顺气，舒筋活血，强身壮体，平调阴阳之功效。凡平人健体，老年养生，病后调摄，皆可配合太极拳进行康复治疗。太极拳的练习可以使脊柱周围的软组织和韧带保持旺盛的血液循环，减少和推迟骨质和韧带的硬化、钙化，阻止退行性病变的发生。此外，长期练习太极拳还可以使机体的新陈代谢得到改善，提高消化功能，增强免疫能力，调节血压、血糖、血脂，防止高血压、高血脂、动脉硬化、糖尿病以及肥胖症的发生。

（四）易筋经

易筋经相传为南北朝时期达摩和尚创造，并从少林寺流传出来的一种动功。"易"是变易、改变之意，"筋"是筋骨、肌肉之意。本法的主要作用就是锻炼筋骨，使之柔韧。易筋经的动作要领是动静相谐、松紧结合、刚柔相济。其特点是全身自然放松，动随意引，意随气行，紧密配合呼吸，全身进行静止性用力，通过意念、气息来调节肌肉、筋骨的紧张力。经常练习易筋经，可以使人精神饱满，食欲增强，性能力旺盛，还可以使肥胖者消除腹部过多脂肪，强腰固肾，解除腰腿酸痛，使步履稳健有力。

（五）松静功

松静功又名放松功，是古代用于修身养性的一种静坐功法。此功法是以意念调控，松弛机体，密切结合调息的一种静功锻炼方法。松静功的特点是练气与练意相结合，采用放松的基本方法，通过默念"松静"二字，用意识导引全身放松为主，从而达到安定心神、调和气血、疏通经络，增强体质以康复心身的目的。常人练习此法，可以增强体质，消除疲劳，缓解紧张，特别是对那些情绪急躁、思想不易入静的人有良好的调节情绪、宁静思想的保健效果。对于一些慢性病，如高血压、风湿病、胃肠病、青光眼、失眠、哮喘以及肌肉痉挛、眩晕、喘咳等有良好的康复和治疗作用。

（六）内养功

内养功是一种以调息为主的静功，它的特点是通过特定的姿势，呼吸和意念的调练，以实现形体松适，呼吸调和，意念恬静等。在保持精神与机体松弛的状态下，用意念导引进行不同种类的呼吸锻炼，使腹腔内压产生周期性变化，从而活跃腹腔血液循环，促进胃肠蠕动，从而起到静心宁神，培育正气，平衡阴阳，调和气血，疏经活络，协调脏腑等作用。此法对神经系统、呼吸系统和消化系统有较为显著的保健作用，对精神不安、情绪急躁、宗气不足、胃肠虚弱之人有一定的治疗作用。

八、情志疗法

情志疗法主要是指医生以语言、举止或事物等为手段，通过对患者感受、认识、情绪、行为等的影响，改善和消除其病态心理，促使其身心康复的一类方法。中医理论把人的形体与精神看成是一个有机的整体，形是神的物质基础，神是形的主宰，形损可伤及神，神伤也可损及形，形全有利于神复，神复也可促进形全。因此，情志疗法对于情志疾病、身心疾病的康复具有重要意义，而且对于外伤、病后所形成的形残和顽疾沉疴等的康复也有重要的作用。

（一）治疗原则

1. 合理用情　情志是人对感受到的事物是否符合自身需求而产生的内心体验与意志过程。因此，在使用情志疗法时要注意根据患者的病情选择合理的情志来进行调节，否则可能会适得其反。

2. 医患配合　在中医情志疗法中，最主要的实施形式就是患者的自我心理调节，如自我发泄、自我暗示、自我宽慰等。因此，需要患者密切与医生配合，按照医生的指导去做，才能够起到康复疗效。

3. 防重于治　中医治疗体系中非常重视"治未病"，即在疾病尚未完全发生之前就开展治疗活动。情志疗法尤其需要未病先防，增强患者的心理素质和抵御心理问题的能力。

（二）操作方法

1. 情志相胜法　医生在正确判断患者不同性质的情志病的基础上，根据五行相胜理论，归纳演绎出不同情志之间的相互关系，进而利用各种手段（语言、行为、声响等），使患者产生可以克制其病态情绪的另一种情绪变化，借以达到促使由病态情绪所导致的疾病得以康复的目的。情志相胜的规律是悲胜怒，恐胜喜，怒胜思，喜胜忧，思胜恐。

2. 疏导疗法　指通过交谈，用浅显易懂的道理，分析病因，解释病情，诱导患者发泄心中委屈或怨愤，以此来缓解或解除不良心理状态的疗法。

3. 顺情疗法　指顺从患者的某些意愿，满足其一定的身心需求，以改善其不良情感状态，纠正其身心异常的疗法。对于那些由于条件所限，或因个人过分压抑、胆怯、内向，愿望无法达成而致心身病证的患者来说，尤为适合。

4. 暗示疗法 暗示疗法是医生通过语言或行为，让患者（受暗示者）接受并相信其说理或所做之事，借此影响到患者的心理及生理功能，主动树立某种信念，或改变其情绪和行为，从而促进患者身心康复的一种方法。暗示疗法是一种重要的心理疗法，在康复医疗中，对不少疑难病证，常可收到意想不到的效果。

5. 行为疗法 行为疗法又称行为矫正疗法或行为心理疗法。它是根据学习的理论和奖惩的原则，对患者进行反复训练，进而达到矫正其不良行为或恢复其功能障碍目的的一种方法。病态行为及某些功能障碍是在生活中，特别是在心理创伤的体验中逐渐经条件反射固定下来的，因而，通过再学习，形成新的条件反射，就能够纠正病态行为或恢复功能障碍，促使身心康复。

6. 娱乐疗法 是指选择性的利用具有娱乐性质的活动，调节患者神情，锻炼患者形体的一种康复方法。娱乐疗法可以引起心理愉悦，直接或间接地改善生理功能，达到提高生命质量或生存质量的目的。

九、饮食疗法

饮食疗法是在中医理论指导下，有目的地选择有关饮食，或将食物与药物配合制成药膳，来治疗或扶助治疗疾病，以助患者康复的治疗方法。饮食的最基本的作用就是对人体的滋养作用。饮食进入人体后，成为水谷精微而滋养人体的脏腑、经脉、筋骨、肌肤等。因此，大部分食物都能够有效的补充人体的气血、津液，保证身体的健康。

（一）治疗原则

1. 平衡阴阳，协调整体 对于康复患者而言，需要补偏救弊，损有余而补不足，恢复整体阴阳的动态平衡。因此，饮食疗法必须围绕调整阴阳、协调整体平衡而合理配置膳食。

2. 协调脏腑，注重脾肾 脏腑功能失调则会产生疾病。因此饮食疗法要注重协调脏腑之间、整体与局部之间的关系，恢复机体的生理平衡。同时，脾主精微物质的吸收，肾之阴阳能滋养五脏六腑之阴阳，因此，饮食疗法要注重脾肾。

3. 三因治宜 在治疗疾病时要根据季节、地区和患者的体质、年龄等因素的不同而制定相应的治疗方法，如老年人饮食宜温热熟软，西北地区的人宜食温阳散寒或生津润燥的食物等。

（二）操作方法

饮食一般根据食物的功效进行分类：

1. 发散解表类 常用食物有生姜、葱、薄荷等，适用于外感表证较轻者，方如生姜红糖水、葱姜粥等。

2. 祛痰止咳类 常用食物有雪梨、猪肺、萝卜、蜂蜜等，适用于咳嗽气喘、痰饮等，方如止咳雪梨膏、杏仁猪肺粥等。

3. 消食导滞类 常用食物有山楂、萝卜、鸡内金等，适用于消化不良、食欲不振者，方如止咳雪梨膏、杏仁猪肺粥等。

4. 清热祛火类 常用食物有西瓜、绿豆、金银花等，适用于热证或暑热伤津者，方如西瓜番茄汁、冰糖绿豆粥等。

5. 温里散寒类 常用食物有干姜、茴香、肉桂、羊肉等，适用于虚寒腹痛、慢性腹泻、痹证者，方如当归生姜羊肉汤、干姜粥等。

6. 活血化瘀类 常用食物有桃仁、桂皮、红糖、酒等，适用于瘀滞腹痛、胸痛、痛经等证，方如益母草煮鸡蛋、红枣木耳汤等。

7. 补益气血类 常用食物有大枣、花生、莲子、桑椹、扁豆、猪肝等，适用于气血虚弱、神疲乏力、头晕心悸等证，方如猪心枣仁汤、枸杞羊肾粥等。

8. 通经理气类 常用食物有陈皮、小茴香、豆蔻、佛手等，适用于脘腹胀痛、胁肋胀痛等证，方如豆蔻馒头、茴香粥等。

9. 平肝潜阳类 常用食物有猪脑、鳖肉、菊花等，适用于眩晕头胀、烦躁易怒、失眠多梦者，方如菊花肉片、天麻猪脑羹等。

10. 养心安神类 常用食物有猪心、大枣、龙眼肉、小麦、百合等，适用于心悸怔忡、失眠多梦者，方如百合粥、玉竹猪心等。

（三）注意事项

1. 饮食有节，不可贪多，且要定时进食，保持规律。

2. 合理搭配饮食，荤素各半，果蔬与水谷相间，避免饮食偏嗜。

3. 饮食温度适中，不可过热或过凉，尤其夏天饮食不可贪凉，注意保护脾胃功能。

十、自然疗法

自然疗法是应用与人类生活有直接关系的物质与方法，如食物、空气、水、阳光、体操、睡眠、休息以及有益于健康的精神因素，如希望、信仰等来保持和恢复健康的一种科学。自然疗法强调充分运用自然资源和自然方式，激发人体自身防御疾病的能力，增强人的正气，达到养生、保健、康复疾病的目的。

（一）沐浴疗法

沐浴疗法是利用水、日光、空气、泥沙等天然物理因子，使其作用于体表，通过这些物理因子的理化作用，达到锻炼身体，防病健身，康复功能等目的的方法。

1. 温泉浴　我国的温泉资源众多，已知的温泉达 2444 处。在我国，用温泉浴治病已有两千多年的历史，具有很好的保健和辅助治疗作用。

（1）作用

1）物理作用：水的机械浮力与静水压力，可以起到按摩、收敛、消肿、止痛的作用；而泉水的温热可使毛细血管扩张，促进血液循环。

2）化学作用：温泉水中大多含有硫化氢、二氧化碳、氡等气体，以及铁、锂、硼等各种微量元素，还含有大量阴、阳离子，这些特殊物质都会对人体的康复起相应的作用。

（2）适应证

1）皮肤病：银屑病、神经性皮炎、湿疹、荨麻疹、皮肤瘙痒症、过敏性皮炎、脂溢性皮炎、鱼鳞病、痤疮、结节性红斑、结节性痒疹。

2）肌肉关节病：风湿及类风湿性关节炎、肥大性关节炎、坐骨神经痛、强直性脊椎炎、肩关节周围炎、腰肌劳损、棘突炎、外伤后遗症、骨折后遗症、半月板损伤、软组织损伤、各种肌肉萎缩等。

3）神经系统疾病：肋间神经痛、脑外伤后遗症、脊髓前角灰白质炎、脊髓侧索硬化症、末梢神经炎等。

4）消化系统疾病：慢性胃炎、慢性胆囊炎、慢性肝炎、慢性结肠炎、溃疡病、胃肠功能紊乱、习惯性便秘、胆结石等。

5）循环系统疾病：早期高血压、早期冠心病、血栓性静脉炎等。

6）泌尿系统疾病：慢性肾盂肾炎、泌尿系结石。

7）呼吸系统疾病：慢性气管炎、轻度肺气肿和支气管哮喘。

8）其他：神经官能症、肥胖病、糖尿病、妇科病等。

（3）禁忌证：溃疡病出血期、急性传染病、严重糖尿病、晚期高血压、严重的心功能不全、肝硬化、各种肿瘤、心肌炎、心力衰竭、心肌梗死急性期、脑血管意外急性期、肝或肾功能不全、精神病、癫痫、癔病、活动性肺结核、恶性贫血、孕妇、皮肤过敏者不可进行温泉治疗。

（4）注意事项：①温泉浴不宜在空腹或饱餐后进行，泡温泉与吃饭时间至少应间隔 1 小时，疲劳时亦不宜进行；②年老体弱者在温泉浴后偶尔会发生虚脱晕倒，若感到头晕、心悸，应立即出浴。一般每次 10~20 分钟，15~30 次为 1 个疗程，隔 3~7 天再开始第 2 个疗程；③注意个人卫生，以防疾病交叉传染；④青年男子不宜过多进行温泉浴，因为水温提高了阴囊和附睾的温度，可能对精子发生和成熟产生障碍；⑤老年人进行温泉浴时要特注意安全，水温不宜过高，时间不宜过长，池水不宜过深，以半身为宜；⑥温泉不宜长时间浸泡，否则会有胸闷、口渴、头晕等现象；⑦进行温泉浴以前，最好先了解温泉的种类，并根据自身条件进行选择，避免给身体带来伤害。

2. 泥浴　采用各种泥类物质加热后作为媒介，敷在人体一定部位上，将热传递至体内，以达到治疗目的。

（1）作用

1）物理作用：主要包括温热作用及机械作用，其中前者是泥浴治疗疾病的主要因素。泥的导热性较低，保温能力较大，与皮肤接触时向机体传热缓慢；同时具有一定的抗剪强度、黏滞度与比重，与皮肤接触时，能对机体产生一定压力。

2）化学作用：治疗泥中的各种盐类、有机物质、胶体物质、气体、维生素等被机体吸收或吸附在体表，刺激皮肤或黏膜，对机体产生一定的化学作用。

3）其他作用：在某些治疗泥中，还含有放射性物质，对机体会产生放射性辐射电离作用；有的含有抗菌物质，则具有抗菌作用。

（2）适应证：风湿性关节炎（应在急性期过后 6 个月开始应用泥疗）、慢性脊柱炎、骨折愈合缓慢、骨髓炎、肌炎、腱鞘炎、滑囊炎、神经炎、多发性脊髓神经根炎、神经痛、周围神经系统疾病与周围神经外伤后遗症、营养性溃疡、脊髓和脊髓膜外伤后遗症、脊髓灰质炎恢复期和后遗症、静脉曲张、周围静脉炎、栓塞性静脉炎、外伤后的瘢痕、痉挛、粘连、慢性胃炎、慢性肝炎、腹腔粘连、慢性前列腺炎、慢性附睾炎、盆腔炎、卵巢功能不全、慢性鼻窦炎、慢性中耳炎。

（3）禁忌证：肺结核及其他结核病、心力衰竭、动脉瘤、脑动脉硬化、肾性高血压、重症哮喘、衰弱和全身性消耗性疾病、肿瘤、出血倾向、甲状腺功能亢进症、糖尿病、白血病、恶性贫血、治疗部位急性炎症和湿疹等。

（4）注意事项：①泥浴之前要休息充分，切勿在空腹或酒醉后进行；②入浴前应该进行必要的体检，如测体温、脉搏、血压、体重等；③泥浴过程中可以用冷毛巾敷住头部，如果出现头晕、恶心、大汗等身体不适症状，要立即停止泥浴；④在泥浴的当天应该避免剧烈运动和强烈的日光浴；⑤出浴后要注意休息，多喝一些能够补充糖分和盐分的饮料，进食高蛋白、高热量的食物。

3. 沙浴 用清洁的干海沙、河沙，加热后作为介质向机体传热达到治疗目的的方法称为沙浴疗法。我国的吐鲁番是著名的沙浴胜地。沙浴治疗风湿性关节炎、运动系统疾病有非常好的疗效。

（1）作用：沙浴作用于人体，表现为热疗、磁疗和日光浴的综合效应。它可促进血液循环，增强新陈代谢，有明显排汗作用；有利于渗出液的吸收和瘢痕的软化；还可加快胃肠蠕动和骨组织的生长，所以能引起全身或局部的变化。

（2）适应证：扭伤、撕裂伤、骨折、关节炎与肌炎、神经痛、神经炎、盆腔炎、佝偻病、肥胖症、慢性肾炎等患者。

（3）禁忌证：患有较严重器质性病变、急性炎症、心力衰竭、虚弱、高热、肿瘤、肺结核、有出血倾向者、妇女月经期、孕期、儿童、年老体质极度虚弱者，不宜进行沙浴。

（二）色彩疗法

色彩疗法，就是利用各种不同的色彩，通过人的视觉器官，从主观上改变居处环境，对人体起一定的调节作用，进而促进人体健康或促使患者身心康复的一种方法。

早在《内经》中，就已经有了五色配五脏的理论，即"青色入肝"、"黄色入脾"、"白色入肺"、"赤色入心"、"黑色入肾"。根据这个理论，不仅可以利用不同的颜色来疏导或补益脏腑，还可以根据五行的生克理论来调配颜色，进行康复治疗。

1. 作用

（1）暖色：主要包括红色、橙色、黄色等。常常给人活泼、快乐、希望、光明的感觉。红色易于兴奋神经系统，促进肾上腺素的分泌和血液循环的增强；橙色诱发食欲，有助于身体对钙质的吸收；黄色可刺激人体的神经和消化系统，加强逻辑思维能力。

（2）冷色：主要包括绿色、蓝色、紫色等。有清凉、镇静、使人抑制的作用。绿色有益消化，促进身体平衡，并能起到镇静作用；蓝色可减轻身体对疼痛的敏感作用；紫色对运动神经、淋巴系统和心脏起作用，可维持体内钾的平衡，能引起安静的感觉。

2. 适应证 常可用于慢性宿疾、情志病变等的治疗，也可防残养病。

（1）暖色方：具有驱寒补血，温暖的感觉，可收到使人兴奋、喜乐的功效。用于虚寒诸证、气血不足证及郁证、癫证、痉证、嗜睡、痴呆证的康复治疗。

（2）冷色方：可收到清凉、镇静、使人抑制的功效。用于阴虚阳亢诸证，如烦躁易怒、失眠证、惊恐证等，且有利于思维。

（3）五脏补泻色彩方：如血虚病证，心主血，血色红（紫红、粉红等），脾胃色黄，主纳化水谷以生气血，既可用红色直接补心血，又可用黄色补脾胃以助运化。而木克土的病证，肝木色青，脾土色黄，用青（蓝、绿）色疏肝解郁，用黄（橙、茶色）益脾培土。用于五脏虚、郁诸证。

3. 注意事项

（1）临床上具体运用时，应该根据病情进行适当的选择，应考虑到患者的年龄、喜好等，或用单色，或用复色，或淡色，或浓色，灵活应用。切忌颜色过多或杂乱无章。

（2）色调以浅淡为宜。颜色过深，会导致异常感觉的产生。颜色过冷的色调易使人忧郁、苦闷；过暖的色调易使人感到紧张、烦躁等。

（3）颜色对人的影响有时具有双向性，因此在运用时要因人而异。

（三）音乐疗法

1. 作用

（1）音乐的生理作用

1）适当的声波传入可以使人体各组织器官处于一种和谐状态，如脉搏起伏，心率快慢，呼吸节奏，胃肠蠕动，甚至肌肉的收缩舒张，都能得到良好的调节。

2）能够促进有益于健康的激素、酶、神经介质等生命活性物质的分泌，从而促进人体的新陈代谢。

3）音乐可以平衡阴阳。中国传统音乐的风格大多平和、典雅、含蓄，讲究中和，恰到好处，这些对于维持生命运动过程的阴阳平衡，以及保持精气神的统一，促进人的身心健康，都能起到积极的作用。

（2）音乐的心理作用

1）调整情绪：对于消极悲观的情绪能起到节制作用，减轻心理负担，缓和情感的自然烈性；还能使不良情绪得到宣泄，以期尽快恢复心理平衡。中医学家按不同的情绪将音乐归类，以情制情，对证施乐，收到了较好的治疗效果。

2）改善行为：音乐能使人全身心投入。从头至尾注意乐曲的内涵，体会乐曲的意境，这实际上是训练人们专心致志，集中注意力的过程。这一点对精神病患者非常有帮助。

3）开发智力：事实表明，长期进行音乐实践的人不仅有较强的记忆力，而且记忆的敏捷性、持久性、准确性都比正常人突出。

4）培养创造力：音乐具有提高想象和联想的能力。音乐欣赏或音乐演奏可以调节左右脑半球的活动节奏，诱导其有规律、有节奏地交替运动，协调工作，提高大脑的工作效率。

2. 适应证 主要可用于情绪不安、抑郁症、精神分裂症、躁狂症、老年痴呆、小儿脑瘫、神经衰弱、失眠、胃肠功能紊乱、中风和帕金森病患者以及生理和智力的残疾、发展障碍等患者的治疗。

3. 注意事项

（1）不和谐的音乐会使呼吸心跳加快，血压升高；节奏过快，声音嘈杂的音乐会使神经系统受到刺激，一般都不选用。

（2）音量一般应该控制在60分贝以下，不超过70分贝为宜。

（3）应根据患者的病情、年龄、职业、爱好等综合情况选择音乐。而中医乐疗的选曲原则是以五脏与五音相应的理论为基础的。

（4）音乐疗法既可以单独使用，也可以与其他疗法，如心理治疗、电疗、舞蹈疗法等同时应用。

第二节　现代康复技术

一、物理疗法

物理疗法（physical therapy，PT）是指应用力、电、光、声、磁、热、冷、水等治疗疾病，促进功能恢复与重建的方法。物理疗法包括运动疗法和物理因子治疗。

（一）运动疗法

运动疗法是指以生物力学和神经发育学为基础，借助治疗器械和（或）治疗者的手法操作以及患者自身的参与，采用主动和（或）被动运动来改善人体局部或整体的功能的一种治疗方法。运动根据动力来源分为主动运动和被动运动，根据肌肉收缩的形式分为等长运动、等张运动和等速运动，根据能源消耗分为放松性运动、力量性运动和耐力性运动。

1. 分类

（1）主动运动：根据运动时有无外力的参与分为随意运动、助力运动和抗阻力运动：①随意运动。运动时没有任何外力的参与，动作完全由肌肉的主动收缩来完成；②助力运动。运动时借助外力辅助和患者主动肌肉收缩共同完成的肢体活动。外力可以来自于器械（如滑轮）、健侧肢体或他人帮助；③抗阻力运动。运动时患者主动克服外部阻力才能完成的活动，又称为负重运动。阻力可以是器械或徒手的，多用于肌肉的力量训练和耐力训练。

（2）被动运动：运动时患者完全不用力，肌肉不收缩，肢体处于放松状态，动作的整个过程由外力来完成。外力来自于手力或器械。

（3）等长运动：指肌肉收缩时关节不产生肉眼可见的运动，而肌肉的张力明显增加，又称为静力性收缩。

（4）等张运动：指肌肉收缩时肌纤维长度缩短或延长，张力基本保持不变，关节发生肉眼可见的运动，又称为动力性收缩。

（5）等速运动：指利用电脑控制的专门设备，根据运动过程的肌力大小变化调节外加阻力，运动中速度和力矩恒定，肌肉在运动中的任何一点都能达到最大收缩力的运动。在整个运动过程中，阻力是变化的，与所作用的肌群力量呈正比，肌肉能得到充分的锻炼而又不易受到损伤。

（6）放松性运动：以放松肌肉和精神为主要目的的运动，如医疗步行、医疗体操等。一般适合于心血管和呼吸系统疾病的患者、年老体弱及精神紧张者。

（7）力量性运动：以增加肌肉力量为主要目的，如各种抗阻力训练（沙袋、拉力器、哑铃等）。一般适合于骨骼肌和外周神经损伤引起的肌肉力量减弱。

（8）耐力性运动：以增加心肺功能为主要目的，如步行、慢跑、游泳等，适合于心肺疾患及需要增加耐力的体弱患者。

2. 临床应用　运动疗法的临床适应范围很广，许多疾病通过运动疗法可以获得较满意的效果。例如神经系统疾病，包括脑血管疾病、颅脑外伤、脊髓损伤、脑瘫、周围神经损伤等；运动系统疾病，包括骨折、关节手术后、关节炎、骨质疏松等；内脏器官疾病，包括冠心病、高血压、慢性阻塞性肺疾病、糖尿病、高脂血症、肥胖等。

3. 常用运动疗法

（1）肌力训练技术：肌力训练技术是通过肌肉的主动收缩来改善或增强肌肉的力量，包括：①电刺激运动。采用电刺激的方式诱发肌肉收缩活动，适用于肌力 0 ~

1级而无法运动者，能预防肌肉萎缩和关节粘连，为主动运动做准备；②主动助力运动。根据助力来源分为徒手助力和悬吊助力运动，适合于肌力2级患者。徒手助力运动是治疗师帮助患者进行的主动锻炼，悬吊助力运动是利用滑轮、挂钩等装置将肢体悬吊起来，以减轻肢体的自身重量，在水平面上进行的运动锻炼；③主动运动。患者肌力为3级时，将需要训练的肢体放在抗重力的位置上，进行主动运动；④抗阻力运动。是肌肉克服外加阻力的主动训练方法，根据肌肉收缩类型分为抗等张阻力运动、抗等长阻力运动。抗等张阻力运动是采取徒手或借助器械施加阻力，肌肉在抵抗阻力收缩时，长度缩短或被拉长，关节发生运动。其中，抗渐进阻力训练法是常用的一种训练方法。训练前先测某一肌群对抗最大阻力完成10次动作的重量，即测出10RM。以该量为基准，分3组训练。第1组取10RM的1/2量，重复练习10次。第2组取10RM的3/4量，重复练习10次。第3组取10RM的全量，重复练习10次。每组训练之间可休息1分钟，每天训练1次。每周重新测定1次10RM量，作为下周训练的基准。抗等长阻力运动是肌肉收缩时，没有可见的肌肉收缩或关节活动。肌肉能产生相当大的张力，以增加力量。训练时应把关节置于不同角度的位置上训练，每次抗阻力维持5~10秒；⑤等速运动。使用电脑控制的设备，根据运动过程的肌力大小变化调节外加阻力，运动中速度和力矩恒定，肌肉在运动中的任何一点都能达到最大收缩力。

　　肌力训练时，应注意以下几点：①根据患者全身状况、肌力等级、关节活动选择适当的训练方法和适宜的运动量，每天训练1~2次，每次20~30分钟；②肌力训练的运动量以训练后第2天不感到疲劳和疼痛为宜；③有心血管疾病者应禁忌在抗等长阻力运动时过度用力或屏气。

　　(2) 关节活动训练：指通过患者的主动和被动运动，以及治疗者的牵引和手法治疗，改善和维持关节活动范围的治疗方法。训练时患者应选择舒适放松的体位，操作要缓慢，力量适度，不可引起显著疼痛。常用的方法分为以下4种：①主动运动。患者采用医疗体操和器械活动进行主动关节活动，安全性好，不受场地限制。缺点是训练强度一般不太大，对于严重关节活动限制的患者效果不好；②主动助力运动。常用的有器械练习和悬吊练习。器械练习是利用杠杆原理，选择相应器械为助力，带动活动受限的关节进行活动。如体操棒、肋木、肩梯以及针对四肢关节活动障碍而专门设计的练习器械，如肩关节练习器、肘关节练习器、踝关节练习器等。悬吊练习是利用挂钩、绳索和吊带组合将拟活动的肢体悬吊起来，使其在去除肢体重力的前提下主动活动，类似于钟摆样运动；③被动运动。根据力量来源分为两种，一种是由经过专门培训的治疗人员完成的被动运动，如关节可动范围内的运动和关节松动技术；一种是借助外力由患者自己完成的被动运动，如滑轮练习、关节牵引等；④持续性被动活动。是利用机械或电动活动装置，使手术肢体在术后进行早期、持续性、无疼痛的被动活动，常用于骨科手术后。

（3）关节松动技术：是指治疗者在关节活动允许范围内操作患者的关节生理运动和附属运动，以缓解关节疼痛，维持或改善关节活动范围的手法。具体运用时常选择关节的生理运动和附属运动作为治疗手段。生理运动指关节最大范围的自主运动；附属运动是自主活动范围外、解剖范围内由他人完成的被动运动。该技术主要适用于因力学因素（非神经性）引起的关节功能障碍，包括关节疼痛、肌肉紧张及痉挛、功能性关节制动。禁忌证是关节活动过度、关节急性炎症、关节肿胀、恶性疾病以及未愈合的骨折。

关节松动技术手法分为4级（图4-1）：①Ⅰ级。治疗者在关节活动的起始端，小范围、节律性地来回推动关节；②Ⅱ级。治疗者在关节活动允许范围内，大范围、节律性地来回推动关节，但不接触关节活动的起始端和终末端；③Ⅲ级。治疗者在关节活动允许范围内，大范围、节律性地来回推动关节，每次都接触到关节活动的终末端，并能感觉到关节周围软组织的紧张；④Ⅳ级。治疗者在关节活动的终末端，小范围、节律性地来回推动关节，每次都接触到关节活动的终末端，并能感觉到关节周围软组织的紧张。

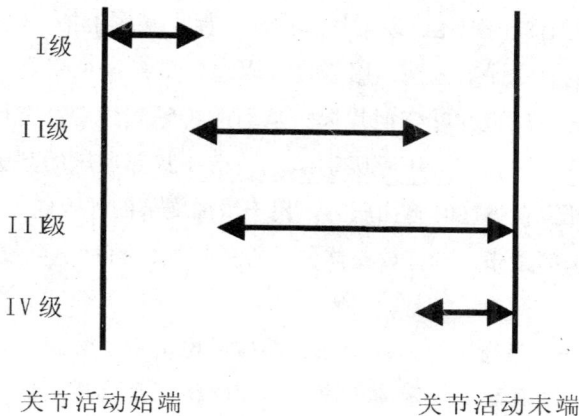

图4-1 关节松动术手法分级示意图

Ⅰ级、Ⅱ级用于治疗因疼痛引起的关节活动受限；Ⅲ级用于治疗关节疼痛并伴有僵硬；Ⅳ级用于治疗关节因周围组织粘连、挛缩而引起的关节活动受限。

（4）软组织牵张技术：是对软组织进行牵伸延长的训练方法，可以改善关节周围软组织的伸展性，降低肌张力，增加或恢复关节的活动范围。主要用于治疗肌痉挛，肌腱、韧带或关节囊挛缩，痉挛性疼痛，较多应用于下肢。牵张动作一般每次保持5~10秒，重复10~20次。

（5）全身耐力训练：是采用中等强度、大肌群、动力性、周期性的运动，持续一定时间，能提高机体氧化代谢运动能力或全身耐力的运动方式，包括步行、健身跑、游泳、滑雪、登山等。常用于健身强体和心肺疾病、代谢性疾病患者的康复锻炼。全身耐力训练时应注意以下几点：①运动强度。指单位时间的运动量。运动训练时将基本训练目标强度称为靶强度，一般选择50%~80%最大摄氧量的强度作为靶强度；②运动时间。准备运动5~10分钟，训练运动15~40分钟，整理运动5~10分钟；③运动频度。为每周3~5次；④根据患者年龄、身体素质、心肺功能、疾病等情况选择适当的运动方式，运动应保证充分的准备和有结束活动，并注意防止发生心血管意外和运动损伤。

（6）呼吸训练：是以保证呼吸道通畅、提高呼吸肌功能、促进排痰和痰液引流、改善肺和支气管组织血液代谢、加强气体交换效率为目的的锻炼方法，已广泛应用于呼吸系统疾病、胸部手术后及其他合并呼吸功能障碍疾病的康复。常用的训练方法有：①腹式呼吸训练。患者取卧位或坐位，腹部放松，用双手置于腹部，经鼻缓慢深吸气，吸气时腹部膨起，双手随腹部膨隆而向外扩张。呼气时缩唇将气体缓慢呼出，同时双手逐渐向内加压，以增加腹内压，促进横膈上抬；②抗阻力呼气训练。是在呼气时施加阻力的训练方法，用于慢性阻塞性肺疾病的患者。通过适当增加气道阻力，减少或防止气道在呼气时塌陷，从而改善呼气过程，常用缩唇呼气、吹瓶呼吸和发音呼吸等；③胸部加压呼吸训练。是指在胸部加压的呼吸方法。治疗师或患者把手放于胸部，在吸气时施加压力。用于增加胸部的呼吸能力。

训练时避免情绪紧张，选择放松体位；避免憋气，同时不可过分减慢呼吸频率；训练时应避免疲劳。

（7）牵引疗法：是通过外力（手法、器械或电动牵引装置）对身体某一部位或关节施加牵拉力，使其发生一定的分离，周围软组织得到适当的牵伸而达到治疗目的的一种方法。根据牵引部位分为颈椎牵引、腰椎牵引、关节功能牵引等。

（8）神经发育学疗法：是以神经系统作为治疗重点对象，将神经发育学、神经生理学的基本原理和法则应用到脑损伤后运动障碍的康复治疗中，常用的方法是Bobath法、Brunnstrom法、Rood法、本体神经肌肉促进法。

1）Bobath 法：该法运用运动发育控制理论，强调患者学习运动的感觉，按照运动的发育顺序来学习基本姿势与基本的运动模式。适用于中枢神经系统病损引起的运动功能障碍，如偏瘫、脑瘫。常用治疗技术有控制关键点、反射性抑制、促进正常姿势反应和感觉刺激。

①控制关键点。关键点是人体的一些特定部位，对肢体的肌张力和身体其他部位有重要影响，包括头部、胸骨中下段、肩峰、髂前上棘、拇指等部位。治疗者通过在关键点上的手法操作来抑制异常的姿势反射和肌张力。

②反射性抑制。是抑制异常肌紧张的模式，一般与促进翻正反应和平衡反应同时应用。例如把头抬高能降低屈肌张力，增加伸肌张力；头屈曲促进身体屈肌兴奋，抑制伸肌张力。

③促进正常姿势反应。是促进患者出现翻正反应和平衡反应，使其具备正常的姿势控制能力，促进随意运动的功能恢复。诱发翻正反应要以头为关键点，诱发迷路翻正反应，要以肩胛带作为关键点。通过平衡板或巴氏球训练来移动患者重心以引出平衡反应。

④感觉刺激。通过患肢负重等方法，加强患者对患侧肢体的感觉能力和控制能力。

2）Brunnstrom 法：是利用各种原始反射来促进运动的控制，常用的原始反射有紧张性颈反射、紧张性迷路反射、支持反射。该技术是利用瘫痪早期出现的共同运动和联合反应作为促进手段诱发肢体的运动反应，再从异常模式中引导正常运动成分，最终脱离异常模式，形成正常模式，恢复运动控制的能力。主要用于评估和治疗成年偏瘫患者。

①偏瘫患者中枢性瘫痪运动恢复分期。Ⅰ期为弛缓性瘫痪，无活动；Ⅱ期为出现共同运动，痉挛开始发生；Ⅲ期为共同运动能随意进行，痉挛增强；Ⅳ期为出现部分分离运动，痉挛减轻；Ⅴ期为出现脱离共同运动的活动；Ⅵ期为能出现单独活动的控制，恢复至接近正常的活动控制。

②联合反应。是健肢抗阻力运动，诱发瘫痪侧肢体发生非随意运动或反射性肌张力增高。健侧上肢屈曲、伸展、内收、外展运动分别引起患侧上肢相同运动，呈对称性表现；健侧下肢内收、外展分别引起患侧下肢相同运动，呈对称性；健侧下肢屈曲、伸展分别引起患侧下肢相反运动，呈非对称性表现。

③共同运动。是进行单关节运动时，与该动作关联的所有肌群会自动收缩，呈现一种固定的运动模式。上肢有屈肌协同运动和伸肌协同运动。屈肌协同运动是肩

胛骨后缩或抬高，肩外展外旋，肘屈曲，前臂旋后，腕指屈曲。其中该组动作的最强成分和首先出现的动作是肘屈曲，而肩外展外旋是弱成分。伸肌协同运动是肩胛骨前伸，肩内收内旋，肘伸展，前臂旋前，腕和手指的动作不定。其中最强成分是胸大肌，故最先出现的动作是肩内收内旋，其次为前臂旋前，肘伸展最弱。上肢屈肌协同运动的出现通常早于伸肌。下肢的屈肌协同运动是髋屈曲外展外旋，膝屈曲，踝背伸内翻，趾背伸。其中最强成分是髋屈曲，而髋外展外旋为弱成分。下肢伸肌协同运动呈现髋伸展内收内旋，膝伸展，踝跖屈内翻，趾跖屈；其中较强成分为髋内收、膝伸展、踝跖屈内翻，而髋伸展内收与趾跖屈为较弱成分。

3）Rood 法：该方法是利用多种感觉刺激反射性地诱发肌肉活动，达到恢复肌肉正常运动模式的目的，并利用个体运动发育顺序促进运动的控制能力。感觉刺激包括皮肤刺激、本体感觉刺激。皮肤刺激可使用软毛刷快速擦刷待兴奋的肌肉皮肤表面，用手指轻微触摸或轻扣患者皮肤，促进肌肉收缩；局部施加压力或柔和地触摸可以抑制肌肉收缩或降低肌肉张力；还可利用温度刺激法，使用冰块擦刷或轻触皮肤，促进肌肉收缩。本体感觉刺激中兴奋手法有快速牵伸肌肉、快速挤压肌腹、挤压关节、骨突处加压等；抑制手法有缓慢转动体位、肌肉持续牵伸等。Rood 根据个体发育规律总结出 8 个运动模式，即仰卧屈曲模式、转体或滚动模式、俯卧伸展模式、颈肌协同收缩模式、俯卧屈肘模式、手膝位支撑模式、站立模式和行走模式，能促进运动的控制能力。

4）本体神经肌肉促进法：是以正常的运动模式和运动发展为基础，注重整体运动而不是单一肌肉的活动，通过刺激本体感觉，促进神经肌肉功能的恢复。其技术特点是强调肢体和躯干的螺旋性和对角线的主动、被动、抗阻力的运动模式，类似于日常生活中的功能活动，并主张通过手的接触、语言命令、视觉引导来影响运动模式。运动行为的发育表现为运动和姿势总体模式的规律性程序，最早表现为双侧对称模式；其次为双侧不对称、双侧反转模式；最后是单侧分离模式。上肢的动作模式为右手触左耳（肩屈曲、内收、外旋、肘屈或伸、前臂旋后、腕和手指屈曲且偏向桡侧）、右手触右耳（肩屈曲、外展、外旋、肘屈或伸、前臂旋后、腕和手指屈曲且偏向桡侧）。下肢的动作模式包括外旋和内收组合、内旋和外展组合，进行斜向活动，如髋屈曲、内收、外旋和踝背伸及足内翻；髋屈曲、外展、内旋和踝背伸及足外翻（如同膝夹物走路）；髋伸展、外展、内旋和踝跖屈及足外翻；髋伸展、内收、外旋和踝跖屈及足内翻。

（9）运动再学习技术：是把中枢神经系统损伤后运动功能的恢复训练视为一种

再学习或再训练的过程，以神经生理学、运动科学等为理论基础，以脑损伤后的可塑性和功能重组为理论依据，认为实现功能重组的主要条件是需要进行针对性的练习活动，练习越多，功能重组就越有效，特别是与早期练习有关的运动。该技术主张通过多种反馈（视、听、皮肤、体位、手的引导）来强化训练效果，充分利用反馈在运动控制中的作用。中枢神经系统损伤后运动功能的恢复训练可视为一种再学习的过程，由7部分组成，包括日常生活中的基本运动功能，即上肢功能、口面部功能、卧位到床边坐起、坐位平衡、站起和坐下、站位平衡、步行。

治疗时每一部分分为4个步骤：①了解正常的活动规律，观察患者完成的运动是否正确，分析患者缺失的成分和异常表现；②反复多次练习，根据患者的表现，给予语言、视觉反馈和手法指导，重新恢复已经丧失的运动功能；③把所掌握的运动成分与正常的运动结合起来，纠正其异常，使其逐渐正常化；④将训练转移到日常生活中去，使其不断熟练。

（10）强制性运动疗法：是诱导脑卒中及其他损伤患者大量、强化地使用患肢，限制使用受损较轻的上肢或健肢，每天至少训练6小时，连续10~15天为1个疗程。该疗法的关键是大量、反复练习患肢，限制或减少其他肢体活动。基本内容是行为技术，包括限制健肢手臂或肢体的活动，使用休息手夹板限制健手的使用，同时使用吊带限制健侧上肢的活动；对患肢反复、重复、大量的练习，这种大强度的训练使患者取得了显著的进步；保持现在的活动难度，通过逐渐增加难度而达到行为目标。

4. 运动治疗处方 运动处方是根据患者的临床和功能状况评估结果，为其选择一定的运动治疗项目、适宜的运动量，并注明在运动疗法中的注意事项，以处方形式为患者安排的运动治疗方案。

（1）运动治疗项目：根据运动疗法的目的，分为以下几类：①耐力性项目。以健身、改善心肺功能、提高全身耐力为目的。如健身跑、游泳、登山、上下楼梯等；②力量性项目。以训练肌肉力量为目的。如各种抗阻力训练（沙袋、哑铃、拉力器等），一般适合于骨骼肌和外周神经损伤引起的肌肉力量减弱；③放松性项目。以放松肌肉和调节神经为主要目的。如医疗步行、医疗体操、气功等，多适合于心血管和呼吸系统疾患的患者、年老体弱者；④矫正性项目。以纠正躯体解剖结构或生理功能异常为目的。如脊柱畸形、扁平足的矫正体操等。

（2）运动治疗量：指运动治疗中的总负荷量，其大小取决于以下三个方面：①运动治疗强度。是确定运动治疗量的重要因素。确定运动治疗强度的指标有心率、机体耗氧量、代谢当量以及运动者的主观感觉；②治疗频度。每周参与或接受运动治疗的次数。一般每周 3~5 次；③治疗持续时间。运动治疗过程应分为准备、训练、结束 3 个阶段，其中训练治疗应持续 20~30 分钟，准备、结束阶段通常采用小强度的活动。

（3）注意事项：运动治疗应掌握好适应证。对不同的疾病、不同的对象选择不同的运动治疗方法。运动内容应由少到多，程度由易到难，运动量由小到大，使患者逐渐适应。要坚持经常性才能积累治疗效果，切忌操之过急或中途停止。运动处方实施后，还要根据患者的实施情况，定时评定，及时调整治疗方案。

（二）物理因子疗法

物理因子疗法简称理疗，是指应用天然的或人工的物理因子，如电、光、声、磁、热、冷等作用于人体，治疗疾病的方法。理疗具有消炎、镇痛、抗菌、缓解痉挛、调节机体免疫机能等作用，是康复治疗的重要手段之一。

1. 电疗法 应用电治疗疾病的方法称为电疗法。根据所采用电流频率的不同，电疗法分为低频电疗法（采用 1000Hz 以下的低频电流）、中频电疗法（采用 1Hz~100kHz 的中频电流）、高频电疗法（采用 100kHz~300GHz 的高频电流）3 类，此外还有直流电疗法、直流电离子导入疗法等。低频电疗法包括经皮神经电刺激疗法、神经肌肉电刺激疗法、功能性电刺激疗法等；中频电疗法包括等幅中频电疗法、调制中频电疗法、干扰电疗法等；高频电疗法包括短波疗法、超短波疗法、微波疗法。

（1）直流电疗法和直流电药物离子导入疗法：直流电是电流方向不随时间而变化的电流，以直流电治疗疾病的方法称为直流电疗法。用直流电将药物离子导入体内治疗疾病的方法称直流电药物离子导入疗法。

1）治疗作用：直流电疗法的作用机制是因为人体组织具有导电性能，在直流电场的作用下，人体各种离子发生极向迁移，出现电解、电泳等现象，使组织内离子浓度比例发生改变，组织内理化反应的改变导致机体生理功能改变。基于该作用机制，直流电疗法有以下治疗作用：①直流电作用于神经节或反射节段，能调节相应节段区内器官、组织的功能变化；②直流电有明显的改善局部血液循环的作用，能促进炎性产物的排除；③促进骨生长；④促进静脉血栓机化、退缩等。

直流电药物离子导入疗法利用直流电的电场作用以及电学上"同性相斥"的原理。带正电荷的药物被直流电场的正极推斥进入人体，将带负电荷的药物从负极下推斥进入人体。药物离子主要经皮肤汗腺、皮脂腺管口或黏膜、伤口的细胞间隙进入人体，使局部浅表组织药物浓度较高，作用持续时间长，导入的是药物有效成分，治疗作用兼有直流电和导入药物的综合作用。离子导入的药物应易溶于水，易于电离；成分纯，不得同时应用几种药物；应明确其可导入的有效成分与极性。

2）临床应用：用于神经炎、慢性溃疡、慢性炎症感染、颈椎病、肩周炎、血栓性静脉炎、骨折延迟愈合等。禁用于恶性肿瘤（局部电化学疗法除外）、高烧、昏迷、出血倾向、心力衰竭、妊娠、急性化脓性炎症、急性湿疹、局部皮肤破损、戴心脏起搏器患者、局部金属异物、对直流电过敏等。

3）治疗技术：①衬垫法。用于体表较平整的部位，使用两个导电橡胶电极以及与电极形状相似的吸水衬垫。用温水将衬垫浸湿透，将药液洒在滤纸上，将滤纸、衬垫、电极依次放在患部皮肤上作为作用极；另一衬垫和电极为辅极，与作用极对置。根据治疗需要和药物极性，将导线和两个电极分别与直流电疗机的阴、阳极相接。治疗电流密度为 0.03 ~ 0.1mA，每次治疗 15 ~ 25 分钟，每日 1 次，10 ~ 15 次为 1 个疗程；②电水浴法。用于四肢远端凹凸不平的部位，使用陶瓷盆（槽），炭棒电极置于盆壁，盆内盛温水或药液，患肢放入盆内，另一片状电极与衬垫置于患肢近端或相应节段，电流强度为 10 ~ 20mA。

（2）经皮神经电刺激疗法：将特定的低频脉冲电流通过皮肤输入人体，刺激神经达到镇痛、治疗疾病的方法。

1）治疗作用：具有镇痛、增强外周血液循环、促进骨折愈合、缓解痉挛的作用。

2）临床应用：用于急慢性疼痛、骨折后延迟愈合及中枢性瘫痪后感觉、运动功能障碍等。禁用于颈动脉窦部位、孕妇下腹腰骶部及装有心脏起搏器者。

3）治疗技术：治疗时将两个电极对置或并置于痛点或相应神经节段，电极下涂导电糊。选择适合患者病情和耐受性的电流类型和强度，每次治疗 20 ~ 30 分钟，每日 1 ~ 3 次。

（3）神经肌肉电刺激疗法：以低频脉冲电流刺激神经或肌肉以治疗疾病的方法称神经肌肉电刺激疗法。

1）治疗作用：能刺激失神经支配肌肉，引起肌肉收缩，防止或减轻肌萎缩，并能促进神经再生，恢复神经传导功能。

2）临床应用：用于下运动神经元损伤后肌肉失神经支配、废用性肌萎缩等。禁用于痉挛性瘫痪、戴有心脏起搏器者。

3）治疗技术：使用三角波或方波低频脉冲诊疗仪，治疗前先进行强度－时间曲线检查，测定肌肉失神经支配的程度，确定应选用的脉冲电流强度。治疗时将点状刺激电极置于患肌运动点上，另一辅极置于肢体近端或躯干。电极下均应放置厚衬垫。电流强度以引起肌肉收缩而无疼痛为度，刺激数分钟后休息数分钟。重度失神经支配的肌肉，应减少每分钟收缩次数，每次治疗共收缩 40～60 次，随病情改善，逐渐增加收缩次数，缩短休息时间，每次治疗达到 80～120 次，每日或隔日治疗 1 次。

（4）**功能性电刺激疗法**：功能性电刺激是用低频电流刺激已丧失功能的器官或肢体，以其所产生的即时效应来替代或纠正器官或肢体功能的治疗方法。

1）治疗作用：多用于中枢性瘫痪。当上运动神经元受损时，下运动神经元通路存在，并有应激功能，但因失去来自中枢的运动信号，肢体不能产生随意运动。此时给予适当的功能性电刺激，可产生相应的肌肉收缩，用以补偿所丧失的肢体运动功能。同时电刺激通过传入神经，经脊髓投射到中枢，促进肢体功能的重建及心理状态的恢复。

2）临床应用：用于脑卒中、脊髓损伤、脑瘫后的上下肢运动功能障碍、中枢性呼吸肌麻痹等。植有心脏起搏器者禁用其他部位的功能性电刺激。意识不清、周围神经损伤、肢体挛缩畸形者不宜使用本疗法。

3）治疗技术：使用能输出低频脉冲电流的电刺激器，各刺激电极分别置于治疗所需运动的肌肉的表面或植入其中。治疗时各通道的刺激电极按预置的程序进行刺激，使各肌肉先后产生收缩活动，形成接近正常的动作。治疗开始每次刺激 10 分钟，每日数次，随着功能的恢复，逐步延长刺激时间，调节电流参数，最后达到自主活动的目的。

（5）**等幅中频电疗法**：应用 1～20kHz 等幅正弦电流治疗疾病的方法称为等幅中频电疗法。

1）治疗作用：具有镇痛、促进局部血液循环、松解粘连、软化瘢痕的作用。

2）临床应用：用于治疗瘢痕、术后粘连、关节纤维性挛缩、慢性炎症、神经痛、术后尿潴留、术后肠麻痹等。禁用于急性炎症、出血倾向、恶性肿瘤、局部金属异物、装有心脏起搏器者及孕妇下腹腰骶部。

3）治疗技术：将电极与用温水浸湿的衬垫对置或并置于治疗部位，治疗电流密度为每平方厘米 0.1～0.3mA，每次治疗 15～20 分钟，每日或隔日 1 次，15～20 次为 1 个疗程，治疗瘢痕、术后粘连时疗程应延长至 30～50 次。

（6）**调制中频电疗法**：中频电流被低频电流调制后，其幅度随着低频电流的频率和幅度的变化而变化，应用这种电流治疗疾病的方法是调制中频电疗法。

1）治疗作用：调制中频电流具有低频电和中频电两种电流的特点，产生镇痛、促进局部组织血液循环、提高平滑肌张力、调节自主神经功能的作用。

2）临床应用：用于颈椎病、肩关节周围炎、骨关节炎、术后肠麻痹、术后尿潴留、面神经炎、废用性肌萎缩等。

3）治疗技术：使用电脑调制中频仪，内存多个由不同方式调制电流组合的多步程序电流处方，治疗时按常见病证选择好中频和调制频率，调制波形、时间及调制方式，将两个电极对置或并置于治疗部位，电流强度以患者的耐受为度。每次治疗时间15～20分钟，15～20次为1个疗程。

（7）干扰电疗法：以两组频率相差0～100Hz的正弦交流电通过两组电极交叉输入人体，在电力线交叉处形成干扰场，产生差频为0～100Hz的低频调制中频电流是干扰电流。以这种干扰电流治疗疾病的方法称干扰电疗法。

1）治疗作用：干扰电流兼具低频电和中频电的作用，作用较深，范围较大。不同差频的干扰电流的治疗作用有所不同，90～100Hz具有较好的镇痛作用；50～100Hz能改善血液循环；10～50Hz差频电流能提高平滑肌的张力。

2）临床应用：用于坐骨神经痛、骨折、软组织损伤、平滑肌张力低下、肌无力等。

3）治疗技术：静态干扰电疗法和动态干扰电疗法治疗时，要使病灶处于两组电流交叉的中心，按患者病情需要选用1～3种差频，每种差频治疗5～15分钟，共治疗20～30分钟。立体动态干扰电疗法治疗时使用两个星状电极，对置法治疗时两个星状电极在治疗部位上下或两侧反方向放置，并置法同方向放置，每次治疗15～20分钟。干扰电疗法可每日治疗1次，15～20次为1个疗程。

（8）短波疗法和超短波疗法：应用短波电流治疗疾病的方法为短波疗法。应用超短波电流治疗疾病的方法称超短波疗法。

1）治疗作用：中等以上剂量的短波疗法及超短波疗法具有明显的温热效应，能通过降低感觉神经兴奋性，升高痛阈达到镇痛作用；小剂量脉冲短波和超短波电流产生非热效应，改善血液循环，加速炎症产物的清除，促使组织修复愈合。短波作用深度可达肌层，超短波可达深部肌层和骨。

2）临床应用：用于软组织、骨关节、五官的感染，神经炎，神经痛，颈椎病，肩周炎等。高热疗法与化疗、放疗联合治疗适用于恶性肿瘤。禁用于出血倾向、活动性肺结核、妊娠、心肺肝肾功能不全、带有心脏起搏器与金属异物者。

3）治疗技术：治疗方式采用电容场法，治疗时将两个电容电极对置或并置于病患部位，治疗急性伤病选用无热量；治疗亚急性伤病采用微热量；治疗急性肾功能衰竭采用温热量；治疗恶性肿瘤采用热量，与放疗、化疗同步。

（9）微波疗法：运用微波电流治疗疾病的方法称微波疗法。

1）治疗作用：微波根据波长和频率分为分米波、厘米波、毫米波3个波段。分米波、厘米波疗法的温热效应能改善组织血液循环、镇痛、缓解肌肉痉挛，治疗慢性炎症，高热能抑制或杀灭肿瘤细胞。临床用于软组织、骨关节的慢性炎症感染、扭挫伤、颈椎病、肩关节周围炎、慢性溃疡等。毫米波疗法的非热效应很明显，能促进水肿吸收、上皮生长，降低神经兴奋性，有良好的镇痛作用；同时又能增强免疫功能，对肿瘤细胞有抑制作用。

2）临床应用：用于关节炎、软组织损伤、伤口愈合延迟、癌痛、骨折、淋巴结炎等，与放疗、化疗联合应用可治疗体表及体腔内的恶性肿瘤。禁忌证是局部有金属异物、妊娠、装有心脏起搏器等，避免在眼、小儿骨骺、睾丸部位治疗。

3）治疗技术：分米波、厘米波疗法使用分米波、厘米波治疗仪，体表治疗时一般将辐射器与皮肤保持5～10cm距离，体腔内治疗时将辐射器套以清洁乳胶套，外涂液状石蜡后插入体腔。毫米波治疗时将辐射器放在病变部位，紧贴皮肤。治疗操作时应注意保护工作人员和患者的眼部，以免引起角膜、晶体的损伤。

2. 光疗法　应用人工光源或日光辐射治疗疾病的方法称为光疗法。光波按照波长排列，依次分为红外线、可见光和紫外线，因此，临床上常用的光疗法有红外线疗法、紫外线疗法和激光疗法。

（1）红外线疗法：红外线在光谱中是波长最长的部分，位于红光之外，辐射于人体组织后能产生温热效应。使用红外线治疗疾病的方法是红外线疗法。

1）治疗作用：红外线被人体吸收后转为热能，使局部组织温度升高，血管扩张，血流加速，神经的兴奋性降低，能促进水肿吸收、炎症消散，起到镇痛、解痉的作用。

2）临床应用：用于软组织扭挫伤恢复期、关节炎、神经痛、伤口愈合迟缓、压疮、肌痉挛等。禁用于恶性肿瘤、高热、急性炎症、出血倾向、活动性结核。

3）治疗技术：使用红外线灯照射局部病患。裸露治疗部位，使灯头对准治疗部位中心，照射距离以使患者感到温热为准，每次20～30分钟，每日1～2次，1个疗程15～20次。治疗时要防止眼部受红外线辐射。

（2）紫外线疗法：紫外线在光谱中是波长最短的部分，位于紫光之外，作用于人体主要产生光化学效应。应用紫外线治疗疾病的方法称紫外线疗法。

1）治疗作用：紫外线使皮下微血管扩张，血管通透性增加，促使炎症局限、消散；还能降低感觉神经兴奋性，起到镇痛作用；大剂量紫外线照射有明显的杀菌作用，小剂量紫外线能促进肉芽和上皮细胞的生长，增强体液免疫和细胞免疫功能；中、长波紫外线照射能促使肠道对钙、磷的吸收及肾小管对钙、磷的重吸收。

2）临床应用：临床上全身照射疗法适用于佝偻病、骨质疏松症、免疫功能低下等；局部照射适用于皮肤的化脓性感染、伤口感染、慢性溃疡、急性支气管炎、肺炎、支气管哮喘等；体腔照射适用于口腔、鼻、外耳道、阴道、窦道等腔道感染。禁用于心肺肝肾功能衰竭、出血倾向、活动性结核、急性湿疹、系统性红斑狼疮、日光性皮炎、光敏性疾病、恶性肿瘤。

3）治疗技术：使用紫外线治疗灯，照射要以最小红斑量表示，即某一紫外线灯管在一定的距离下垂直照射人体一定部位皮肤引起最弱红斑所需要的时间，反映机体对紫外线的敏感性。紫外线的照射剂量分为亚红斑量、弱红斑量、中红斑量、强红斑量、超强红斑量5个等级。局部紫外线照射根据首次照射后皮肤红斑反应及治疗需要以不同幅度逐步增减每次照射的剂量。每日或隔日1次；全身紫外线照射按照患者本人的最小红斑量计算照射剂量，采用亚红斑量照射，隔日1次；体腔内照射采用低压冷光紫外线灯，接以合适的石英导子插入体腔。操作者和患者应戴防护眼镜，以免紫外线损伤，造成结膜角膜电光性眼炎、视网膜损伤。

（3）激光疗法：激光是受激辐射放大的光，有亮度高、单色性好、方向性强、相干性好等特性。应用激光治疗疾病的方法称为激光疗法。

1）治疗作用：低强度激光对组织产生激活作用，改善血液循环，加速组织修复，抑制痛觉，并能提高免疫功能。照射穴位有刺激经络、穴位的作用，能调节相应节段的生理功能。

2）临床应用：用于皮肤皮下组织炎症、伤口愈合不良、窦道、过敏性鼻炎、带状疱疹、关节炎、支气管炎、神经炎等。禁用于恶性肿瘤、活动性出血。

3）治疗技术：可直接照射体表或通过光导纤维照射体表或体腔内。低强度激光局部照射每次10～20分钟，穴位照射每部位3～5分钟，每日或隔日1次，5～10次为1个疗程。

3. 超声波疗法　超声波是频率在20kHz以上的机械振动波，使用超声波治疗疾病的方法称为超声波疗法。

（1）治疗作用：超声波的机械振动作用于人体，对细胞产生细微的"按摩"作用，引起温热效应、空化效应。在超声波作用下，神经及肌肉组织兴奋性下降，起到镇痛解痉作用。还能软化瘢痕、松解粘连；加速局部血液循环，促进渗出吸收，减轻或消除血肿；促进组织再生，加速骨痂的生长愈合。

（2）临床应用：用于软组织损伤、关节纤维性挛缩、血肿机化、神经痛、瘢痕增生、骨折延迟愈合、压疮、慢性溃疡等。禁用于恶性肿瘤、急性炎症、出血倾向、小儿骨骺部、孕妇腰腹部。眼与睾丸部位慎用。

（3）治疗技术：常用的治疗操作方法有：①接触法。在治疗部位上均匀涂上耦合剂后，将声头紧压皮肤上，开机后开始治疗，声头固定不动，适用于表面较平坦部位的治疗；②药物透入法。在耦合剂中加入药物，藉超声波振动的作用使药物，如激素类药、镇痛药等的药物分子透入人体，治疗相应的疾病；③水囊法。治疗部位皮肤上涂耦合剂，将不含气的水袋置于其上，再在水袋面上涂以耦合剂，将声头紧压固定在水袋上，适用于面积小、表面不平部位的治疗；④水下法。在水盆内盛不含气泡的温水，患部浸入水中，声头放在水下，距离皮肤表面 1～2cm，固定或移动，适用于表面凹凸不平的手、足的治疗。超声波治疗每日或隔日 1 次，10～15 次为 1 个疗程。

4. 磁疗法 应用磁场治疗疾病的方法称磁疗法。

（1）治疗作用：磁场作用于人体能改变人体生物电流的大小和方向，影响神经的兴奋性，改善血液循环，促进致痛物质的迅速清除，具有镇痛作用。磁疗还有消炎、镇静、降压、软化瘢痕、促进骨痂生长、治疗良性肿瘤的作用。

（2）临床应用：用于软组织损伤、皮下血肿、关节炎、神经痛、盆腔炎、前列腺炎、瘢痕增生等。禁用于高热、出血倾向、装有心脏起搏器者、恶性肿瘤晚期、心力衰竭等。

（3）治疗技术：治疗方法有静磁场法和动磁场法。静磁场法采用并置法或对置法直接将磁片贴敷于体表病变部位，持续贴敷 3～5 天；动磁场法有旋磁疗法和电磁疗法。

5. 水疗法 应用水治疗疾病，功能康复的方法称为水疗法。水疗法是利用水的温度作用、机械作用、化学作用来治疗疾病。

（1）治疗作用：水疗的温热作用强，能促进血液循环，降低神经兴奋性，止痛；静水压促进淋巴液回流，能减轻水肿；水的浮力还能减轻负重关节的负荷，有利于骨性关节炎、肥胖者的运动训练；水能溶解许多物质，水中加入药物时，对皮肤产生化学刺激作用。

（2）临床应用：用于肢体瘫痪、周围血液循环障碍、关节活动障碍等的治疗。

精神意识紊乱、传染病、心肺肝肾功能不全、恶性肿瘤、出血性疾病、发热、皮肤破溃、过度疲劳等不能进行水疗法。另外，水疗前应详细询问病史及体检，明确身体一般状况、疾病诊断、心肺功能、运动功能和感觉能力的评价。

（3）治疗技术：常用的治疗技术有浸浴法，如温水浴、热水浴、冷水浴、药物浴、气泡浴等。一些特殊的水疗法，如漩涡浴使患者全身或肢体在漩涡水中进行治疗，加强了温热水改善血液循环的作用；蝶形槽浴供患者全身浸浴时伸展上下肢进行活动，有利于关节活动障碍者改善血液循环，促进运动功能恢复。另外，在水疗的同时可在水池中进行运动训练，包括利用水的浮力减轻肢体的重量，使瘫痪肢体或躯干沿浮力方向运动，也可让肢体的运动方向与浮力的方向相反做抗阻运动。水疗应在餐后1~2小时进行，并注意用水的消毒清洁。

6. 蜡疗法 石蜡是高分子碳氢化合物，医用石蜡为白色半透明无水的固体，是良好的导热体。以加热后的石蜡治疗疾病的方法称为石蜡疗法。

（1）治疗作用：石蜡加温后能吸收大量热，保温时间长，缓慢放热，具有强而持久的温热作用，能镇痛，促进炎症吸收，缓解肌肉痉挛，加强血液循环，恢复组织弹性等。石蜡加热到一定温度时为液体，涂布于体表，在冷却过程中体积逐渐缩小，对组织产生机械压迫作用。石蜡还具有油性，能滑润皮肤、软化瘢痕。

（2）临床应用：用于关节炎、骨折后关节肿胀与功能障碍、软组织损伤、瘢痕增生挛缩、神经痛等。禁用于恶性肿瘤、活动性结核、出血倾向、急性炎症、高热、皮肤感染、开放性伤口等。

（3）治疗技术：治疗使用蜡饼法、浸蜡法、刷蜡法。每次治疗20~30分钟，每日1次，15~20次为1个疗程。

7. 低温疗法 低温疗法是指利用低温治疗疾病的方法。低于体温与周围空气温度，在0℃以上的低温治疗疾病的方法为冷疗法；0℃以下的低温治疗疾病的方法为冷冻疗法。

（1）治疗作用：低温使神经兴奋性降低，神经传导速度减慢，有镇痛、止痒等作用；寒冷刺激引起的血管收缩和代谢抑制，对急性期创伤性或炎症性水肿及血肿消退有良好作用；冷疗还能延长肌肉的收缩期、舒张期和潜伏期，减缓肌张力及肌肉收缩与松弛的速度，有缓解肌肉痉挛的作用。

（2）临床应用：用于高热、急性软组织损伤、关节炎急性期、骨关节术后肿痛、肌肉痉挛、鼻出血、上消化道出血等。禁用于对冷过敏、雷诺病、红斑狼疮、高血压、动脉硬化、动脉栓塞。局部血液循环障碍、认知障碍、感觉障碍者慎用。

（3）治疗技术：治疗方法有冷敷（包括冷水冰敷、冰袋冰敷、冷疗机治疗等）、冰水浴、冷吹风、冷气雾喷射等。治疗时要注意保护非治疗区的正常皮肤，防治受冻；严格掌握冷疗的温度和时间。

8. 生物反馈疗法 生物反馈疗法是一种应用电子仪器使人能对自己体内异常的生理活动进行自我调节控制以治疗疾病的方法。

（1）治疗作用：生物反馈技术采用电子仪器将人体内的皮肤温度、肌电活动、脑电活动、血压、心率等不随意活动的信息转变为可直接感知的视听信号，利用操作条件反射来学会控制内脏或其他方面的非随意功能，使人能认识到自身的生理状况以及如何通过心理活动对它产生影响，对过强或过弱的生理、病理状态进行矫正。

（2）临床应用：用于放松训练，肌张力增高或下降的训练；手指皮肤温度生物反馈疗法适用于放松性心理治疗、自主神经功能紊乱等；血压生物反馈疗法控制外周血管紧张度，达到降低血压的目的。

二、作业疗法

作业疗法（occupational therapy，OT），是在 1914 年由美国医生 George Edward Barton 提出的。occupation 一词中的 occupy 是从事、占有、使用的意思，指人从身体、心理两方面对事物、时间、地点等所有的一切进行占有和使用；therapy 指疗法。从内涵上看，occupational therapy 有以填充时间及生活作为治疗的意思。但其外延定义则很难掌握。基本上任何活动都可能被用作 occupational therapy 的治疗媒介，但这个定义还欠缺一个重要元素，即患者作为主体。活动只是外在形式，活动对患者的意义才是活动的灵魂，也就是说活动的目的就是帮助患者满足其工作、社会、个人及家庭环境的需要。了解这一点，对理解作业疗法的概念非常有帮助。

（一）概述

1. 作业疗法与运动疗法的区别 作业疗法与运动疗法均是康复医学的重要治疗手段，在康复治疗中具有同等地位。但两者关注的焦点、康复目标、所采取的治疗手段等均有着很大的区别。在西方国家，作业疗法与运动疗法是两个不同的专业，在大学有不同的学系，授予不同的学位，在社会上领取不同的执照。

作业疗法和运动疗法中的关注点有所不同。运动疗法重视躯体功能的提高，训练以恢复各关节的活动度、肌力、耐力为主。作业治疗则重视能力的提高，利用生产动作恢复及改善关节的功能和各种精细协调动作。同时，作业治疗环境的设施与气氛接近于家庭、车间、办公室和社会的环境，有现实性与生活气息。从这点看，作业治疗不仅仅是功能锻炼的继续，而且是获得新的生活能力的过程。换句话说，作业治疗是连接患者个人、家庭和社会的桥梁，从患者的个人功能潜力和需要出发，经过作业训练和治疗，使患者逐步适应家庭和社会环境，通向正常生活方式的彼岸。最重要的一点是，在作业治疗的过程中使患者积极地参与活动。另外，运动疗法介入的时间较作业疗法早。作业疗法与运动疗法的区别见表 4－1。

表 4－1　　　　　　　　　　作业疗法与运动疗法的区别

内容	作业疗法	运动疗法
关注焦点	从事作业的能力	躯体功能
介入时间	较运动疗法晚	急性期即介入
治疗手段	治疗性作业活动，自助具或夹板，作业及环境改造	运动等物理因子
治疗内容	ADL、感觉、认知、精细或协调性	肌力、ROM、平衡、步态矫正
康复目标	提高认知、操作和生活自理能力水平	提高机体运动功能水平
实施者	作业治疗师	物理治疗师

2. 分类　由于角度不同，作业疗法有多种不同的分类方法。目前较常用的分类方法有按作业名称分类、按作业活动对象和性质分类、按治疗目的和作业分类、按照实际要求分类。以上的分类法中，按实际要求的分类法受到更多学者的推崇，分别为：

（1）维持日常生活所必需的基本作业：这类作业包括衣食住行、个人卫生等，其目的在于维持日常生活和健康的基本要求。

（2）能创造有价值的作业活动：力求通过作业治疗生产出有用的产品，但又不以产品为目的。即使产品质量低劣，甚至完全浪费无用，也比让患者闲着、无所事事为好。这类内容包括工艺，如纺织、泥塑、陶器制作、各种金工、刺绣等，园艺如种花、植树、栽盆景、整修庭院等。其目的在于获得一定技能。

（3）消遣性作业活动或文娱活动：利用业余闲暇时间，进行各种运动（如球类）、游戏、琴、棋、文艺等。其目的在于充分安排时间，转移注意力，丰富生活内容，有益于身心健康。

（4）教育性作业活动：主要对青少年患者在治疗的同时还获得受教育的机会，或获得接受教育的能力。其目的在于提高各种智能，其内容有各种教学活动、唱歌、舞蹈等。

（5）矫形支具和假肢训练：这是一项特殊的作业活动，即在穿戴支具或假肢后进行的各种作业治疗。其目的在于熟练掌握穿戴方法和充分利用这些支具或假肢来完成各种生活或工作。

3. 常用设备 作业疗法服务范围较广，所需设备种类繁多。可根据康复医学科的能力购买相关设备。此外，作业治疗师本身也应该具备一定的创造力，可以根据患者和治疗的需要制作一些简易的设备。一般来说，作业疗法的常用器械可分为以下几类：

(1) 运动技能训练器械：①改善关节活动范围的器械。滚筒、立式套圈、肩梯、腕关节旋转训练器、肩关节旋转训练器、前臂旋转训练器、腕关节屈伸训练器等；②提高手精细功能训练器械。橡皮泥、手指插球器、木插板系列、上螺丝、上螺母等；③提高上肢肌力的训练器械。可调式磨砂板、墙拉力器、手指肌力训练台、橡筋手指运动练习器、滑轮吊环训练器等。

(2) 日常生活活动训练器械：此类训练器械为患者能够利用残存的功能独立完成日常生活活动而设计，用于患者日常生活自理能力的训练。为日常用的一般生活设施及辅助用具，如可升降的组合橱柜、带厕卫扶手的马桶、穿袜器、纽扣钩、粗柄牙刷等。

(3) 文娱活动训练器械：此类器械的作用在于通过文娱作业活动，调动患者的积极性、改善心理状态、转移注意力及减轻疼痛，达到训练患者手的灵活性及手眼协调性的目的。如藤编工艺用具、刺绣、陶器制作用具、绘画及图案用笔和颜料、布艺用具、编织等。

(4) 职业技能训练器械：其作用在于提高患者的基本体力和对工作的适应能力。如木工基本用具（电动锯、台钻、雕刻刀等）、金工、机械维修基本用具、纸盒加工器材等。

(5) 矫形器的制作用具：矫形器用于躯干和四肢等部位，通过力的作用达到预防、矫正畸形，保持稳定性等目的。常用的制作用具有恒温水箱、低温热塑板、电吹风、钳子、打孔机、乳胶等。

(二) 作业活动分析

活动是作业治疗的核心。作业活动分析是对一项活动的基本组成成分以及患者能够完成该活动所应具备的功能水平的一个认识过程。作业活动分析能揭示患者复杂的功能问题，检查患者的学习技巧、概念形成、神经肌肉的控制和协调能力、感觉、关节的稳定性、解决问题的能力、创造力以及选择性接收信息的能力。

1. 活动分析 主要有两部分的内容。第一部分是活动摘要，包括活动简述，有关的设备、用具，需要的空间或环境，活动步骤的顺序，完成每一步活动所需要的时间。注意事项、预防措施、禁忌证，以及年龄、性别、受教育程度、文化背景、社会现状等，都是不可遗漏的项目。第二部分是活动分析的实质内容，从 3 个方面研究、剖析活动，即活动行为范畴、活动行为成分、活动行为背景。

2. 分析举例　日常生活活动的内容很多，对利用这些活动进行治疗，分析时要考虑患者原来是否会做，是否安全，感觉运动功能和认知怎样。现以配戴假肢的患者准备热饮料（在厨房里烧开水、煮牛奶或咖啡等活动）为例进行具体分析。

（1）一般分析：①主动性。因口渴想喝咖啡，而不愿喝其他饮料；②一些相关因素，如年龄、性别、平常爱好、所处文化背景和社会现状，平时是否煮过咖啡；③时间按生活习惯；④安全性。知道有潜在的危险；⑤情绪。平常乐意做；⑥社会性。为两人准备；⑦文化性。为客人准备。

（2）分析步骤

1）进厨房：①运动。能独立行走，协调性和平衡功能好，能持物行走，下肢、骨盆和躯干诸关节和肌肉能活动，能保持直立的姿势；②感觉。有助于走动的本体感觉、视觉正常；③智能。有喝的要求（口渴），能进行社会交往，能做出决定，并知道在哪做。

2）准备工作：如从橱柜和冰箱里拿壶、杯、勺、咖啡、牛奶等；①运动。站立、行走、平衡、持物行走、弯腰或伸手拿物、四肢粗大运动、上肢精细运动和手的抓握（如侧捏、钩住、球形抓握和柱状抓握）；②感觉。本体感觉、视觉与触觉协调正常；③智能。记忆力、理解力、逻辑思维和操作顺序；④感知。空间结构、图形与背景的辨别力，有无失用、失认。

3）烧水：包括打开水壶盖，将水壶放进水槽，对准水龙头接水，关水龙头，盖上壶盖，提起水壶放在炉上，点火烧水等动作。①运动。在小范围的活动，与前述运动分析相同。上肢运动要分析关节的屈伸运动，还有肩关节的外展与内收、内外旋转、前臂旋前与旋后及各种抓握方式；②感觉。眼－手协调，浅感觉和本体感觉（触觉、温度觉、压力觉、肢体位置觉和运动觉），听觉；③感知。空间结构，视觉失认和失用，图形或背景的辨认；④智能。注意安全，记忆力，注意力，工作程序，合理安排。

4）将咖啡和牛奶放进杯子里：除上述活动分析外，还要分析以下几个方面：①抓握方式。侧手抓握，球形抓握，三指捏；②感知。立体觉；③智能。估计剂量。

5）冲咖啡：除上述活动分析外，还要分析以下 3 个方面：①感觉，包括触觉或温度觉。②感知。③嗅觉。

6）喝咖啡：①起动。端杯子，协调，啜咖啡，吞咽；②感觉。解渴的满足感，嗅觉，味觉，温度觉；③情绪。成功后的满足感；④社会。人际交流的技能。

（三）常用治疗技术

1. ADL 训练 通过治疗师对患者进行 ADL 训练，可以使患者尽可能达到最基本的生活自理能力。而生活自理是患者回归家庭、回归社会、提高生活质量的重要前提。因此，ADL 训练是作业治疗中非常重要的组成部分。

（1）床上训练：①良好体位。不同伤病（如脑卒中后偏瘫、脊髓损伤后截瘫或四肢瘫、脊椎术后、截肢后、腰椎间盘突出症、骨折、烧伤等）患者的卧床体位有不同的要求，但总的原则是保持良好功能位，防止肢体挛缩畸形，防止不良体位对疾病恢复的不利影响；②翻身训练。除了某些伤病（如脊椎术后、脊髓损伤等）对翻身有特殊要求外，一般卧床患者均应定时翻身，日间每两小时 1 次，夜间每 3 小时 1 次，交替采取仰卧位、左右侧卧位。有些疾病（如压疮、烧伤等）的患者需采取俯卧位。翻身可以改变对血管的压力，促进血液循环，防止产生压疮、关节挛缩、静脉血栓形成，也可以改善呼吸功能，有利于呼吸道分泌物的排出。病情允许时应尽量让患者主动翻身；③坐起训练。对长期卧床患者在病情允许时，先扶起靠坐，然后使之端坐，坐稳后从侧方或前后方推动患者，使之保持坐位躯干平衡，再训练前屈、侧屈、旋转时的躯干平衡。臂力良好的患者坐位平衡良好后可进行主动坐起的训练，坐在床上，以后再外移两腿，使两脚移至床沿下，在床边坐。可从卧位到坐位，再从坐位到卧位，反复训练。

（2）转移训练：在日常生活中，转移是完成各种动作的基础。当患者不能独立完成转移活动时，最适合的方法是教会患者及家属学会辅助转移方法。如果即使辅助转移也不能完成，还可以借助器械完成升降活动。

转移训练包括床与轮椅之间、轮椅与座椅之间、轮椅与坐便器之间、轮椅与浴盆之间以及轮椅与汽车座之间的转移，床上移动，卧坐站之间的转换等等。转移是一个复杂的动作过程，训练时要注意以下几点：①学习独立转移的时机要适当。太早则患者因失败而失去信心，太晚则因依赖而失去兴趣。②进行转移训练时要注意安全。如患者上下轮椅时必须先将轮椅刹制掣拉好，勿使轮椅滑动；转移时要充分发挥患者健肢支撑的力量，注意保持身体平衡，患者不能熟练操作时，需有人在旁保护、相助；进行被动转移时，如果扶抱者本身的力气偏小，应安排好必要的助手。③治疗师帮助患者转移时口令必须清楚。

（3）进食训练：①吞咽动作训练。参见本书言语及吞咽障碍治疗的相关部分。

②摄食动作训练。对上肢关节活动受限、肌力低下、肌张力异常不能抓握或动作不协调而不能正常摄食者，一方面要进行上肢功能训练，练习摄食动作。另一方面可使用自助餐具或加用辅助装置，如多功能固定带（万能袖带）用于握力减弱或丧失的患者；在碗、杯、盘底部加一固定器或橡皮垫，用于不能单手固定餐具或食物的患者；筷子加弹簧用于手指伸肌肌力低下者；患肢上举困难时可在餐桌上方装一个悬吊滑轮，以牵拉带动患肢上举送食入口。完成进食要求患者具备肘关节的屈伸功能方可。

（4）修饰动作训练：修饰动作包括洗漱、沐浴、口腔卫生、化妆、刮胡子、修剪指甲等。对有上肢功能障碍而不能自行修饰的患者，一方面要进行上肢功能训练，练习各种修饰动作；另一方面可使用自助用具或辅助装置。如使用电动牙刷、电动剃须刀；使用长柄或弯柄梳梳头；将毛巾拴在水龙头上，用健手将毛巾冲湿、拧干；将大号指甲剪固定在木板上修健侧手指的指甲；洗澡可用带长柄的海绵刷擦背等。

（5）上厕所训练：上厕所是生存最基本的事情。多数人在这一方面都不愿意依赖他人。患者能自行解决上厕所的问题，对于保持其自尊有重要意义，但这也是ADL训练中较难的一项。本项训练内容涉及上厕所前后穿脱裤子、自我清洁等。治疗师一方面需对此进行训练，另一方面可以对患者的家居环境提出改进意见，使患者便于使用厕所。例如使用轮椅者厕所内的空间应足够进行轮椅转移；厕所中安装抓卧扶手；上肢活动受限、截肢或手指感觉缺失的患者可使用安装在坐便器上的自动冲洗器清洁；下肢关节活动受限的患者可建议其使用可调节的坐便器等。

（6）穿衣动作训练：在进行穿衣动作训练时，首先要选用宽松、简单的衣物，以便患者能够更容易、更快捷地学会穿脱衣的步骤。必要时可对现有的服装略加修改以帮助患者穿脱。如将纽扣换成挂钩、拉锁或尼龙搭扣；需要系皮带的裤子改成松紧口休闲式裤子等。其次应选择稳定性好的坐凳进行，以增加其稳定性。对于由于认知障碍不能正确判断衣服正反、内侧外侧的患者，可以在服装的特殊部位设置明显的标志。例如，用红色水笔在服装内侧的缝边上画上明显的记号，告知患者必须把有红色记号的一面穿在里面。另外，脱掉衣服后把衣服放好，也应包括在患者的训练程序中。此外可使用自助具，如用带长柄的钩子拉拉链或上提裤子、袜子；用长柄鞋拔提鞋。

（7）家务劳动训练和指导：包括清洁卫生，如铺床、打扫、室内布置、洗晒衣服、烫熨衣服等；烹饪炊事，如洗菜、切菜、烹调、餐桌布置、洗涤餐具、炊具等；财务管理，如选购物品、钱财保存等；还包括门户安全、使用电器、抚育幼儿、收听广播、看电视、阅读书报、信件处理等。

进行以上家务劳动时必须注意安全。不要登高，避免切割伤、烫伤、电伤，必要时使用自助具，如轻巧灵便的或带有 C 形夹的炊具、电话话筒、执笔器、打字器。切土豆、瓜果等圆形食物时使用带有钉子能将圆形食物插入固定住的切菜板。取高处、远处物品时使用长柄的自助具。

此外，必要时需教会患者使用辅助装置，如穿鞋夹、穿袜器等。并进行家居环境改造的指导，以帮助患者最大限度地达到生活自理。

2. 职业技巧训练 职业技巧训练指恢复工作前或就业前的训练。作业训练的内容包括基本劳动和工作的技巧，如木工作业、金工作业、机械装配与维修、车缝、皮工作业、纺织作业、办公室作业（打字、资料分类归档）等。

（1）与原工作相近的技能训练：如某一患者原为木工，现因受伤后残留肩、肘关节功能障碍，应选择与原木工或相近的职业劳动进行训练。如原为钟表修理人员，现手指损伤后残留功能受限，即可选择修理钟表作为作业治疗。此类训练，只要安排合适，配有必要的工具，稍加指导和督促即可完成。

（2）对有明显手指、手腕精细协调功能障碍者的技能训练：不必选择对手指、手腕有高度要求的工种，而应选择以恢复手的精细协调功能为主的较简单的技能，如用尼龙绳或毛线进行编织，或泥塑和其他各种金工活动等。此时除有一定工作场所和必要的设备器材外，还需有一名精通该项技能的治疗师具体指导。要根据患者功能受损程度选择合适的方法、制订合理的步骤进行治疗。在治疗中还应不断地鼓励和帮助患者。

（3）根据个人爱好选择相应的作业技能训练：此时仍应服从该项技能训练要有助于恢复该患者残损功能这一原则，经医师同意可有选择性地进行。这类内容更加广泛，可以从实际出发，选择相近的技能。此类方法和要求同上。

（4）为恢复就业前的肌力、耐力等所要求的技能训练：可参照运动疗法一章中的有关方面进行。

（5）就业咨询：在作业疗法疗程中、疗程后进行就业咨询。根据患者的年龄、性别、原有技能、专长与兴趣、现在的身体功能状况以及预后、未来的工作条件，向患者提出有关就业的意见和建议。

3. 认知训练 包括注意力、记忆力、理解力、复杂操作能力、解题能力等方面的训练。具体的训练参见本书的相关章节。

4. 感知训练 主要是对周围及中枢神经系统损害患者进行触觉、实体觉、运动觉、温度觉的训练。例如对触觉失认的患者，可先在遮住其双眼的情况下，练习对各种物品形状和质地的感知，然后立即让患者双眼观看物体，以便给予视觉反馈。对单侧空间忽略的患者可以安排一些穿越中线的活动，如将沙袋抛给或将物品传递给其左右的人；在其面前铺开扑克牌做配对游戏；进行一些删除游戏等等。

5. 手工艺和园艺疗法 手工艺疗法通过各种手工艺，如泥塑、陶器、工艺编织（藤器、竹器、绳器等）等作业进行治疗。园艺疗法通过种植花草、栽培盆景、园艺设计等作业进行治疗。两者均具有身心治疗价值，不仅能改善手的细致功能活动，训练创造性技巧，又可转移对疾病的注意力，改善情绪。

进行手工艺和园艺疗法时，治疗师可根据患者的功能情况、治疗的目的有选择地安排治疗。以绳编工艺为例，它主要是利用线绳编结出装饰品、生活用品等。中国结就是绳编工艺的代表作。绳编工艺可以设计多人参加的小组活动，也可以由一个患者独立完成。此外，可以通过作品大小的变化、绳索粗细的变化、花样编结难度的变化等来调节作业的难易程度和训练目标的着重点。例如以改善肩关节运动范围为目的而选择此项活动时，可编结诸如门帘一类的大型作品。因为较大的作品需要的绳索比较长，需要肩关节做大范围的运动才能完成编结的动作，从而达到提高肩关节运动功能的目的。若试图通过此项活动提高手指精细动作，就可以选择一些小型精致的作品，并选用较细的线绳来进行操作。

6. 游戏和文娱疗法 健康的生活来源于身体、精神心理以及社会三方面有机协调统一。游戏和文娱疗法的价值正是这三方面有机结合的体现。游戏和文娱疗法包括舞蹈、戏剧表演或欣赏、划船、钓鱼、棋艺、音乐、各种球类活动在内的各种活动，常以集体的形式进行治疗。如截瘫患者的射箭比赛、篮球投篮，偏瘫患者的郊游、游泳，截肢患者的羽毛球比赛，脑性瘫痪进行搭积木游戏。这些对身心都有很好的陶冶和治疗作用，还可使患者处在群众之中，转移对疾病的注意力，增强战胜伤残的信心。对这类患者的治疗，除注意局部病残功能受损程度外，还需注意脏器功能，以防在治疗中发生意外。要充分掌握轮椅、假肢和各种支具装置的应用，只有在非常熟练操作后，才有可能参加游戏和文娱活动。

7. 计算机辅助训练 微型计算机功能已经相当强大，可以在作业疗法中发挥很大的作用，而且价格低廉，可以普及。

（1）计算机硬件的改装：由于使用者为残疾人，作业疗法对所用计算机有一些特殊要求，需要做一些改装以利于残疾人使用。如目前的计算机命令多是通过键盘进行输入的，键盘的布局和排列，对于上肢功能正常的健全人来说，是十分简便的。

但是，对于瘫痪的患者来说则比较困难。例如高位截瘫的患者根本无法操作传统的标准键盘；对于偏瘫患者来说，由于手指的功能受限，很难准确控制标准键盘上的键，而且，单手操作则降低了输入的速度。这就需要对键盘进行改装。上肢关节活动度和肌力明显下降的患者可以选择微型键盘。由于微型键盘只有 4 寸长，手指只需放在键盘中央，稍做移动，就可以按到每个键。精细动作不能的患者很难控制标准键盘上那些较小的键，可以选择特制的大键盘来进行输入操作。又如鼠标控制对健全人是非常方便的，但是，如果瘫痪患者不能使用鼠标，就可以使用鼠标模拟器来进行输入操作。上肢功能受限或四肢瘫痪的高位截瘫患者可选择头控鼠标。它是一个特制的头盔，患者佩戴后，只需移动头部，便可把鼠标的信号输入计算机，并有效地实现所有的鼠标功能。

（2）计算机软件：治疗软件应当特别编制，编制的目标有：①认知。集中注意力、记忆力、思维能力。②概念。左右识别、空间定向、图像背景识别、视觉扫描、序列和匹配。③运动力。游戏通用程序由于能引起患者的兴趣，故能促进患者增加手指活动及活动的灵巧性。④生活技能。家庭财务计划和现金管理、购物。⑤工作技巧。打字、股票买卖程序，其他实用工作程序。⑥教育。正常的教育程序，或从计数识字开始，以至各种高等教育。

（3）实际应用举例：模拟驾驶训练系统的主要功能是给伤残患者提供一个模拟的环境，以评估和训练患者的驾驶能力。与一般的电脑驾驶游戏不同，本系统根据驾驶者的操作信息，提供一个真实的驾驶环境。本系统由一台电脑主机和配件组成，在整个模拟过程中的数据收集和处理由电脑完成，并可即时提供患者驾驶能力的评估结果。

8. 康复辅助用具、矫形器的训练和指导　患者康复辅助用具、矫形器的选购、设计、改造和使用都需要指导，以产生积极的康复辅助作用。具体参见本书康复工程的相关章节。

9. 改造生活、工作环境的指导　行走不便以及需以助行器、轮椅助行者对通道及房屋设施、布局有特殊的要求，应有相应的设施，保证无障碍通行。

（1）门口：使用轮椅者通行的门口不应有门槛、台阶，应为平地或防滑斜坡。门口宽度大于轮椅宽度，一般应在 80cm 以上。

（2）通道：轮椅的通道一般应为 1.2m。步行障碍者的通道侧壁应有离地面 0.65～0.85m 高的扶手。

（3）楼梯：每级梯的高度不应大于 15cm，深度为 30cm 以上，宽度在 1.2m 以上，两侧有0.65～0.85m的扶手，梯面要防滑。

（4）坐便器：坐便器的高度一般以膝关节屈曲不超过90°为宜。用坑式便器时需加用中空的恭凳或如厕专用轮椅，侧墙有扶手。

（5）洗手池：乘坐轮椅者的洗手池底部的高度应允许轮椅放入，便于乘坐者伸手用水。装有长柄式的水龙头更易操作。

（6）浴盆：乘坐轮椅者的浴盆盆沿高度应与轮椅座的高度相应，浴盆底部与地面应有防滑装置，盆周墙壁有扶手，水龙头为长柄式，或使用手持式淋浴喷头。

（7）室内布置：地面应防滑。使用轮椅时不铺地毯，通道宽1.2m。乘坐轮椅者的床侧、柜前、桌前应有足够的活动空间，容许轮椅回旋。餐桌或书桌下应能容许轮椅推进，乘坐者能坐在轮椅上进行桌面操作。需经常取用的衣物以及水龙头、电开关、插座等应在患者伸臂或使用自助具可及的高度。

（8）环境条件：应光线充足、空气新鲜。

以上作业治疗项目由康复医师和作业治疗师根据治疗目标和需要以及设备技术的条件进行选择。

（四）作业疗法处方

1. 一般项目 包括患者的姓名、性别、年龄、职业、诊断以及患者的兴趣爱好、特长等项目。

2. 治疗目标及项目 治疗目标根据康复评定的结果制定。作业疗法项目的选择必须参照患者的体力、病情、兴趣、生活与工作的需要，因人而异地进行。同时要参照医院、社区、家庭、环境的条件，因地制宜。此外，作业治疗强调患者主动参与，如患者主动性不足，应积极找出原因（如病情、兴趣等），随时调整治疗处方。

3. 治疗剂量 这是作业处方最困难的部分。对于治疗剂量，作业治疗师要更为敏感地去考虑。作业疗法的治疗活动是复杂的、涉及范围较广的活动，所以有时要耗费更多的体力。而且，患者在作业疗法中，一般情绪较高，兴趣较大，所以不能立即开始，规律地休息，经过一定时间后又立刻结束或机械地开始、休息、结束，其治疗时间不易控制。例如，有患者兴趣盎然在某一阶段不休息而继续作业的情况，容易导致疲劳，从而影响康复的进程。因此，治疗师应将作业治疗的剂量记入处方。

患者的个体情况不同，选择的作业治疗的剂量也不同。在作业治疗处方中应根据患者的情况，列出作业治疗的强度、治疗时间和频度。

（1）作业治疗的强度：作业治疗的强度与作业时体力劳动与脑力劳动的强度、

体位和姿势，作业的材料与用具、技巧，是否加用辅助用具等多种因素有关。以推锯锯断作业为例，根据材料不同，如木条粗细、硬度等，治疗强度亦不同。制定处方时必须详细具体规定，并在疗程中根据患者的适应性与治疗反应予以调整。强度的安排与调整必须遵照循序渐增的原则。

（2）治疗时间和频度：根据患者的具体情况和循序渐进的原则进行安排，一般每次 20~50 分钟，每日 1~2 次。出现疲劳等不良反应时应缩短时间，减少频度。

（3）注意事项：在处方中，作业治疗的禁忌证以及注意事项应该详细记录，这样可以有效地保证治疗效果和治疗安全，避免意外的发生。例如，在注意事项中详细交待患者禁忌的体位以及不宜进行的动作，如"使手活动，肩部不动"等。在禁忌证方面，如对于慢性肺气肿的患者，应禁忌进行能放出刺激性气体的镀金作业或粉尘较多的钻土粉碎作业。

4. 作业疗法处方举例　一男性患者，38 岁，机械工人，手部损伤术后恢复期，拇指对指及示、中二指的对指和屈伸功能障碍，须进行作业治疗，经过作业功能的检查和评定后，为患者开出作业疗法处方（表4－2）。

表 4－2　　　　　　　　　　作业疗法处方示例

序号	治疗种类	治疗目标及项目	强度和频度	注意事项
1	ADL 训练	恢复手精细活动功能，如解、结衣扣，手持碗筷，梳头，拧干毛巾	每日 1~2 次，每次 60 分钟	可给家庭作业回家自己练习
2	职业技巧训练	为恢复劳动能力做准备，如拧螺丝母、装配机械设备	每日 1 次，每次 30~45 分钟	
3	工艺疗法	训练手精细功能，改善情绪，如泥塑、编织等	每周 2 次，每次 1~2 小时	循序渐进
4	职业前评定和就业咨询	治疗后期安排，决定是否需要改变工作		

三、言语疗法

交流是人类最重要的活动之一。语言交流的手段虽然很多，比如听、说、读、写、手语、形体语言等，但口头语言（言语）却是最重要的交流手段。当发生交流障碍时，言语疗法（speech therapy，ST）就显得非常重要，是不可或缺的。

言语疗法，又称为言语训练或言语再学习，是在正确评价言语功能障碍的基础上，通过训练指导、手法介入、使用辅助器具和（或）替代方式等手段促进言语障碍者交流能力改善的过程。

（一）治疗原则

1. 全面评定原则 治疗前，应对患者进行全面的言语功能评定，制定针对性的治疗方案；治疗过程中，要定期进行评定，从而根据评定结果调整治疗方案，了解治疗效果。

2. 早期进行原则 原则上言语介入治疗开始得越早，效果愈好。急性期病情稳定后（患者生命体征平稳，能耐受30分钟训练且无明显疲劳感时）就可以在床上开始训练。治疗的关键是对于有言语障碍的患者早期发现，早期治疗。

3. 针对性治疗原则 对于类型不同、病变程度不同、文化程度高低不同、治疗需求不同的患者，治疗师应制定个体化的康复训练目标，选择针对性的治疗措施。不能程式化的对待每一个患者。

4. 正确反馈原则 根据患者对治疗的反应，要选择性强化正确的反应，帮助患者坚定治疗信心；避免直接纠正错误的反应，而应提供正确的答案和继续下一个刺激。

5. 主动参与原则 言语治疗的本身是一种交流的过程，需要患者的主动参与，治疗师和患者之间、患者和家属之间的双向交流是治疗的重要内容。

（二）适应证

原则上讲，除了伴有严重意识障碍、情感障碍、行为障碍、智力障碍或有精神疾病的患者，以及交流意愿极其低下不能配合治疗的患者以外，所有言语障碍的患者都是进行言语治疗的适应证。

（三）失语症的治疗

言语障碍的治疗包括失语症的治疗和构音障碍治疗。

1. 失语症的治疗 失语症的治疗方法很多，目前还没有统一的分类标准。一般将其分为传统刺激法、实用交流能力训练、代偿手段的利用和训练。

（1）传统刺激法：该方法是失语症传统的系统康复方法，在失语症治疗领域中占有很重要的地位。该方法主要是利用较强的听觉刺激，适当及多途径的言语刺激来对患者进行反复的刺激，并根据患者反应的情况对刺激进行强化或矫正。当患者对刺激的反应正确时，要通过鼓励和肯定进行正性强化；如果因为刺激不当引起反应不正确，则应该修正刺激。

1）听理解训练：①语词听觉辨认。治疗师说出某词后，让患者进行指认。②执行命令。出示一定数量的实物、图片或者词卡，治疗师发出指令，让患者完成简单的动作。

2）口语表达训练：①词组完成。从最简单的数字、诗词、儿歌或歌曲开始，让治疗师和患者共同完成词组的表达。如治疗师说："丈夫和……"，患者回答："妻子。"②复述单词、句子、短文。③实用化练习。将练习的单词、句子应用于实际生活。如提问："杯子里装着什么东西？""你渴的时候怎么办？"，让其回答。

3）阅读理解及朗读训练：①视觉认知。让患者将相对应的字卡和图卡进行组合练习。②听觉认知。给患者出示一定数量的字卡，让患者在听到治疗师读出一个词后，指出相应的字卡。③朗读单词。出示一定数量繁简不等的词卡，反复读给患者听，然后鼓励患者一起朗读，最后让其自己朗读。通过暗示与引导纠正错误。④句子、短文的理解和朗读。从报刊的记事、小说、故事中选出患者感兴趣的内容，患者跟随治疗师同声朗读，即使跟不上也不等待，不纠正，数次后鼓励其自己读。尽量选择有趣的读物反复练习，并且每日坚持。

4）书写训练：该训练的目的是使患者能够逐渐将语义与书写的字词联系起来，达到有意义的书写和自发书写水平。从抄写和听写单词开始，逐步过渡到简单短句、复杂长句、短文；最后可做描述性书写（让患者看物品图片写单词；看动作图片写叙述短句；看情景图片写叙述文；记日记、给朋友写信）。

不同类型失语及其程度的言语训练内容见表4-3。

表4-3　　　　　　　　　　不同类型失语及其程度的言语训练内容

失语形式	程度	训练内容
听理解障碍	重度	单词（画、文字）匹配
	中度	听短文，做出是或否的反应；执行简单指令
	轻度	复杂句、短文、长文章
阅读障碍	重度	画字匹配（日常物品，简单动作）
	中度	读短句，执行指令
	轻度	复杂句、短文、长文章
常用词使用障碍		
说	重度	复述（单音节、单词、系列语、问候语）称呼
	中度	简单句表达
	轻度	描述情景画
写	重度	写姓名，听写日常用词
	中度	简单句书写
	轻度	复杂句、短文书写，描述性书写，日记
其他		计算，查字典

（2）实用交流能力训练：实用交流能力训练的目的是使言语障碍的患者能够最大限度地利用残存的能力（语言的或非语言的），确定最有效的交流方法，提高日常生活所必需的交流能力。训练应以实用为主，采取多种手段并随时调整交流策略。在训练中，应该重视与患者的双向交流。

目前应用较多的是由 Davis 和 Wileox 创立的 PACE 技术。该技术遵循交换新未知信息、自由选择交往手段、平等分担会话责任、根据信息传递成功度进行反馈的原则进行实用化的交流能力训练。这是目前国际上公认的训练实用交流能力的有效方法之一。

PACE 技术适合于各种类型及程度的语言障碍者。基本的训练方法是在训练时，先将一叠图片正面向下扣在桌子上，治疗师与患者交替摸取，不能让对方看见自己手中图片的内容。然后，双方运用各种表达方式（包括呼名、迂回语、手势语、指物、绘画等）将信息传递给对方，接受者通过重复确认、猜测、反复质问等方式进行适当的反馈，以达到训练目的。治疗师可根据患者的能力提供适当的示范。

（3）代偿手段的利用和训练：非言语交流对失语症患者来说是一种重要的交流方式，特别是对那些经过系统的言语训练，疗效甚微的严重失语症患者更为必要。

1）手势语：在交流活动中，手势语不单是指手的动作，还包括头及四肢的动作。训练时，治疗师先示范，然后让患者模仿，再进行实际情景联系，强化手势语的应用。

2）画图训练：画图训练具有所画图不会瞬间消失的特点，可让他人有充足的时间推敲领悟，并可保留以供参照，用画图表达时可随时添加和变更。训练中应鼓励并用其他传递手段，如画图加手势、加单字词的口语、加文字等。

3）交流板或交流手册的训练和使用：适用于口语及书写交流都很困难，但有一定的认识文字和图画能力的患者。交流板、交流手册是由常用的字、图片或标志组成，患者通过指出交流板（交流册）上的内容来表明自己的意图。交流板内容简单，但携带不方便；交流手册内容多，可以随身携带。

4）其他：包括触按说话器、发音器、电脑说话器、环境控制系统等。

2. 构音障碍的治疗 制定构音障碍的治疗计划之前，治疗师要明确患者的病史、临床诊断，尤其是构音障碍的严重程度、损伤部位、范围和性质，并为预后做出大致判断。可从说话功能训练、强化残留能力训练等方面对构音障碍患者进行训练。

（1）呼吸训练：以增大气流量和改善气流控制，改进发音功能为目的。可以进行以下练习：用吸管在水杯中吹气练习，鼻深呼吸练习，屏气呼气练习，呼气时发音等练习,对发音低、气息声弱、语句短有显著治疗效果,是各种类型构音障碍的基础训练方法。

(2) 肌力训练:对发音器官肌肉瘫痪无力的可以使用冰刺激的方法,比如对于软腭瘫痪、面肌瘫痪的患者可用冰块快速刺激来进行治疗;有一定肌力,但仍需加强者或者需与拮抗肌平衡肌力时可进行电刺激、针灸或抗阻训练以增强肌力,如舌肌抗阻训练、口面肌抗阻训练等。

(3) 发音器官运动活动训练:肌肉收缩的力量、时间、运动范围、运动速度和准确性与方向对产生正常言语是至关重要的。本训练主要是训练发音器官运动活动的范围、准确性和运动速度。最常见的是发音动作和发音肌群的损害。训练时,要首先集中训练运动力量、范围和运动的准确性,随后再进行速度、重复和交替运动练习,这些运动对于产生准确、清晰的发音是非常必要的。

1) 下颌运动训练:主要针对患者的张口、闭口、下颌前伸、左右侧移等动作进行训练。包括:①将下颌向左右两边移动,并夸张地做咀嚼动作,各重复10次。②将上下唇合紧,闭气,做鼓腮运动,维持5秒后放松,重复10次。

2) 舌、唇运动训练:几乎所有的构音障碍患者都存在舌唇运动不利的问题,会导致发出的音歪曲、置换,甚至难以理解,所以要训练患者唇的张开、闭合、前突、缩回以及舌的前伸、后缩、上举、向两侧的运动等。

①唇部运动。咬牙发"yi"音,嘟嘴发"wu"音,各重复5次后,进行交替发音练习;双唇含住压舌板,患者用力合紧双唇对抗治疗师拉出压舌板,维持5秒后放松,重复5~10次。

②舌运动。舌头尽量伸出口外,然后缩回,放松;舌头中部缩向口腔内,尽量顶向后处,然后放松。以上动作各重复5~10次后,再进行动作交替训练。舌尖伸向左唇角,维持5秒,再转向右唇角,维持5秒后放松,重复5~10次。舌尖舔唇1圈,重复5~10次。舌尖伸出口外,舌尖向上与压舌板用力抵抗,重复5~10次。

训练时应该面对镜子,这样有利于患者模仿和纠正动作。还可以用冰块摩擦面部、唇以促进运动,每次1~2分钟,每日3~4次。

3) 交替运动:颌、唇、舌运动交替进行。

(4) 语音训练:主要是训练患者言语清晰的程度,增加发音难度训练。在训练过程中,应该把训练的重点放在单音训练,逐渐过渡到练习字、词、词组、语句朗读。当患者发单音困难时,治疗师首先应明确患者是否已经进行了足够的发音器官训练和交替运动训练,只有当舌、唇、颌以及软腭的运动范围、运动力量、运动速度、协调性和准确性的训练已经完成，才能进行发音训练。

（5）发音训练：痉挛型构音障碍的喉运动异常主要是内收增强，而迟缓型则相反，内收减弱。因此，应根据患者的具体情况来选择训练方法。

1）发音启动：深吸气，用嘴哈气，然后将这一发音转化为发元音"a"，大声叹气，促进发音。

2）持续发音：患者能够正确启动发音后就可以进行持续发音练习。一口气尽可能长时间地发元音，用秒表记录持续发音时间，最好能够达到 15～20 秒。由一口气发单元音逐步过渡到发 2～3 个元音。

3）音量控制：音量尽量大或由小到大，或由大到小，或一大一小交替改变音量。

4）音调控制：许多构音障碍者表现为语音单调或者高音异常，如过高、过低或过短。因此，有必要扩大高音范围，帮助患者找到最适音高，在该水平稳固发音。

5）共鸣：深吸气并鼓腮，维持数秒后呼出；空管置入空中吸气；发双唇音及摩擦音。

（6）语言节奏训练：音色、音量、音高、音长四个要素构成语言的节奏，其中任何一个要素在一定时间内有规律的交替出现就可以形成节奏。构音障碍的患者常常存在重音、语调、停顿不当和不协调，言语韵律、平仄、长短、语气没有变化等问题，使他人往往难以明白患者的真实意图。因此，语言节奏训练非常重要。

在训练中，利用呼吸控制技术有助于发音，且能为节奏和重音的控制奠定基础；患者通过节奏性很强的诗歌朗诵，可以促进对节奏的控制；还可以利用视、听生物反馈技术把患者的声音信号转变为视觉信号，帮助患者加强对自己语言的调节控制。

（7）替代技术：对于重度构音障碍，常规训练无效的患者，言语治疗师可根据每个患者的具体情况和未来交流的实际需要，选择替代言语交流的一些方法予以训练，如图画板、词板、句子板等。近年来，国外采用计算机辅助交流系统来帮助中度构音障碍的患者改善言语交流障碍，取得了良好的效果。

四、心理疗法

心理疗法是指以心理学理论为指导，运用心理学方法，解决患者的心理、情绪、认知行为等问题，以缓解或消除患者的各种不良情绪、行为及症状，使患者恢复健康的治疗方法。

（一）心理治疗的主要特征

英国心理学家艾森克归纳了心理治疗的 6 个主要特征：

1. 心理治疗是一种两人或多人之间的持续的人际关系。

2. 参与心理治疗的其中一方有特殊经验并接受过特殊专门训练。

3. 心理治疗的其中一个或多个参与者是因为对他们的情绪或人际适应、感觉不满意而加入这种关系的。

4. 在心理治疗的过程中应用的主要方法实际上是心理学的原理，包括沟通、暗示以及说明等机制。

5. 心理治疗的程序是根据心理障碍的一般理论和求治者的障碍的特殊起因而建立起来的。

6. 心理治疗过程的目的就是改善求治者的心理困难，而后者是因为自己存在心理困难才来寻求施治者帮助的。

（二）患者的一般心理特点

在康复治疗过程中，患者的心理反应是十分复杂的。熟悉和掌握患者的心理特点对心理医师和康复工作者有着特殊重要的作用。

1. 精神抑郁　是患者最常见的一种心态。通常有 5 种特征，即悲哀的、冷漠的心情；消极的自我概念，含有自我谴责、自我责备；回避他人的期望；睡眠、食欲和性欲的丧失；活动水平上的变化，有时为激动，有时也可为嗜睡。

2. 焦虑、恐惧　患病时心理应激引起的矛盾冲突，易产生焦虑、愤怒、束手无策、绝望、罪恶、羞愧等不愉快的情感。

3. 脆弱、易激动　表现为行为、情感退化，不能忍受疾病带来的压力及痛苦，顾虑疾病对自己的家庭、工作、前途带来的影响，因此常常感到周围一切都不顺心。

4. 怀疑　表现为对别人的言语表情及周围环境敏感多疑，尤其以久治不愈、诊断不清的患者表现明显。

5. 孤独和不安全感　患者担心别人远离自己、受到冷落或怕别人鄙视，常常希望周围的人关心自己，希望家人或朋友的陪伴。

6. 适应能力低　表现为主观异常感觉增多，认为周围的环境对健康恢复不利，愿意住到医院，受医院的保护和重视。

7. 固执与否认　表现为不愿听取别人的建议，固执己见，这两种心理在患者身上常相伴而生。

8. 侥幸　患者存在侥幸心理的现象非常普遍。

9. 暗示　暗示心理人皆有之，且患病者尤为明显。

10. 依赖和被动性增加　人一旦生病，自然会受到亲友们的照顾，成为被关心、帮助的对象，且患者自己的行动不便，从而造成患者对亲友的依赖和被动性增加。

11. 敏感和自尊　主要表现在希望受到重视和不能听取相反的意见。

（三）患者的心理需要

在心理治疗的过程中，掌握患者的心理需要尤为重要。在康复治疗中，患者常见的心理需要有以下几种：

1. 尊重　一般而言，患者认为自我被认识和受尊重，会加深医务人员对自己的重视，从而受到较好的治疗待遇。

2. 适应　首先是角色的转换以适应所患疾病。

3. 安全　患者一般都希望早日康复出院，恢复正常的生活。

4. 刺激　健康人的日常生活往往是丰富多彩的，而患病后则往往被束缚和封闭在一个单调的世界里，患者始终处于一种被动的状态，觉得无所事事，度日如年。

5. 有关信息　由于医院这一特定的环境，以及思考的社会活动范围的缩小和活动能力的减弱，患者的信息来源渠道也相对狭窄，常常需要了解住院生活制度、治疗安排、自身疾病的进展与预后、如何配合治疗、有关嗜好习惯与治疗过程等。

6. 获得安慰　不管意志多么坚强的人，一旦患病后，心理平衡都会被打破，因而再乐观豁达的患者也希望获得人们的安慰和鼓励，以增强战胜疾病的信心。

（四）治疗原则

心理治疗必须建立在密切的医患关系基础之上，这是心理治疗成败的关键之一。为了确保建立良好的医患关系，必须遵循以下几个原则：

1. 接受性原则　对所有求治的患者都要做到一视同仁，诚心接待，耐心倾听，热心疏导，全心诊治。治疗者应持理解、同情和关心的态度，认真倾听患者的诉说，这样才能赢得患者的信赖。

2. 支持性原则　在充分了解求治者心理疾患并对其心理病因进行科学分析之后，治疗者通过言语与非言语的信息交流，给予求治者精神上的支持和鼓励，使其建立治愈疾病的信心。对求冶者所患的心理疾病或心理障碍，要从医学角度给予科学的解释说明，并且找出正确的解决方式，语气要亲切、坚定、慎重，充满信心，让患者感到你的治疗是有科学依据的，从而获得强大的心理支持。

3. 保证性原则 在认真分析患者的症状、体征，做出诊断和确定治疗方案的基础上，向患者进行科学恰当的、实事求是的解释和保证，让患者感到你的诊断和治疗有理有据，非常可信，以解开求治者的心理症结，促进其人格健康发展。

4. 保密性原则 对患者的姓名、职业、病情及治疗过程要保密。患者一般不愿公开自己的病情，因此对于求治者的相关病情资料要保密，包括对亲朋诉说、同事间的交流或公开发表都应注意。

（五）常用的治疗方法

1. 支持疗法 通过安慰、劝解、疏导、鼓励、调整环境等方式给患者以心理上的支持和安抚，增强患者对残疾的心理适应能力，是一种基础性心理治疗。当残疾发生后，患者处于焦虑、易怒、恐惧、郁闷和悲观之中，治疗者亲切的态度、暖人的话语、科学权威的解释，均会给患者心理上的支持，使患者减轻或消除焦虑、抑郁、自卑、绝望等负性情绪，树立战胜疾病和残疾的信念，积极主动地进行康复训练。对焦虑和抑郁情绪较突出的患者，应鼓励其述说内心的忧虑和苦闷。治疗者要协助分析患者发病及症状迁延的主观、客观因素，应把患者康复的结局实事求是地告诉患者，并告诉患者应做哪些方面的努力。要调动患者的主观能动性，鼓励患者通过自己的努力来改善功能。有时患者会对治疗者产生依赖，这将影响患者的康复。

2. 行为疗法 行为疗法是运用学习理论和条件反射原理，来转变患者症状和行为的一种治疗方法。其理论基础是行为主义理论中的学习学说、巴甫洛夫的经典条件反射学说。行为疗法把治疗的着眼点放在可观察的外在行为或可以具体描述的心理状态上。因此，行为疗法的代表人物之一沃尔普将其定义为，使用通过实验而确立的有关学习的原理和方法，克服不适应的行为习惯。行为疗法主要用于治疗部分神经症（恐惧症、焦虑症、强迫症等）、心身疾患（高血压、慢性疼痛和失眠），自控不良行为（肥胖症、神经性厌食、烟酒和药物成瘾等）、性功能障碍（阳痿、早泄、阴道痉挛等）和性变态行为等。常用的行为疗法有系统脱敏法、满灌疗法或冲击疗法、阳性强化疗法、自我控制法、认知行为疗法、模仿法、发泄疗法、厌恶疗法等。

3. 认知疗法 认知疗法的主要着眼点在患者非功能性的认知问题上，企图通过改变患者对己、对人或对事的看法与态度来改变并改善所呈现的心理问题。其理论基础是，心理障碍的产生是由于错误的认知，而错误的认知导致异常的情绪反应（如抑郁、焦虑等）。帮助患者区分自己的理性与非理性观念，通过挖掘、发现错误的认知，加以分析、批判，代之以合理的、现实的认知，就可以解除患者的痛苦，使之更好地适应现实环境。

对慢性病患者，要让他接受疾病存在的事实，用平和的态度去对待，要看到适应能力可通过锻炼而改善，且能使器官功能处于一种新的动态平稳，激发患者奋发向上的斗志，积极主动地克服困难，使患者更好地执行各种康复措施，争取各项功能的最佳康复。

4. 社会技能训练　社会技能一般是指一个人有效的应付日常生活中的需求和挑战能力，它使一个人保持良好的精神状态，在他所处的社会文化环境中，在与他人的交往中表现出适当的和健康的行为。具体包括处理问题技能、思维技能、人际交往技能、自我定向技能、控制情感及行为技能。

社会技能训练用于矫正各种行为问题和增进社会适应能力，以训练对象的需求和问题为中心，强调主动性、积极性、参与性和操作性相结合，强调各种心理技能实用性，强调训练对象对社会技能的掌握度。

（六）残疾的心理治疗

无论患何种疾病，当一个人察觉到自己失去健康时，就产生某种痛苦或不适的信息，而对疾病，尤其是严重损害功能或威胁生命的疾病，任何人都不可能无动于衷，都会产生不同程度的心理反应或精神症状。

1. 新近残疾的心理问题及处理

（1）心理问题：突然发生明显的残疾（如脊髓损伤、脑卒中和截肢），身体状态因而发生根本性变化。患病后的即刻反应分为3期：①心理休克期。主要特点是茫然失措，不知该做什么，出现一些无目的、下意识的动作与行为，有时可出现与现实的分离感。此阶段持续数天或数周。②心理冲突期。特点是思维混乱、无法集中注意力，出现丧失感、无助感，感到绝望、抑郁、焦虑，患者不知如何面对现实，如何有效地去解决或改善环境，病前对未来完整的生活计划（如婚姻、家庭、工作、学业、人际关系等）变得不确定，患者表现为惶惶不可终日。此期患者多采用否认机制来减轻心理反应。③退让或重新适应期。此期患者在回避的基础上，不得不开始面对现实，降低原来的生活期望，搁置原来的生活计划，开始调整自己的心理状态与行为来适应患病和减轻这一现实。

（2）心理治疗：处理此期患者应做到以下两点：①要认识到只要使用合理的医疗技术和措施，患者的情况能够改善，急性期患者较容易接受暗示。处理时应以平静、理解、审慎和合作的态度开展工作，还要帮助亲属也认识到这一点。②行为治疗的基本原则是重建新的替代行为，目的是帮助病残者在重建的新环境中生活，从而提高患者的适应能力和技巧，进而追求新的康复目标。

2. 残疾认同过程中的心理问题及处理

（1）心理问题：随着患者逐步接受现实，患者的心理反应以情绪变化为主，伴有行为和社会功能改变，表现为：①依赖性增加，被动性加重，行为幼稚化，要求别人关心自己。②主观感觉异常，对身体内脏器活动的信息特别关注，常有不适感。③易激惹、情绪波动、容易发怒、容易伤感，常因小事发火，事后又后悔不已。④焦虑、恐怖反应及抑郁情绪相当常见。⑤害怕孤独，患病后特别思念亲人，希望有人陪伴，不敢一人独处，甚至夜间不敢关灯睡觉。⑥猜疑心加重，重病患者及残疾者常对医师或家人察言观色，推断是否有严重病情被隐瞒。⑦自卑感加重。

（2）心理治疗：对于退缩或攻击性行为的心理治疗，重点应该放在减少康复治疗中不易为患者接受的方面，减少逃避行为所造成的直接后果。在这个过程中，关键是应首先建立良好的医患关系。

在康复治疗的开始阶段，医师应强调有效行为，用积极、双向临时性强化代替自然强化，当患者获得较多的功能行为，并重新参加家庭和工作活动时，有效行为就容易为患者所采用。强化因素发挥作用的程度，要视每个患者的具体情况而定，取决于患者既往的经验，只有在预期要影响的行为出现后立即进行这类强化刺激，这种强化作用才会更有效。

3. 抑郁状态的心理治疗

（1）心理问题：抑郁可能被看做是一种丧失强化刺激的状态，由于残疾发生带来生活方式的突然改变，失去了过去生活中的鼓励因素，其结果是萌生忧伤和抑郁。这在新近残疾者中尤其常见，长期住院也可能出现这种情况。抑郁可以只表现为暂时的情绪低落，也可以表现为有自杀倾向的严重状态。

（2）心理治疗：其重点应放在帮助患者迅速得到鼓励的因素，应该对患者过去从事的在目前条件下易于做到的活动进行分析，还要努力向患者早日提供与治疗有关的操作任务，以诱发患者对强化刺激的反应。一般不予药物治疗，只帮助患者做他可以做的事，以此治疗忧伤和抑郁。然后，让患者完成他确定能胜任的最大难度的训练任务，规定活动周期并弄清发生频率，识别强化刺激因素。开始时可将强化刺激安排较紧凑些，并在执行这些计划中进行认真的监督。有些抑郁状态十分严重，以至于不能指望患者对强化刺激有反应，可选用抗抑郁药物治疗。在使用药物治疗时，可以逐步地给予与治疗有关的作业，并给一些能起强化作用的临时任务。

4. 焦虑状态的心理治疗

（1）心理问题：严重疾病或损伤能使患者处于焦虑的状态。偏瘫、截肢或其他影响身体稳定或平稳性的伤病患者明显害怕摔倒；慢性阻塞性肺疾病、一些心脏功能损害能产生与未来生存有关的焦虑。这些反应会进一步加重功能损害。截肢、造瘘或其他身体外表改变，能导致一系列社会回避行为。社会和相关的回避行为能伴发认识的改变，包括继发于脑损伤后内在反应和交流技巧，影响到肠道或膀胱控制引起失禁的恐惧。焦虑几乎总是导致回避，永久的情感基础和信念持续加重焦虑，如一些心理性认知偏见使得抑郁、焦虑持续存在。

（2）心理治疗：在康复期间除了技巧的发展，几种心理治疗方法能使患者在恐惧环境中更放松。认知疗法能纠正这些信念，促进恢复。焦虑也产生特殊生理反应，典型特点是过度交感唤醒，调节这种唤醒的程度可作为脱敏策略的基础，广泛的放松技术是可以利用的。认知疗法与特殊技巧的建立，使焦虑状态得到控制和自我控制。运用药物，特别是应用镇静剂时应选相对安全而且有效的，但是应尽可能短期应用。停药有一定的危险性，有可能引起症状反弹。

抗抑郁药一般也有一定的抗焦虑作用，即使患者没有抑郁，也可以应用，有时小剂量的抗抑郁药，在不产生明显副作用的情况下可以产生较好的抗焦虑作用。

必须强调，无论患者，还是护理者、患者家庭的焦虑，常常是由于医护人员对患者新的或令人担心的症状或疾病的自然过程和诊断未予详细的询问和解释引起。对这种情况，深刻而富于同情心的交谈是最好的解决方法。

五、康复工程

康复工程是现代生物医学工程的一个重要分支，是利用工程学的原理和技术，对残疾人进行评估和测量，然后按照代偿或（和）适应的原则，设计和生产出能减轻他们的残疾和改善他们独立生活能力的产品的现代工程学技术。主要包括假肢、矫形器、轮椅和助行器的生产、装配和应用。

（一）假肢

1. 定义 假肢是用于弥补截肢者缺损和代偿其失去肢体的功能而制造、装配的人工义肢。假肢的设计及制作属康复工程，选型、审模和评定由康复医生负责，穿戴和使用训练由物理治疗师进行。

2. 结构 假肢的基本结构包括接受腔、支撑构件、外套和悬吊装置。上肢假肢的基本结构包括手头、前臂连接件、肘关节、接受腔，有的还有悬吊及牵动假肢的肩背带及牵引带。下肢假肢的基本结构包括假足、膝关节、支撑构件、接受腔和悬吊固定装置。

3. 分类

（1）按截肢部位分类：见表4-4。

1）上肢假肢：①肩离断假肢。适用于肩胛带离断、肩离断和上臂极短残肢的患者。分为装饰性肩离断假肢、索控式肩离断假肢、混合式肩离断假肢和肌电式肩离断假肢。这类假肢采用包肩的全接触式接受腔，通过背带悬吊于肩胛带上。肩关节连接假肢上臂，上臂通过肘关节与前臂相连，并由腕关节与假肢相连。肩离断假肢功能有限，可实现肘关节屈伸、腕关节主被动旋转和手指的开合功能。②上臂假肢。适用于上臂截肢的患者。分为装饰性上臂假肢、索控式上臂假肢、混合式上臂假肢和肌电式上臂假肢。这类假肢采用包肩的全接触式接受腔，通过背带悬吊于肩胛带上。肩关节连接假肢上臂，上臂通过肘关节与前臂相连，并由腕关节与假手相连。③肘离断假肢。适用于肘关节离断和上臂残肢的患者。分为装饰性肘离断假肢、索控式肘离断假肢、混合式肘离断假肢和肌电式肘离断假肢。这类假肢采用达腋下的全接触式接受腔，借助髁部残肢末端的膨大部分悬吊假肢。通过肘关节与前臂相连，并由腕关节与假手相连。④前臂假肢。适用于前臂截肢的患者。分为装饰性前臂假肢、索控式前臂假肢、混合式前臂假肢和肌电式前臂假肢。这类假肢采用包肘全接触式接受腔，借助髁部残肢末端的膨大部分悬吊假肢。由于残肢有很好的杠杆力量，假肢装配后，容易获得比较满意的功能。前臂单自由度（手的开合）和二自由度（手的开合和前臂的旋前旋后）肌电假肢是目前最常装配的前臂假肢。在前臂假肢残肢长度超过前臂长度的80%，可保留70%的前臂旋前旋后功能，装配假肢时不需要腕的旋转装置。⑤腕离断假肢。适用于腕关节离断的患者。分为装饰性腕离断假肢、索控式腕离断假肢、混合式腕离断假肢和肌电式腕离断假肢。这类假肢采用达肘下的全接触式接受腔，借助残肢远端的膨大部分悬吊假肢。

表4-4		各截肢部位的假肢	
上肢截肢	上肢假肢	下肢截肢	下肢假肢
肩胛带离断	肩离断假肢	半骨盆切除	半骨盆假肢
肩关节离断	肩离断假肢	髋关节离断	髋离断假肢
上臂截肢	上臂假肢	大腿截肢	大腿假肢
肘关节离断	肘离断假肢	膝关节离断	膝离断假肢
前臂截肢	前臂假肢	小腿截肢	小腿假肢
腕关节离断	腕离断假肢	踝关节离断	Syme假肢
经掌骨截肢	掌骨假肢	跖足截肢	半足假肢
截指	假手指		

2）下肢假肢：①大腿假肢。适用于膝关节以上、髋关节以下大腿截肢患者。骨骼式大腿假肢是目前比较先进的下肢假肢，它按仿生学原理研制，不需要任何悬吊和固定装置，借接受腔紧紧吸在残肢上，行走时步态优美。外形逼真、穿戴舒适、维修方便，可随时调整步态和运动、静态对线；但安装这种假肢对残肢要求较高，残肢外表应为圆柱形，肌肉丰满，残端表面要有足以覆盖截骨端的筋膜瓣，髋关节功能良好，表皮瘢痕较少。带锁的膝关节大腿假肢稳定可靠，适用于老年人，但行走时膝关节强直，姿态不美；带有伸膝机构的膝关节虽然步态优美，但这种假肢无自锁机构，稳定性差。四连杠膝关节、气压膝关节、液压膝关节和智能膝关节等具有更高仿生功能的膝关节，使大腿假肢功能更加良好。②膝离断假肢。适用于膝关节离断术后、大腿残肢过长、小腿残肢过短、膝关节没有活动能力者。目前国际上比较流行骨骼式膝离断假肢，采用四连杆膝关节，外形较好，有良好的承重、悬吊及控制旋转的功能。③小腿假肢。适用于膝关节以下、踝关节以上各部位截肢的患者，且残肢无并发症，有良好的杠杆力量。小腿的功能发挥与截肢部位密切相关，一般在小腿中1/3处截肢最为理想。这一部位的截肢从力学观点看，既有足够的杠杆力量，又有良好的血液循环，能对假肢进行有效的控制。目前较先进的小腿假肢主要为髌韧带承重假肢，包括 PTB（环带式）、PTES（包膝式）、KBM（楔子式）、PTK（双耳式）以及其他新型假肢。它们的共同特点是以髌韧带承重为主，不需要悬吊和固定装置，且重量轻、穿脱方便、外形美观、残肢不易萎缩、行走时步态优美。

（2）**按结构分类**

1）**壳式假肢**：亦称外骨骼式假肢。由制成人体肢体形状的壳体承担假肢外力。特点是结构简单、重量轻；但表面为硬壳，易损伤衣裤。

2）**骨骼式假肢**：特点是假肢的中间为类似骨骼的管状结构，外包海绵物，覆盖人造皮，外观好，穿着中不易损伤衣裤等，现代假肢多采用此种结构。

（3）**按安装时间分类**

1）**临时假肢**：用临时接受腔和假肢的一些基本部件而成的简易假肢，它结构简单，制作容易，价值便宜，用于截肢后早期使用。它的主要优点是有利于早期离床和负重训练，促进残肢定型，并可对接受腔及时修整，缩短了康复的时间。

2）**正式假肢**：为正常长期使用需要制作的完整假肢。

（4）**按假肢的主要用途分类**

1）**装饰性假肢**：起装饰美观作用，如装饰性假手。

2）**功能性假肢**：既有假肢外形又能代偿部分肢体功能的假肢。

3）作业性假肢：一般没有假肢外形，主要用于代偿功能。

（二）矫形器

1. 定义 矫形器是装配于人体外部，通过力的作用，以预防、矫正畸形，补偿和辅助治疗骨关节及神经肌肉的器械总称。其中，用于躯干和下肢的也称为支具，用于上肢的也称为夹板。

2. 分类

（1）按治疗部位：可分为上肢矫形器、下肢矫形器和脊柱矫形器。

（2）按治疗目的：可分为固定性矫形器、活动性矫形器和免负荷式矫形器。

（3）按主要制作材料：可分为石膏矫形器、塑料矫形器和金属矫形器等。

3. 命名 1972 年，美国科学院假肢矫形器教育委员会提出了矫形器的统一命名方案。该方案按矫形器的安装部位的英文缩写命名，即将矫形器作用于人体相关各关节英文名称的第一个字母连在一起，再取矫形器英文名称的第一个字母，构成矫形器的名称。1992 年，国际标准组织将上述方案确认为国际标准，并在各国推广普及（表 4 - 5）。

表 4 - 5   矫形器按其装配部位统一命名及缩写

中文名称	英文名称	缩写
足矫形器	foot orthosis	FO
踝足矫形器	ankle foot orthosis	AFO
膝踝足矫形器	knee ankle foot orthosis	KAFO
髋膝踝足矫形器	hip knee ankle foot orthosis	HKAFO
膝部矫形器	knee orthosis	KO
髋部矫形器	hip orthosis	HO
腕矫形器	wrist orthosis	WO
腕手矫形器	wrist hand orthosis	WHO
肘腕手矫形器	elbow wrist hand orthosis	EWHO
肩肘腕手矫形器	shoulder elbow wrist hand orthosis	SEWHO
肩肘腕矫形器	shoulder elbow wrist orthosis	SEWO
肩矫形器	shoulder orthosis	SO
颈椎矫形器	cervical orthosis	CO
颈胸矫形器	cerical - thoraco orthosis	CTO
胸腰骶椎矫形器	thoraco - lumbo - sacral orthosis	TLSO
颈胸腰骶椎矫形器	cervical - thoraco - lumbus sacral orthosis	CTLSO
骶髂矫形器	sacro - iliac orthosis	SIO
腰骶椎矫形器	lumbus - sacrum orthosis	LSO

4. 上肢矫形器 上肢矫形器主要用于保持不稳定的肢体于功能位，提供牵引力以防止挛缩，预防或矫正肢体畸形以及补偿失去的肌力，帮助无力的肢体运动等。按其功能分为固定性（静止性）和功能性（可动性）两大类。前者没有运动装置，用于固定、支持、制动。后者有运动装置，可允许机体活动，或能控制、帮助肢体运动，促进运动功能的恢复。

（1）肩矫形器：可分为肩外展固定性矫形器和功能性上肢矫形器。通常由热塑板材和轻金属制成，包括腋下三脚支撑架、胸腰板、腰带、上臂托、前臂托和斜肩带等。将肩关节固定在外展、前屈、内旋、屈肘、伸腕的功能位，以减轻肩关节周围肌肉韧带的负荷。

（2）肘关节矫形器：分为固定性肘矫形器和活动性肘矫形器。通常由热塑板材、支条等制作，包括上臂托、前臂托和环带等。用于限制、保护和代偿肘关节屈伸功能。

（3）腕手矫形器：分为腕手固定性矫形器和腕手活动性矫形器。由低温热塑板材或铝合金、皮革等制成，可辅以支条、弹簧圈和橡皮筋。用于固定或提高腕手关节的伸展和屈伸能力，预防或矫正关节挛缩畸形。

（4）手部矫形器：分为手指固定性矫形器、手指活动性矫形器和对掌矫形器。由低温热塑板材或铝合金、皮革制成，可辅以弹簧圈和橡皮筋等。用于限制、固定或辅助手指活动，矫正或预防手部畸形。

5. 下肢矫形器 下肢矫形器主要作用是支撑体重、辅助或替代肢体的功能、预防和矫正畸形。分为踝足矫形器、膝矫形器、膝踝足矫形器、截瘫行走器、髋关节矫形器等。其中踝足矫形器是使用最多的品种。

（1）踝足矫形器：通常由高强韧性的热塑板材塑形而成，并根据热塑板包容和支撑小腿的情况分为后支条式、前支条式、侧支条式和螺旋式。踝足矫形器的特点为强度高、韧性好、使用轻便，通常可穿入鞋内使用。

（2）膝矫形器：由热塑板材制成或由热塑板材、金属膝铰链和支条制成，分为带锁和不带锁两种。

（3）膝踝足矫形器：在踝足矫形器的基础上增加了金属膝铰链、大腿支条和半月箍。免荷式膝踝足矫形器还增加了由双侧支条连接的足蹬或足托，在站立和行走时可以锁住膝关节，坐下时可以打开，实现了由足蹬、支条到坐骨结节的承重，实现部分免荷或完全免荷。

（4）截瘫行走器（RGO）：帮助截瘫患者实现站立和行走的下肢矫形器。由膝踝足矫形器或髋膝踝足矫形器和互动式铰链装置组成。使用者在行走时需使用行走器或肘拐来支撑身体，当摆动一侧下肢离地时，因该腿的髋关节中心高于身体重心，继而由于重力和惯性的影响，被动产生一个向前的钟摆式运动，使患者达到向前行走的目的。

6. 脊柱矫形器 脊柱矫形器的作用主要为限制脊柱的运动，辅助稳定病变关节，减少椎体承重，减轻局部疼痛，促进病变的愈合，矫正和防止畸形发展。归纳起来为八个字，即支撑、固定、矫正和保护。常见的脊柱矫形器有颈椎矫形器、胸腰椎矫形器、脊椎侧弯矫形器和腰围等。

（1）颈椎矫形器：可限制颈部活动，减轻颈椎承重和椎体压迫，保持颈椎良好的对线，减轻疼痛，有利于病变愈合。固定要点是上部将下颌和后枕骨托起，下部支撑于胸、背部。

（2）胸腰椎矫形器：用于胸腰椎的固定、保护和支撑。

（3）脊椎侧弯矫形器：由高温热塑板材经加温软化后在石膏模型上塑形而成。用于矫正脊椎侧弯。包括密尔沃基矫形器、波士顿矫形器、色努矫形器等。密尔沃基矫形器需要增加颈圈、颈托和金属支条。

（4）腰围：由布料或软皮革制成腰束，内加金属支条以增加强度。围于腰骶部，以限制腰椎活动，增加腹压，减轻椎体承重。

（三）助行器

1. 定义 辅助人体支撑体重、保持平衡和行走的工具称为助行器。可分为无动力式助行器、功能性电刺激助行器和动力式助行器。其中无动力式助行器结构简单、价格低廉、使用方便，是最常用的助行器。

2. 分类

（1）拐杖

1）手杖：手杖为单侧手扶持以助行走的工具，适用于上肢和肩部肌力正常偏瘫患者和单侧下肢瘫痪的截瘫患者。

2）前臂杖：适用于握力差、前臂力较弱但又不必用腋杖者。其优点为轻便、美观，而且用拐手仍可自由应用。

3）腋杖：腋杖可靠稳定，但笨重，外观不佳。腋杖用于截瘫或外伤等较严重情况。使用时应使腋垫顶部抵住腋窝下2~3横指的侧胸壁，负重用扶在把手上的腕和手，以上肢伸展力支撑体重，避免压迫腋下的臂丛神经和血管。

4）平台杖：又称类风湿杖，用固定带，可将前臂固定在平台式前臂托上。适用于类风湿性关节炎手关节损害严重的患者。

（2）步行器：是一种三边形（前面和左右两侧）的金属框架，一般用铝合金材料制成，自身很轻，可将患者保护在其中。有些带有脚轮。步行器可支持体重便于站立或步行，其支撑面积大，故稳定性好。

（四）自助具

1. 定义 自助具是指为了提高残疾人的自身能力，使其能较省力、省时地完成一些原来无法完成的日常生活活动，以增加其生活独立性的辅助器具。自助具主要与上肢功能和日常生活活动有关。自助具的使用不仅是一种积极的治疗手段，而且还有助于树立患者重返社会的信心。

2. 分类

（1）衣着类自助具

1）穿衣类：①穿衣棍。用木棍制成，一端装上倒钩，另一端装上胶塞。使外衣、T恤衫易于脱离肩部，适于上肢关节活动受限者使用。②尼龙搭扣。可以代替T恤、外衣的纽扣，方便手指不灵活者穿衣。③系扣钩。适合于手功能障碍者使用。④拉锁环。为穿入拉锁拉舌孔内的大环，以便拉动拉锁。

2）穿裤类：将裤腰张挂在一圈环外的几个钩上，圈的开口向后，以便退出，将双下肢放入裤子后，拉动带子提上裤子。

3）穿鞋袜类：①穿袜用具。用一张硬壳纸或软胶及两条绳带制成品，也可购买。适合大腿关节不灵活者使用。②穿鞋用具。鞋拔适用于弯腰不方便者使用。③弹性鞋带。穿鞋时能松开和收紧，不必经常松紧鞋带。

（2）梳洗修饰类自助具

1）长柄发梳、长柄海绵或牙刷：在梳子或牙刷上绑上木条做手柄即可。适合上肢关节活动受限者使用。

2）指甲刷：底部粘上两个吸盘，便能固定在台上，适合单手活动者使用。

（3）饮食类自助具

1）餐具：①防漏碟边。将防漏的碟边放于碟上，食物不会漏出。适合单手操作者使用。②免握餐具。只需套在手掌中使用，适合手指不能握物者使用。③加大手柄餐具。可捆上海绵或套上加粗手柄，适合手抓握力量不够者使用。

2）杯及吸管固定器：①双耳杯。适合单手稳定和协调性较差患者使用。②吸管固定器。将固定器置于杯沿，角度可随意调整，适合协调能力较差的患者使用。

3）轮椅夹杯及台面：轮椅夹杯是指夹在轮椅扶手上的杯，方便需要推动轮椅的人使用。轮椅台面是固定在轮椅扶手上，便于瘫痪者在轮椅上进食、书写等活动。

（4）洗澡类自助具

1）双环毛巾：将毛巾两端加上双环，适合双手抓握功能较差者的患者使用。

2）长臂洗澡刷：适合上肢关节活动受限者。

3）肥皂手套：适于手抓握功能较差的患者使用。

4）防滑地胶：置于湿滑的地方可防止摔倒。

5）洗澡椅：垫了海绵的椅，既提供舒适的坐位，又可疏水，且高度可调整。

（5）厕所用具

1）轮椅式便池：坐位铺有软垫，其下方有便盆，需入厕时可移开坐位上的木板，便盆即可使用。

2）加高坐厕板：使大腿关节屈伸有困难者易于坐下和起立。坐板可直接安放在厕所上，便于清洁。

（6）转移辅助类自助具

1）扶手：可安在厕所、走廊、楼梯旁，便于行动不便者扶持。

2）绳梯：可安在床头，便于瘫痪者起床使用。

3）帆布扶手装置：可安在床上，瘫痪患者起床抓握使用。

4）转移滑板：可放在轮椅与床之间、浴缸内，协助瘫痪患者转移时使用。

5）轮椅：现代轮椅重量轻，容易折叠和打开，便于交通和旅行，手控能力好，电动轮椅除可用手控外，还可通过轻微的头部运动、声音、吸吮及吸气作用来控制。某些手动和电动轮椅可直立。

（7）书写辅助类自助具

1）加粗笔：可用橡皮圈绑上笔杆；或卷上泡沫胶；或在笔杆上穿上一块乳胶；或用黏土成型固定柄，即可加粗。可方便握持有困难的患者使用。

2）免握笔：将笔套在附于自动粘贴带上的小带中，再绑于手掌上，可帮助手指软弱者使用。

3）电子交流辅助设备：例如指取式屏幕机，随便指一下可被传感器翻译，身体很小的移动就可在屏幕上选择一个字或一个字母。小型手提式计算机内有印字机和声音输出，键盘也可根据患者的需要进行调节。

（8）升降机升降运输系统

升降机升降运输系统是一种用于转移患者的机械装置。除动力装置外，还有合适的吊带或固定的座位装置，它可以将患者从一个地方转移到另一个地方。如从床上转移到轮椅或浴池，从地面转移到车内，从一层沿楼梯扶手转移到高楼层等。

（五）轮椅

1. 基本结构　轮椅的基本结构包括坐垫、靠背、脚踏板、车轮和刹车、扶手和手柄。

2. 分类　轮椅可分很多种类，如普通轮椅、电动轮椅、截肢患者使用轮椅、站立轮椅、竞技轮椅和儿童用轮椅等。

3. 适应证　轮椅是下肢残疾患者、全身虚弱患者移动的主要工具，适用于即使借助矫形器、拐杖和步行器等各种步行辅助器也难以步行的患者。选择轮椅时要考虑到患者的认知功能以及至少有一侧上肢功能正常，能比较熟练地操纵轮椅。

4. 轮椅条件　好的轮椅应该具备的基本条件是：①符合患者的病情需要，例如截肢患者轮椅的中心应偏后些；偏瘫患者宜用单侧手和足驱动的轮椅等。②结实、可靠、耐用。③规格尺寸与患者的身材相应。④移动灵活省力，制动良好。⑤价格适中。⑥外观应满足一般美学要求。

（六）无障碍设施

详见本章的作业疗法。

（七）环境控制系统及机器人

1. 环境控制系统　环境控制系统是为四肢瘫或其他管理方式残疾者设计的，用以控制病床周围环境中的一些常用设备，以减少在日常生活中的依赖程度的自动控制系统。环境控制系统包括：①中央处理单元，接受信息，处理命令。②视觉显示器，显示正发生的情况。③控制开关，由患者通过开关发出命令。④周围装置，患者从中央处理单元发出命令，通过这些命令，操纵电话、内部通信联络系统、床、门、电灯、收录机、电视、报警器等。

2. 机器人　机器人在严重瘫痪患者护理方面将发挥很大作用，有关机器人的研究已有一些系统产生，如帮助患者进食，有患者声音控制的机器人能够梳头、刷牙、洗脸等。

第 五 章

社区常见病的康复

第一节　脑卒中的康复

脑卒中又称脑血管意外，俗称中风，是一组急性脑血管疾病。由于急性脑血管破裂或闭塞，导致局部或全脑神经功能障碍，持续时间大于 24 小时或死亡。中医学称脑卒中为中风，是由于阴阳失调，气血逆乱，上犯于脑所引起的以突然昏仆、不省人事、半身不遂、口眼歪斜，或不经昏仆，仅以半身不遂、口眼歪斜、言语不利、偏身麻木为主要表现的一种病证。

一、概述

中医学认为，中风偏瘫患者多因素体亏虚，阴阳失衡，气血逆乱，或素有痰瘀内阻，经脉不利，再加以忧思急怒，或饮酒饱食，或房室劳累而诱发。其虚者，多为气虚、阴虚；其实者，多为瘀血、痰浊。现代医学认为，多种急性脑血管病，如脑血栓、脑栓塞、脑出血等均可造成脑实质的运动神经损伤，引起对侧肢体的半身不遂（即偏瘫）。由于偏瘫直接影响日常生活能力和职业工作能力，因此针对中风偏瘫发病以及所致功能障碍的特点，尽早采取康复治疗措施，对于减轻中风偏瘫的病残程度，提高日常生活能力和职业工作能力具有十分重要的意义。

脑血管意外后肢体功能康复的最佳时间是发病后 3 个月以内，这个时期进行康复，能使患者肢体功能恢复的进度加快。康复治疗开始的时间越早越好，即只要患者神志清醒，生命体征稳定即可开始，一般脑梗死患者病后 2 ~ 3 天，脑出血可稍推迟至 1 周左右。总之，发病后 6 个月内都是有效康复期；若病程 1 年以上，则康复的效果和患者肢体功能恢复的速度都会降低。

二、康复评定

（一）临床神经功能缺损程度评分标准

我国第四届脑血管学术会议推荐应用脑卒中患者临床神经功能缺损程度评分内容及标准（MESSS）来评定脑卒中损伤的程度。该评分表简单实用，是脑卒中中最基本的功能评定之一（表 5 - 1）。

表 5 - 1　　　　　　　　临床神经功能缺损程度评分

项　　目	评 分 标 准	评分
1. 两项提问：年龄？现在是几月？相差 2 岁或 1 个月都算正确	均正确	0
	一项正确	1
	都不正确，做以下检查	
2. 两项指令（可以示范）：握拳、伸拳；睁眼、闭眼	均完成	3
	完成一项	4
	都不能完成，做以下检查	
3. 强烈局部刺激（健侧肢体）	定向退让（躲避动作）	6
	定向肢体回缩（对刺激的反射性动作）	7
	肢体伸直	8
	无反应	9
4. 水平凝视功能	正常	0
	侧视运动受限	2
	眼球侧凝视	4
5. 面肌	正常	0
	轻瘫、可动	1
	全瘫	2
6. 言语	正常	0
	交谈有一定困难，借助表情动作表达，或言语流利但不易听懂，错语较多	2
	可简单对话，但复述困难，言语多迂回，有命名障碍	5
	词不达意	6

续表

项 目	评 分 标 准	评分
7. 上肢肌力	V 级（正常）	0
	IV 级（不能抵抗外力）	1
	III 级（抬臂高于肩）	2
	III 级（平肩或以下）	3
	II 级（上肢与躯干夹角 >45°）	4
	I 级（上肢与躯干夹角 ≤45°）	5
	0 级（不能动）	6
8. 手肌力	V 级	0
	IV 级（不能紧握拳）	1
	III 级（握紧拳、能松开）	2
	III 级（能屈指、不能松）	3
	II 级（屈指不能及掌）	4
	I 级（指微动）	5
	0 级	6
9. 下肢肌力	V 级	0
	IV 级（不能抵抗外力）	1
	III 级（抬腿 45° 以上，踝或趾可动）	2
	III 级（抬腿 45°左右，踝或趾不能动）	3
	II 级（抬腿离床不足 45°）	4
	I 级（水平移动，不能抬高）	5
	0 级	6
10. 步行	正常行走	0
	独立行走 5m 以上，跛行	1
	独立行走，需扶杖	2
	有人扶持可行走	3
	自己站立，不能走	4
	卧床	6

注：最高分 45 分；最低分 0 分；轻型 0~15 分；中型 16~30 分；重型 31~45 分。

（二）运动功能评定

运动功能评定的方法有 Brunnstrom 法、Bobath 法、Fugl - Meyer 法等。他们各有侧重，选用哪种方法可依具体了解信息而定，也可将几种方法综合起来对患者进行评定。

1. Brunnstrom 6 阶段评价法（表 5 – 2）

表 5 – 2   Brunnstrom 6 阶段评价法

阶段	上肢	手	下肢
1	无任何运动	无任何运动	无任何运动
2	仅出现协同运动模式	仅有极细微屈伸	仅有极少的随意运动
3	可随意发起协同运动	可做钩状抓握，但不能伸指	在坐和站位上，有髋、膝、踝协同性屈曲
4	出现脱离协同运动的活动：肩 0°肘屈 90°下前臂旋前旋后；肘伸直肩可屈 19°；手背可触及腰骶部	能侧捏及松开拇指，手指有半随意的小范围伸展活动	坐位屈膝 90°以上，可使足后滑到椅子下方，在足跟不离地的情况下能使踝背屈
5	出现相对独立的协同运动的活动：肘伸直肩外展 90°；肘伸直肩前屈 30°～90°时前臂旋前旋后；肘伸直前臂取中间位，上肢上举过头	可做球状抓握和手指同时伸展，但不能圆柱状抓握，单独伸展	健腿站，病腿可先屈膝后伸髋，在伸膝下做踝背屈（重心落在健腿上）
6	运动协调近于常人，手指指鼻无明显辨距不良，但速度比健侧慢（＜5秒）	所有抓握均能完成，但速度和准确性比健侧差	在站立位可使髋外展超出抬起该侧骨盆所能达到的范围；坐位下伸直膝可内旋下肢，能完成合并足的内外翻

2. Fugl – Meyer 评定法　Fugl – Meyer 评定法是将上、下肢，手和手指运动等的功能评价，平衡能力，关节活动度，关节运动时的痛觉，感觉功能五项与偏瘫后身体运动功能恢复有密切关系的内容综合的、定量的评价方法，评分为 0～100 分。它能反映偏瘫患者功能恢复过程中各种因素的相互作用，也是脑卒中康复评定常用的方法之一。

（三）ADL 评定

具体内容见相关章节。

（四）QOL 评定量表

QOL 评定分为主观取向的 QOL、客观取向的 QOL 和疾病相关的 QOL 三种。常用的量表有 SF – 36、WHOQOL – 100、生活满意量表等。

（五）其他功能障碍的评定

其他的评定还有感觉的评价、认知功能的评价等。对有言语 – 交流障碍的脑卒中患者要进行构音障碍或失语症的评定。对脑卒中产生心理障碍者，需要进行心理评定。

三、中医康复方法

（一）软瘫期

1. 针灸疗法 一般中风病患者只要生命体征稳定就可以开始针灸治疗。

（1）头针：头针治疗本病疗效显著。

①头穴透刺法：治疗选取顶中线、顶颞前斜线、额中线。用 1.5～2 寸毫针快速透刺，间断捻转，每次留针 30 分钟，每日 1 次，10 次为 1 个疗程。

②头穴丛刺法：采用头针丛刺长留针间断行针法，按于氏头部腧穴分区法——七区划分法取穴，即顶区（百会至前顶及其向左、右各 1 及 2 寸的平行线）、顶前区（前顶至囟会及其向左、右各 1 及 2 寸平行线）、额区（神庭透囟会、与其平行的曲差和本神向上透刺）、枕区（强间透脑户、与其平行的旁开 1 寸向下透刺）、枕下区（脑户透风府、玉枕透天柱）、颞区（头维、承灵及二者之间，向下刺入 1 寸半）、项区（风府、风池及两穴之间）。

治疗以顶区、顶前区为主。如伴有精神症状者，加刺额区；伴有语言、听力障碍者，加刺颞区；伴有视力障碍者，加刺枕区；伴有平衡障碍者，加刺枕下区；伴有延髓麻痹者，加刺项区。用 1.5～2 寸毫针，按上述穴区向前或后透刺，留针 6～8 小时。留针期间，开始每隔 30 分钟捻转 1 次，重复两次，然后每隔两小时捻转 1 次，直至出针。每日 1 次，10 次为 1 个疗程。

（2）体针：此期治疗原则是尽快提高肌张力和平衡肌张力，促进患肢抗重力肌的肌力恢复，从而加快病程的进展，使患者及早摆脱弛缓状态。针刺时上肢多取屈肌群穴位，以手阳明经穴为主；下肢多取伸肌群穴位，髋部多取臀大肌处穴位；大腿部以足阳明经、股四头肌处穴位为主；小腿部以足太阳、少阳经穴位为主。

①取穴：肩髃、曲池、手三里、外关、合谷、环跳、阳陵泉、足三里、解溪、昆仑。

②操作方法：患者取卧位，用 1.5～2 寸的毫针针刺，得气后在针柄上连接脉冲针灸治疗仪，此期采用疏波，刺激强度以患者能耐受为度，每次治疗 30 分钟，每日 1 次。

（3）针灸与康复治疗技术的结合：如采用头穴透刺法或头穴丛刺法结合现代康复技术（称为针康法），对脑卒中患者的功能恢复疗效显著。

2. 推拿疗法 从远端至近端进行推拿，尤其要注意对患侧手、肩及下肢的推拿，这有利于改善血液循环，消除肿胀，缓解疼痛，预防褥疮和静脉炎。如果为了促进功能恢复，则推拿宜从近端至远端，以促进患侧肢体功能的恢复。在推拿后可进行各关节的被动活动，上肢主要是掌指关节和肩关节，下肢宜注意踝关节。在做髋关节和肘关节活动时，应注意活动幅度不宜过大，并注意手法柔和，以免发生骨化性肌炎。患者在体力允许的情况下，自我推拿效果更好。

3. 中药疗法 高热不退、痰热内闭清窍者可用安宫牛黄丸，鼻饲或灌肠，每次1丸，每6~8小时1次；痰湿蒙蔽清窍者可灌服苏合香丸，每次1丸，每6~8小时1次，鼻饲；出现脱证的患者可以选择使用具有扶正作用的中药注射液，如生脉注射液、参脉注射液、参附注射液；腹气不通、大便秘结者，急用承气汤煎服或清洁灌肠，每日1次，分2次服；呕血、便血者，给予云南白药或三七粉0.5~1g，每日3次，冲服或鼻饲。

（二）痉挛期

1. 针灸疗法

（1）头针：取穴及操作方法亦同软瘫期。

（2）体针：此时根据偏瘫的上肢以屈肌为主、下肢以伸肌为主的痉挛模式，在针刺选穴时应主要选取偏瘫侧肢体相应的拮抗肌群，兴奋拮抗肌来对拮抗重力肌的痉挛。上肢主要取伸肌群，下肢主要取屈肌群。相应的取穴点主要位于肩关节周围、上肢手少阳经、手阳明经、髂腰肌处、大腿后侧股后肌群（足太阳膀胱经穴）、小腿外侧腓骨长短肌处（足少阳胆经穴）穴位为主。

①取穴：肩髃、臂臑、天井、手三里尺骨侧0.5寸处、外关、髀关、伏兔、血海、环跳、承扶、委中、阳陵泉、悬钟等穴。

②操作方法：患者仰卧位，皮肤常规消毒后，以1.5~2寸的毫针进行针刺，得气后在针柄上连接脉冲针灸治疗仪，采用疏密波。上肢肩髃与臂臑连接一组导线，刺激三角肌，使臂外展，拮抗肩内收；手三里尺骨侧0.5寸处与外关连接一组导线，刺激肘肌和旋后肌使手腕上扬及手指伸展，防止腕指屈曲；下肢仰卧位时髀关与血海连接一组导线，刺激股四头肌，保持膝关节的稳定性；侧卧位时承扶与委中连接一组导线，刺激股二头肌，使膝关节屈曲，防止下肢的伸肌痉挛模式；阳陵泉与悬钟连接一组导线，刺激胫前肌，使踝关节外展，足背屈，防止足内翻及垂足。刺激强度以患者能耐受为度，每次治疗30分钟，每日1次。痉挛较重的患者，可在四肢末梢（手、足）行温针灸。

（3）针灸与康复治疗技术的结合：此期也可采用针灸与康复治疗技术相结合的方法。

2. 推拿疗法 痉挛期在对偏瘫肢体进行推拿时，多采用较缓和的手法，如揉、摩、擦手法，治疗时间宜长，以使痉挛肌群松弛。

3. 中药疗法

（1）风痰阻络：可活血化瘀，化痰通络。方选化痰通络汤加减。瘀血重，舌质紫黯或有瘀斑，加桃仁、红花、赤芍以活血化瘀；舌苔黄腻，烦躁不安等有热象者，加黄芩、栀子以清热泻火；头晕、头痛加菊花、夏枯草以平肝息风。

（2）肝阳上亢：可平肝泻火通络。方选天麻钩藤饮。伴头痛加菊花、桑叶；心烦易怒加牡丹皮、白芍；便干便秘加生大黄。

（3）风痰上扰：可化痰通腑。方选星蒌承气汤。热象明显者，加栀子、黄芩；年老体弱津亏者，加生地黄、麦冬、玄参。

（三）恢复期

1. 针灸疗法

（1）头针：取穴及操作方法亦同软瘫期。

（2）体针：仍以抗痉挛针法为主要针刺手法。取穴及操作方法亦同痉挛期。

（3）针灸与康复治疗技术的结合：此期也可采用针灸与康复治疗技术相结合的方法，即针康疗法。

2. 推拿疗法

（1）背及下肢部：先取俯卧位，用㨰法、推法施于背部脊柱两侧、臀部及大腿后侧、小腿后侧治疗；再取仰卧位，用㨰法在患侧下肢部及足背部治疗，同时配合髋、膝、踝关节的被动运动；再用拿法及按揉法，在大腿内侧、外侧、中部及膝关节周围进行重点治疗；最后用搓法施术于下肢。

（2）上肢部：患者取坐位，用㨰法施于患侧上臂内侧、前侧、肩胛周围及颈项两侧，配合肩、肘、腕关节诸方向被动活动；然后用拿法自局部至腕部往返2~3遍；最后捻揉各指间关节，做拔伸及屈伸运动。

3. 中药疗法

（1）气虚血瘀：可益气活血，扶正祛邪。方选补阳还五汤。气虚明显者，加党参、太子参以益气通络；言语不利者，加远志、石菖蒲、郁金以祛痰利窍；心悸、喘息者，加桂枝、炙甘草以温经通阳；肢体麻木者，加木瓜、伸筋草、防己以舒筋活络；上肢偏废者，加桂枝以通络；下肢瘫软无力者，加续断、桑寄生、杜仲、牛膝以强壮筋骨；小便失禁者，加桑螵蛸、益智仁以温肾固涩；血瘀重者，加莪术、水蛭、鸡血藤等破血通络之品。

（2）阴虚风动：可滋养肝肾，潜阳息风。方选镇肝熄风汤。夹有痰热者，加天竺黄、竹沥、川贝母以清化痰热；心烦失眠者，加黄芩、栀子以清心除烦，加夜交藤、珍珠母以镇心安神；头痛重者，加生石决明、夏枯草以清肝息风。

四、现代康复方法

（一）软瘫期

初期或软瘫期是处于 Brunnstrom 偏瘫功能分级的 1～2 级。软瘫期是指患者处于脑卒中发病后早期（最早 1 周内，平均 2 周左右），患者经临床抢救脱离了危险，病情已趋稳定，神志清楚，生命体征平稳，即可开始进行早期的临床康复治疗。这时患侧肌力和肌张力均低下，有时出现轻度高张力。该期的治疗目标为：①改善呼吸、吞咽、进食以及提高身体感知能力；②改善对躯干和近端关节的控制能力；③保持肩胛、肘、腕、手、髋、膝、踝的活动；④尽快提高肌张力和平衡肌张力；⑤改善功能活动能力。治疗的原则是利用躯干肌的主动性活动，通过联合反应、共同运动、姿势反射等手段，诱发软弱无力的瘫痪肌群收缩，要防止各种并发症和二次损伤的产生。

1. 注意维持床上正确体位　偏瘫患者保持床上正确体位主要是为了预防以后可能出现的上肢屈肌痉挛模式，即采取对抗痉挛的体位，要求患侧上肢处于伸展位（即肩外展，肘、腕、手指诸关节均伸展），下肢为屈曲位（髋、膝于屈曲位，踝关节于中立位，防止髋内、外旋），可用软枕帮助支撑，无论取仰卧位或侧卧位均应注意。宜鼓励患者取患侧卧位，可加强患侧的感觉刺激，同时有利于健侧肢体的活动。此外，还要注意定时翻身。

2. 床上医疗体操　此期采用初级体操。初级体操主要针对脑卒中患者早期患侧肢体无力及肌痉挛初期编制的。体操的内容重点是加强健侧肢体的主动或拮抗活动，通过中枢性促进产生联合反应、共同运动来诱发和调整患侧肌肉的收缩反应，利用神经发育促进技术中的反射性抑制体位和控制关键点，已知偏瘫侧上肢的屈肌痉挛模式和下肢的伸肌痉挛模式，利用皮肤感觉促进技术对患侧肢体进行刺激，以提高患者对患侧肢体的注意，加强感觉信息的传入，并在动作的设计中采用本体促进技术中的对角螺旋运动，尽量接近日常功能活动，促进患肢功能活动的出现。此外，在病灶侧头部进行推拿，有利于改善局部血液循环，缓解头部肌肉的痉挛，安定情绪，促进患者的恢复。此期以健侧主动活动、患侧被动活动为主。

3. 被动活动 采用 PHF 中多肌群、多关节对角斜线活动，帮助患者患侧肢体活动，活动范围由小到大，尤其注意改善肩、肘、踝关节的活动。

4. 体位转换和平衡训练 早期在床上练习翻身，开始先做双髋向两侧摆动，然后带动躯干向左右转动，注意转动躯干时，健手应握住患手随躯干同时翻转。当患者自己能在床上完成翻身和单桥动作后，可逐渐训练从卧位转为坐位，为预防体位性低血压，床头的高度应逐渐抬高，脑梗死发病后两周左右、脑出血的患者发病后 4 周左右，可以开始进行这项练习。先从健侧卧位做起，然后过渡到患侧卧位坐起，从需要他人帮助到自己独立坐起。坐起后则可以进行坐位 1~3 级的平衡训练。

5. 肢体控制能力的训练 可通过床上医疗体操来加强患侧髋、膝、肩的控制能力，还可以练习患侧髋、膝在屈伸不同角度时的静态保持，卧位下患侧上肢伸展推移，坐位下躯干向患侧偏斜、患侧上肢支撑保持等。

6. 肌力训练 加强患侧上肢伸肌、下肢胫骨前肌力量的练习。

7. ADL 训练 应鼓励利用健手（或健手带患手）完成日常活动，如自己洗脸、吃饭、刷牙等，尽量减少他人的帮助，充分调动患者的主观能动性。

8. 呼吸训练 患者清醒后，即应鼓励其进行呼吸练习，以深长呼吸为宜。

9. 物理因子疗法 可以采用生物反馈、功能电刺激（FES）、直流电离子导入等。

10. 注意事项 ①加强对患侧肢体关节的保护，防止关节的损伤（特别是肩、髋关节）。②在各项康复训练中防止屏气。③要求患者加强对患侧肢体的注意。例如，在做患侧肢体被动或主动活动（即使不能活动）时，应用眼睛注视，并尽量体会不同位置时的感觉等。④对脑出血患者在早期康复治疗期间，应在治疗前后注意脉搏、血压的变化，一般心率不超过每分钟 120 次，收缩压升高不宜超过 20~40mmHg。⑤尽量调动主观能动性，积极配合治疗师的治疗。

（二）痉挛期

痉挛期是处于 Brunnstrom 偏瘫功能分级的 3~4 级。随着机体的恢复，患侧肌张力逐渐增高，有部分患者在 2~3 个月内会出现明显的肌痉挛，表现出典型的上肢屈肌痉挛、下肢伸肌痉挛模式，若不及时处理，将严重影响功能活动，加重残疾的形成。因此，该期的治疗目标是：①进一步平衡肌张力，包括抑制痉挛肌，易化拮抗肌活动。②促进更多分离动作的出现。③加强对近端大肌群活动的控制能力，并完成较复杂的生活活动能力。④强化对中间关节（肘、膝）的控制。

1. 采用抑制性体位　打破肌痉挛模式，对于以上肢屈肌痉挛明显的患者，仰卧位可降低上肢屈肌张力；对于下肢伸肌痉挛明显的患者，俯卧位能降低下肢伸肌张力，膝手爬行位、坐位、双上肢向后支撑位，都是较好的抗肌痉挛模式体位。

2. 肌肉牵张技术（被动徒手牵张、自我牵张）　牵张股四头肌时取俯卧位，在大腿下垫 1 块毛巾，帮助被动屈曲膝关节至最大活动范围。牵张小腿三头肌时可让患者靠墙站立，足底置于 15°～30° 的斜板上 5～10 分钟，这样可以利用身体的重量使足跟着地，足背伸。也可借助支具或夹板缓慢牵张肌肉，已有大量的资料证实，缓慢的牵张能够缓解肌痉挛。所以，在治疗中一旦发现有肌痉挛倾向，应尽早佩戴支具，常用的有肘关节、腕、指关节伸展位矫正支具和踝关节矫正支具。支具还有保护及稳定关节的作用，在功能训练中起辅助作用。

3. 物理因子疗法　通过湿热敷、温水浴、红外线等可活化 Golgi 腱器，改善血液循环，减轻疼痛；通过体温疗法可抑制肌梭的活动，降低神经传导速度；通过 FES 刺激痉挛肌的拮抗肌收缩来抑制痉挛肌；通过振动疗法作用于拮抗肌，引起该肌及其协同肌兴奋，使痉挛肌放松；通过生物反馈疗法放松痉挛肌，提高拮抗肌的兴奋性。

4. 解痉　解除肌肉痉挛方法甚多，对严重肌痉挛患者，在手术治疗无效时可采用药物治疗。中枢性的解痉药很多，但疗效差异大，有些患者服用后效果不佳，有些肌痉挛明显改善，但感到整个肢体无力。

5. 平衡训练　以坐位、立位 2 级和 3 级平衡训练为重点，加强躯体协调控制能力，注意矫正坐、立位的异常姿势，抑制患侧躯干肌的痉挛。

6. 步态训练　在患者具备了步行条件后，进入步行准备阶段，即先做步行分解动作练习，以步态训练为重点。开始由他人帮助或借助辅助具，以后逐渐过渡到独立完成动作，注意未具备良好的步态之前，不要急于过早行走，也不要过早使用手杖或拐杖，因为这样会造成不敢向患侧负重，不利于患侧肢体功能的恢复，而且容易产生异常的步态。此外，患者在步态训练中容易出现肌痉挛而影响训练效果，因此，在步态训练中患侧上肢伸直支撑于桌、椅或手掌上来达到抑制上肢屈肌痉挛的目的。如在训练中出现上肢屈肌痉挛时，应及时停止训练，让患者弯腰，双上肢伸直自然下垂进行前后、左右摆动。如果下肢股四头肌痉挛明显，即应先采取各种抑制性手法，然后在跪位下进行活动，以对抗股四头肌痉挛，待过高的肌张力减退后再做步行训练。训练患腿迈步时，可由治疗师一手置于足底，一手置于膝部，指导和帮助抬腿能控制屈髋、屈膝的角度，伸腿着地时控制腿下落的速度，尽量做到足跟先着地，患腿在支撑时注意防止膝过伸，可以用膝过伸或足下垂矫正器予以矫正。

7. 作业疗法 此期应以健手带动患手完成一些简单伸展性的活动，如磨砂板、推手、推圆木、擦桌、插积木等。对于患侧上肢屈肌张力较高者，可将健手压在患手上方，使患手处于伸展状态或健手与患手交叉，使患侧上肢伸展。有些患者当患肢过度用力后可产生肌痉挛。为抑制肌痉挛，提高其关节控制能力，要求在健肢进行作业活动时（如写字、做家务），将患侧上肢伸展位放置在桌上或圆球上，并始终保持这个位置，也可以用吊带将患肢托起，通过助力减轻活动用力。总之，在整个作业治疗中，应尽量避免肌痉挛的出现。

8. ADL 训练 方法如前述，要注意的问题同作业治疗。

9. 注意事项 在完成痉挛期的康复治疗中要注意以下事项：①在完成各项训练中要注意保持躯干对正确姿势和头的中立位，必要时可借助镜子的反馈作用提醒患者；②动作的完成要规范，不断矫正异常动作；③在进行关节、肌肉的挤压牵张过程中要注意防止关节、肌肉、韧带的损伤；④训练中一旦出现肌痉挛，应及时控制；⑤避免过度用力活动，强度由小到大，动作难度由简单到复杂；⑥在训练中强调患者主动配合和主动活动，尽量减少他人的帮助；⑦训练中加强保护，治疗师应站在患者的患侧进行指导；⑧要把患侧看成一个整体，训练中要全盘考虑。例如，在做下肢活动时，应注意上肢或躯干可能出现的痉挛模式，并及时进行纠正。此外，上肢肌痉挛明显时，同时也伴有躯干、下肢的肌痉挛。治疗时，一旦抑制了躯干肌的肌痉挛，肢体的肌痉挛也得到相应的改善。

（三）恢复期

恢复期是相当于 Brunnstrom 偏瘫功能分级的 5~6 级。该期目标为：①加强对运动技能的控制；②改善步态；③改善 ADL 能力；④改进反复活动，并提高动作的速度，使动作按正常频率进行；⑤改善离心性收缩的控制能力。

1. 进一步加强患侧肢体的主动性、力量性、协调控制能力 处于恢复期的患者，可以通过器械活动，如固定自行车、下肢踏步器、平衡板、肩关节旋转器、腕关节旋转器或借助肋木完成一些难度较大的功能活动，从中提高患侧肢体的主动性、力量性和协调控制能力，促进分离运动的进一步完善。

2. 强化患侧 ADL 训练 要有意识地运用患肢完成各种日常活动，提高患肢实际操作能力，练习患手用勺或筷子吃饭及穿衣、穿鞋、提取重物、做家务等。在训练中注意纠正错误动作，注意训练动作的质量、时间性和安全性，特别是在完成一些难度较大的活动中（如用勺、筷子吃饭，梳头）。由于精细的分离活动尚未完全建立，患者在高度紧张的情况下，容易诱发原始的痉挛模式。所以，训练中不能急于求成，应将动作逐一分节进行，直至最后全部完成。

3. 防治各种并发症 肩痛、肩关节半脱位、误用综合征是常见的并发症，有些原因比较复杂。肩痛、肩关节半脱位患者治疗时可用手法改善关节活动范围，加强肩关节周围肌群的主动活动（如进行耸肩、环绕等体操运动），抑制肩周肌群的痉挛（加强患肩支撑负重或摇动骨盆旋转躯干）；有肩关节半脱位者可用"8"字支撑托住患肩；肩痛明显者，可用消炎镇痛药、抗痉挛药、局部封闭，配合理疗（常用热疗）以缓解症状。误用综合征是由于不正确的治疗（如早期过度强调力量训练）所致，主要表现为患侧上肢屈肌、下肢伸肌出现明显的肌痉挛，甚至挛缩畸形，严重妨碍了肢体功能的恢复。对后者的治疗十分棘手，主要的措施是对抗肌痉挛，防止其进一步发展。患侧上肢的肩手综合征表现为整个上肢各关节疼痛明显、关节僵硬，并可出现皮肤潮红、多汗等自主神经功能障碍症状。活动少是原因之一，治疗较困难。必要时，可先做颈交感神经节封闭，然后做各关节的被动活动。经反复坚持被动活动或主动活动，可达到治疗效果。

第二节　脊髓损伤的康复

脊髓损伤（spinal cord injury，SCI）是由于各种不同致病因素引起的脊髓结构、功能的损害，造成了损伤水平以下正常运动、感觉、自主功能的改变。

一、概述

脊髓损伤所致的截瘫属于中医"瘫证"、"痿证"、"痿躄"、"体惰"等范畴。其主要病因为外伤、温病、痰核、癥瘕等。主要病机在于督脉损伤，经脉不通，肾阳虚衰，兼有瘀血阻滞。脊髓损伤时，督脉首当其冲，督脉受损，经脉不通，必及于肾而致肾阳不足。

脊髓损伤患者进行早期强化康复，可达到康复期短、康复效果好的目的。外伤性脊髓损伤患者的早期处理可能决定其最终转归。生命体征稳定之后即可开始进行康复训练。

二、康复评定

(一) 脊髓损伤平面的评定

美国脊髓损伤协会（ASIA）制订的脊髓损伤平面评定标准在国际上应用广泛。关于神经平面的确定最重要的突破是用关键肌（key muscle）和关键点（key point）的方式使运动和感觉平面的评测标准化。同时采用记分方式使不同平面及损伤分类的患者严重程度可以横向比较。

1. 感觉损伤平面的确定　感觉检查必查部分是身体两侧各自的 28 对皮区关键点（表 5 – 3）。每个关键点要检查两种感觉，即针刺觉和轻触觉，并按三个等级分别评定打分。0 为缺失；1 为障碍（部分障碍或感觉改变，包括感觉过敏）；2 为正常；NT 为无法检查。正常者两侧感觉总记分为 112 分。

表 5 – 3　　　　　　　　　　　　　　感觉关键点

平面	部位	平面	部位
C_2	枕外隆突	T_8	第 8 肋间（$T_7 \sim T_9$ 之间）
C_3	锁骨上窝	T_9	第 9 肋间（$T_8 \sim T_{10}$ 之间）
C_4	肩锁关节的顶部	T_{10}	第 10 肋间（脐水平）
C_5	肘前窝的桡侧面	T_{11}	第 11 肋间（$T_{10} \sim T_{12}$ 之间）
C_6	拇指	T_{12}	腹股沟韧带中部
C_7	中指	L_1	T_{12} 与 L_2 之间上 1/3 处
C_8	小指	L_2	大腿中前部
T_1	肘前窝的尺侧面	L_3	股骨内上髁
T_2	腋窝	L_4	内踝
T_3	第 3 肋间	L_5	足背第 3 跖趾关节
T_4	第 4 肋间（乳头线）	S_1	足跟外侧
T_5	第 5 肋间（在 $T_4 \sim T_6$ 之间）	S_2	腘窝中点
T_6	第 6 肋间（剑突水平）	S_3	坐骨结节
T_7	第 7 肋间（$T_6 \sim T_8$ 之间）	S_{4-5}	肛门周围（作为一个平面）

2. 运动损伤平面的确定　运动平面是指最低的正常运动平面而言，为了简化检查过程，ASIA 标准中将最具有神经平面代表性，同时也可取仰卧位检查的 10 块肌肉作为关键肌（表 5 – 4），使评定十分方便。肌力按常规分为 0 ~ 5 级，即 0 ~ 5 分，然后将所得的分值相加。正常者两侧运动平面总记分为 100 分。

表 5-4 确定脊髓损伤平面的关键肌

脊髓损伤平面	关键肌
C_5	屈肘肌（肱二头肌、旋前圆肌）
C_6	伸腕肌（桡侧腕伸长、短肌）
C_7	伸肘肌（肱三头肌）
C_8	中指屈指肌（指深屈肌）
T_1	小指展肌
L_2	屈髋肌（髂腰肌）
L_3	伸膝肌（股四头肌）
L_4	足背屈肌（胫骨前肌）
L_5	趾长伸肌
S_1	足跖屈肌（腓肠肌、比目鱼肌）

（二）脊髓损伤程度的评定

1. ASIA 残损指数　这是个定性指标，反映脊髓功能障碍的程度，须同时应用上述的运动和感觉评分。具体如下：

（1）A 级（完全性损伤）：在脊髓损伤神经平面以下，包括骶段 $S_{4~5}$（鞍区）无任何运动及感觉功能保留。

（2）B 级（不完全性损伤）：在脊髓损伤神经平面以下，包括骶段 $S_{4~5}$ 区有感觉功能保留，但无任何运动功能保留。

（3）C 级（不完全性损伤）：在脊髓损伤神经平面以下有运动功能保留，但脊髓损伤神经平面以下有一半以上的关键肌的肌力低于 3 级。

（4）D 级（不完全性损伤）：在脊髓损伤神经平面以下有运动功能保留，且脊髓损伤神经平面以下至少有一半的关键肌肌力等于或大于 3 级。

（5）E 级（正常）：感觉和运动功能正常。

脊髓休克期时肌张力和损伤平面以下的神经反射完全消失，但并不意味着完全性损伤。因此，需要在度过脊髓休克期后，才能对损害程度做出正确的评估。球（海绵体）－肛门反射是指刺激龟头（男性）或阴蒂（女性）时引起肛门括约肌反射性收缩，该反射一旦出现，提示脊髓休克的终止，但需注意正常人有 15% ~ 30% 不出现该反射。肛门反射（直接刺激肛门引起直肠肌肉收缩）的出现也有相同含义，另一指征为损伤水平下的肌张力升高和痉挛的出现。

2. 最低骶节（$S_{4~5}$）有无残留功能评定　感觉功能残留时，刺激肛门皮肤与黏膜交界处有反应或刺激肛门深部时有反应。运动功能残留时，肛门指诊时肛门外括约肌有随意收缩。完全性损伤指 $S_{4~5}$ 既无感觉也无运动功能。不完全性损伤指 $S_{4~5}$ 有感觉（或）运动功能。

脊髓损伤的功能评定还包括躯体和心理功能评定、活动和参与功能评定等。详见"康复评定"相关章节。

（三）脊髓损伤平面与功能预后的关系

理想的预后目标需要适当的临床及康复治疗。目前国际上公认可以达到的预后如表 5 – 5 所示。

表 5 – 5　　　　　　　脊髓损伤平面和功能预后的关系

损伤平面	最低位有功能肌群	活动能力	生活能力
$C_{1~3}$	颈肌	必须依赖膈肌维持呼吸，可用声控方式操纵某些活动	完全依赖
C_4	膈肌、斜方肌	需使用电动靠背轮椅，有时需要辅助呼吸	高度依赖
C_5	三角肌、肱二头肌	可用手在平坦的路面上驱动高靠背轮椅，需要上肢辅助具及特殊推轮	大部分依赖
C_6	胸大肌、桡侧腕伸肌	可用手驱动轮椅，独立穿上衣，可基本独立完成转移，可自己开特殊改装汽车	中度依赖
$C_{7~8}$	肱三头肌、桡侧腕屈肌、指深屈肌、手肌	可独立完成床和轮椅、厕所、浴室间转移	大部分自理
$T_{1~6}$	上部肋间肌、上部背肌群	轮椅独立，用连腰带的支具扶拐短距离步行	大部分自理
T_{12}	腹肌、胸肌、背肌	用长腿支具扶拐步行，长距离行动需要轮椅	基本自理
L_4	股四头肌	带短腿支具扶杖步行，不需要轮椅	基本自理

三、中医康复方法

（一）针灸疗法

合并脊柱骨折的患者，只要脊柱骨折比较稳定，允许翻身成俯卧位时，则宜尽早进行针灸治疗。

1. 体针

（1）处方：①主穴。取损伤平面上下各 1 或 2 个棘突旁的夹脊穴 2 或 4 对。②配穴。上肢取曲池、外关、合谷，下肢取环跳、委中、承山、绝骨、昆仑、太冲、次髎、三阴交、阳陵泉。

（2）操作：夹脊穴一段针刺时针尖稍向内倾斜，深度根据部位约 1~1.5 寸。其他穴位常规针法，用提插与捻转相结合的补法。每日 1 次，留针 30 分钟，其间捻针两次，6 次后休息 1 天。

2. 夹脊电场疗法

（1）处方：同上。

（2）操作：将导线上下连接。夹脊穴，正极在上，负极在下。痉挛性瘫用密波，弛缓性瘫用疏波，电流量以患者能耐受为度。配穴不通电，亦可与夹脊穴交替通电，每日 1~2 次，每次 30 分钟，6 次后休息 1 天。

3. 断面九针穴与穴位注射 断面九针穴，即上界为损伤平面上 1 个棘突、下界为 L_5 棘突，上下界的中点和夹脊穴共 9 针。调理二便取八髎、天枢、气海、中极、三阴交，其他可随证取穴。每日 1 次，每次 30 分钟，6 次后休息 1 天。穴位注射取夹脊穴、环跳、肾俞、次髎、足三里，操作用丹参注射液、维生素 B_1 注射液、维生素 B_{12} 注射液，每穴 0.5~1ml，隔日 1 次。

除了体针之外，头针疗法也可选择应用，而且头针便于在留针期间进行肢体的功能训练。灸法具有温通经络、行气活血、祛寒逐湿等作用，对脊髓损伤阳虚寒凝所致的痉挛、小便失禁或尿潴留有一定疗效。

（二）中药疗法

针刺治疗固然有效，但临床实践证明，脊髓损伤的中医治疗以针药并用为佳。温补肾阳剂可用于弛缓性瘫痪，还可预防尿路感染，减少其复发；辨证选方可治疗褥疮和骨质疏松等并发症。药物治疗除内服法外，还可以采用外治法进行药物理疗，如选用坎离砂疗法、蚕砂炒热外熨、酒醋疗法、煎药洗烫、热敷、热熨等，可以疏通经脉气血，以濡养患肢肌肉。

（三）推拿疗法

（1）处方：百会、肺俞、肝俞、胆俞、脾俞、肾俞、环跳、风市、阳陵泉、足三里、委中、承山、昆仑、解溪。

（2）手法：擦法、按法、拿法、揉法、拍法、摇法、抖法。

（3）操作：俯卧位，按揉百会 5 分钟，施擦法于腰、背部 5 遍，病变脊椎节段以下手法可稍加重。点按肺俞、肝俞、胆俞、脾俞、肾俞、环跳、风市、阳陵泉、足三里、委中、承山、昆仑、解溪穴，每穴 1 分钟，拍打脊背部，以皮肤发红为度。施摇法、抖法于下肢，结束治疗。15 次为 1 个疗程，休息 3 天，进行下 1 个疗程治疗。

推拿疗法是瘫痪康复阶段不可缺少的治疗手段，可以改善患肢的血液循环，防止肌萎缩，扩大、维持关节活动度，缓解肌痉挛。应用推拿手法时，还需结合其他手法，如按、摩、揉、掐、搓、捶、拍等，以达疏通经络、通利关节、强壮筋骨、恢复功能的目的。根据患者瘫痪的情况，推拿时可选择不同的体位，如卧位、坐位等。

四、现代康复方法

(一) 早期处理

急性脊柱脊髓损伤基本处理原则是综合应用药物、外科手术等手段以抢救患者生命，预防及减少脊髓功能丧失，预防及治疗并发症，尽可能地在较短时间内使患者重新开始自理生活。康复的基本原则是在损伤后一旦病情稳定，就应该付诸实施。急性卧床期的康复目标主要是：①保持呼吸道清洁与畅通；②保持关节活动度和瘫痪肌肉长度；③加强失神经瘫痪肌及膈肌的力量；④预防褥疮。

1. 康复护理

（1）翻身：强调每两小时翻身1次，防止皮肤发生褥疮。翻身时必须稳妥托住患者后再移动。上下沿身体轴线滚翻时，防止出现脊柱的扭转。

（2）体位：对脊柱不稳定者，伤后24小时以内选用动力床；对脊柱稳定者可使用减压床、皮垫床或一般床上加气垫或水垫。患者可以采用平卧位或侧卧位，但要求身体与床接触的部位全部均匀地与床接触，避免局部压力过重，以免发生褥疮（图5-1）。在病情许可的前提下，逐步让患者由平卧位向半卧位和坐位过渡。为了减轻体位性低血压，除了采用逐步抬高床头的方式外，还可以采用下肢扎弹性绷带的方式。踝关节要保持在90°，可以在脚底和床架之间增加软垫，保持踝关节的角度。

（3）注意个人卫生：协助患者梳洗，注意选用中性肥皂。注意避免局部潮湿，以减少发生褥疮的可能性。大小便后软纸擦拭，避免皮肤擦伤。

2. 呼吸训练 急性高位脊髓损伤后呼吸功能不全很常见，其严重程度受多因素的影响，特别是脊髓损伤平面。损伤后必须尽快地对患者呼吸情况进行评估。体检时应注意异物误吸、颅脑外伤以及上呼吸道、胸部、肺和腹部的损伤。C_4水平损伤有可能因膈神经受累，使膈肌运动发生障碍，造成呼吸困难。在自主呼吸有困难时，可以采用气管切开或用膈肌起搏的方式以维持呼吸。由于呼吸功能障碍，患者排痰能力下降，会造成肺炎等并发症。对此类情况可以采用胸部轻叩击和体位引流的方法促进排痰，用呼吸肌训练法增加呼吸幅度。深呼吸技术、震动、叩击、间歇性正压呼吸、辅助咳嗽技术均可适时应用。

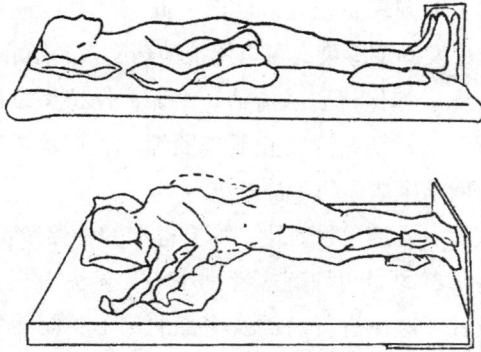

图 5 – 1　脊髓损伤卧床时的体位及衬垫

3. 康复训练

（1）关节保护和训练：在生命体征稳定之后就应立即开始全身各关节的被动活动，每日 1~2 次，每一关节活动时间为 5 分钟左右，以避免关节挛缩。进行被动活动时的注意事项有：①要注意动作轻柔、缓慢、有节奏，活动范围应达到最大生理范围，但不可超越，要注意控制在无痛范围内，以免拉伤肌肉或韧带。②下肢髋关节屈曲时同时要外展（＜45°），膝关节伸展要缓慢，不能过度伸展。髋关节内旋、外旋要在髋关节屈曲 90°、膝关节屈曲 90°时进行。③髋关节外展要限制在 45°以内，以免损伤内收肌群。④患者仰卧位时被动屈曲膝关节，需同时外旋髋关节。对膝关节的内侧要加以保护，以免损伤内侧副韧带。⑤在下位胸椎或腰椎骨折时，进行屈髋、屈膝运动时，要格外小心，避免腰椎活动。⑥在对颈髓损伤的患者进行腕关节和手指被动运动时，禁止同时屈曲腕关节和指关节，以免拉伤伸肌肌腱。

（2）早期坐起和站立的适应性训练：利用摇床，逐步抬高床头角度，当患者有不适时即放下，维持时间逐步延长，以无头晕等低血压不适症状为度，循序渐进，逐步从卧位转向半卧位或坐位。也可利用电动起立床逐步让患者处于直立位。下肢可使用弹性绷带，同时可使用腹带，以增加回心血量。从平卧位到直立位的适应时间与损伤平面有关，损伤平面越高，适应时间越长。

（3）膀胱和排便训练：脊髓损伤后直接的膀胱功能障碍主要有尿失禁和尿潴留。脊髓休克期主要为尿潴留，所以一般采用留置导尿的方式。留置导尿时，还要注意夹放导尿管的时机。一般认为膀胱储尿在 300~400ml 时有利于膀胱自主收缩。每天的进水量必须达到 2500~3000ml，以免膀胱尿液中细菌的繁殖增长。清洁、间歇导尿是最常用的有效预防感染、防止肾积水等并发症的方法，在拔除导尿管后可以采用。

脊髓损伤后排便的主要问题是便秘。灌肠、肛门－直肠润滑剂和缓泻剂都可以采用。腹泻少见，多为并发肠道感染，可以用抗菌药物及肠道收敛剂治疗。

（4）预防各种并发症：如保持皮肤清洁、干燥，保持良好的营养状态，避免长时间皮肤受压，防止褥疮，早期站立防止肌肉萎缩、骨质疏松、关节挛缩、深静脉血栓及异位骨化等因长期卧床造成的不良效应。

（5）选择性肌力训练：在康复进程中，所有健存的骨骼肌都希望达到最大力量。但在急性卧床期，某些肌群的肌力训练应特别小心，避免对损伤部位的影响。损伤后头几周，四肢瘫的患者应避免进行肩胛及肩部肌肉的抗阻力训练；截瘫患者应避免进行髋部及躯干肌肉的抗阻力训练。

急性期应强调双侧上肢肌群活动，这将避免脊柱的不对称及旋转。对于四肢瘫患者，肌力训练的重点应放在三角肌前部、肩伸肌、肱二头肌、斜方肌下部，如果有主动活动，桡侧腕伸肌、肱三头肌、胸大肌也应纳入训练之中，这些肌肉在改善功能性能力方面将起重要作用。对于截瘫患者，所有上肢骨骼肌都应训练，重点放在肩下降肌、肱三头肌、背阔肌、转移及行走时这些肌肉将发挥重要作用。

（6）物理因子疗法：理疗对减轻损伤部位的炎性反应、改善神经功能有一定帮助，常用的方法有超短波疗法、离子导入疗法、紫外线疗法等。

（7）心理治疗：几乎所有脊髓损伤患者在伤后均有严重的心理障碍，包括极度压抑或忧郁、烦躁，甚至发生精神分裂症。因此，康复治疗时必须向患者进行耐心细致的心理工作，鼓励患者树立信心，积极配合临床治疗和参加康复训练，这在整个康复过程中均应重视。

（8）ADL 训练：当患者仍躺在床上时，简单的 ADL 应开始，适用于自我照顾的ADL 装置此时可以推荐给患者使用。

（二）恢复期的康复治疗

一旦患者生活体征稳定、骨折部位稳定、神经损害稳定或压迫症状缓解、呼吸平稳后，即可进入恢复期治疗。此期仍为最大限度地提高患者日常生活和工作能力。训练重点是获得姿势控制和平衡能力。

1. 肌力训练　肌力训练的强度和着重点取决于损伤的程度（完全或不完全）、时间和平面。从总体上看，脊髓损伤者为了应用轮椅、拐杖或助行器，在卧位、坐位时均要重视锻炼肩带肌肌力，包括上肢支撑力训练、肱三头肌训练、肱二头肌训练和握力训练。对于采用低靠背轮椅者，还需要进行腰背肌的训练。为了步态训练，应该进行腹肌、髂腰肌、腰背肌、股四头肌、内收肌等训练。卧位时的训练方法包括举重、支撑，坐位时可利用倒立架、支撑架等训练。具体肌力训练的方法请参阅"运动疗法"章节。

2. 肌肉牵张训练　腰椎平面以上的患者，治疗师应该常规进行髋关节屈曲及腘绳肌牵张运动，包括腘绳肌、内收肌牵张和跟腱牵张。这是各种转移训练的基础，还可以帮助降低肌张力，从而对肌肉痉挛有一定的治疗作用。

3. 垫上训练　垫上训练包括翻身、坐起、牵张、卧坐转移和垫上移动训练。掌握此项活动应遵循如下原则：①技能从简单到复杂；②将整个项目分解成为简单动作，完成后再合成为整体训练；③使用上肢、手的活动，健存肌肉替代加强无力或乏力肌肉，如果可能，锻炼期间利用体重作为阻力进行抗阻训练；④肌群应在发挥功能性作用的姿势下进行。

4. 坐位训练

（1）坐姿：正确独立的坐姿是进行转移、轮椅和步行训练的前提。床上坐姿可分长坐（膝关节伸直）和短坐（膝关节屈曲），人实现长坐才能进行床上转移训练和穿裤、袜和鞋的训练。其前提是腘绳肌牵张度必须良好，髋关节活动度超过90°（图5-2、图5-3）。

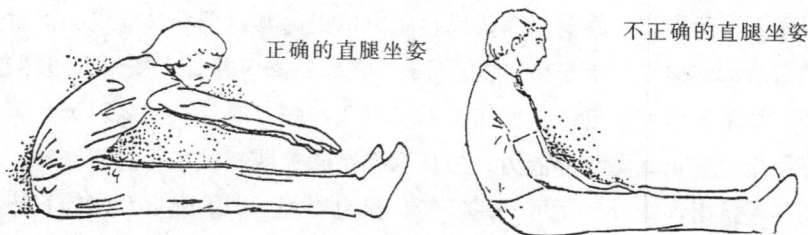

正确的直腿坐姿　　　　不正确的直腿坐姿

图5-2　正确与错误的床上坐位

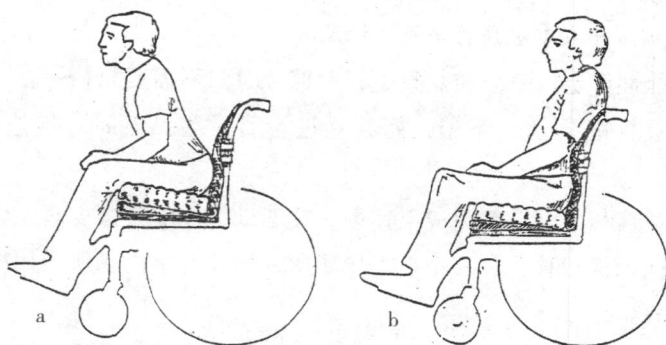

a　　　　　　　b

图5-3　两种正确的轮椅上坐位姿势

（2）坐位平衡：患者经训练，从卧位过渡到坐位是功能活动质的飞跃。为了适应今后长期的坐位生活方式，需要进行坐位平衡训练，包括躯干向前、后、左、右侧平衡训练，以及旋转活动时的平衡。坐位平衡训练与中风和脑外伤时平衡训练相似。

5. 转移训练 一旦患者达到了足够的坐位平衡，就可开始转移训练，包括帮助转移和独立转移。前者是指患者在他人的帮助下转移体位，可有两人帮助或一人帮助；后者是指患者独立完成转移动作，包括从卧位到坐位转移、床上或垫上横向和纵向转移、床至轮椅和轮椅至床的转移、轮椅到凳或凳到轮椅的转移，以及轮椅到地、地到轮椅的转移等。在转移时可以借助于一些辅助具，如滑板等。

6. 轮椅操作训练 除从地板上拾起物品、用手向下够到脚踏板等轮椅上的功能活动外，还要教会患者用上肢撑起躯干或侧倾躯干，使臀部离开轮椅面的减压技术，每坐 5～10 分钟减压 10～15 秒。轮椅驱动训练应包括平坦地面上的驱动动作、上下斜坡动作、转弯动作、提起小轮跨越门槛等。训练上肢的力量及耐力是轮椅操纵的良好前提，在技术上包括前后轮操纵，左右转、进退操纵，前轮翘起行走及旋转操纵，上一级楼梯训练以及下楼梯训练。对未完全瘫痪的肌肉施以充分的训练，对四肢瘫患者及不全瘫患者应着重训练其残存肌力以提高其自理和独立能力。对完全性截瘫者应着重训练肩带、背部和上肢的肌肉，尤其是降肩胛肌（如斜方肌、背阔肌）和伸肘肌。如果截瘫平面较低，也应多训练腹肌和腰背肌。以上练习可加强上肢支撑力和维持坐、立正直姿势的能力，为日后控制轮椅或拐杖步行打下基础。肌力训练除采用徒手抗阻训练外，还可利用哑铃、拉力器等，训练强度和时间视患者体力和健康状况而定。

7. 步态训练

（1）步态训练后可以达到的功能性结果

①社区功能性行走。完全独立行走，大部分时间不需要轮椅。要求达到终日穿戴支具并能耐受；能自己上下楼；能独立进行日常生活活动；能连续行走 900m 左右。

②家庭功能性行走。只能完成上述前 3 项活动，能够穿戴支具，独立完成从坐到站、从椅上向地板转移。在家中、工作场所、学校及室内场所不用轮椅。但行走距离不能达到 900m。

③治疗性步行。上述 4 项活动均不能达到，但可借助支具进行短暂步行。仅用于锻炼性目标，在别人帮助下在平行杠内可短距离行走，并能达到穿戴、脱去支具；

坐－站转移；行走时在帮助下能达到平衡；跌倒后借助辅助物可重新站立。这种步行有助于改善患者的心理状态，减少褥疮的发生机会，减少发生骨质疏松的机会和程度，改善肌肉的血液循环，减轻肌肉萎缩，促进排尿排便，减少对他人的依赖性等。

④只能完成站立，而且是被动站立。

步行前需要先进行的准备工作包括穿脱支具、站立活动、上肢支撑、转身、从轮椅上无辅助的站起、站－坐转移等训练。在平行杠内进行的步行训练可以应用三种步法，即摆至步、四点步、摆过步。持杖步行训练时，前臂杖是截瘫患者最常选择的拐杖，这种拐杖具有重量轻，不需要去掉手杖就能用两只手的优点，适用于上下汽车。更重要的是，通过允许肩部不受限制的运动，能改善行走和爬楼梯功能。其训练方法同平行杠内步行一样，可练习四点步、摆至步、摆过步。

（2）上下楼梯活动：最容易上下楼梯的方式是后向上楼梯，前面下楼梯，大部分患者需要借助扶手，治疗者要给患者足够的保护和支持。

8. 物理因子疗法

（1）神经肌肉电刺激疗法：适用于松弛性瘫痪。根据已发生瘫痪的肌肉对直流电及感应电的反应情况，选用合适的电流。如果对先行的感应电流无反应，可用断续直流电或指数曲线电流刺激。用点状电极或滚动电极刺激运动点，每次10分钟左右，每日1次，10~20次为1个疗程。

（2）功能性电刺激：多采用脉冲方波，脉宽0.3~0.6ms，频率3~100Hz。具有方法有以下两种：①体表刺激法。治疗时，将电极置于股四头肌或小腿腓肠肌皮肤表面的合适部位（运动点）。损伤平面C_6以上的患者腹肌麻痹，躯干控制能力很微弱，手的残存功能很少或基本丧失，常在前臂尺侧腕屈肌或肱二头肌放置电极，以锻炼手臂的功能。②埋入式刺激法。将电极植入需要运动的主要肌群。一般采用低频恒流电脉冲，可刺激多达32块瘫痪的肌肉。

（3）超短波疗法：根据瘫痪的肢体将电极分别放在脊髓损伤部位及双足或双肩臂上，无热量或微热量，每次10~15分钟，每日1次，10~15次为1个疗程。

（4）电水浴疗法：不仅有电流作用，而且有水温作用，作用面积较广，对于脊髓腰节段并发马尾损伤引起的瘫痪比较适用。治疗时，把36℃~38℃温水注入足槽内，使水深达到小腿中部，另一个200cm²板状电极置于腰部，接通直流电流，电极极性可相互交替，每次15~20mA，每次20~30分钟，每日1次，20~30次为1个疗程。

（5）温水浴：水温 36℃～39℃，每次 10～15 分钟，每日 1 次。在水中通入压缩空气，使水产生漩涡和波浪，可以改善肢体功能。

（6）局部光浴：将瘫痪肢体放入局部光浴器中，每次 20～30 分钟，每日 1 次，15～20 次为 1 个疗程。

9. 作业疗法 社区康复人员或患者本人及家属应了解不同脊髓平面损伤及可能达到的 ADL 活动目标，对于巩固 ADL 训练效果，防止功能退化，进一步延长 SCI 患者生命，提高生活质量具有重要意义。表 5-6 较详细列举了完全性脊髓损伤不同平面的功能性预后，表 5-7 列举了 ADL 预后，对指导在家庭、社区活动具有重要参考价值。

表 5-6　　完全性脊髓损伤不同平面的功能性预后

损伤平面	减压	轮椅转移	推轮椅	行走	矫形器	交通	交流
$C_{3\sim4}$	在电动倾斜轮椅中独立进行，在手动轮椅、床上依赖他人	完全依赖	用吸管或下颌控制驱动的带有电动倾斜的轮椅可独立进行	无	上肢使用托手夹板	上车时依赖他人，不能驾车	合适的设备安装在电话和打字机上可独立进行
C_5	大部分需要帮助	需 1 人帮助，用或不用转移板	电动轮椅室内外独立进行，室内手动轮椅推短距离	无	同上	同上	同上
C_6	独立	借助转移板，具有独立潜力	装有手柄的轮椅可在室内外独立推中等距离，户外需要帮助并借助升降机，手控电动轮椅可独立进行	无	腕动力矫形器	独立驾驶特殊装置的汽车	独立或安装适应性设施打电话、打字、写字，独立翻书页

表 5-7　　完全性脊髓损伤患者 ADL 预后

损伤平面	肺部卫生	进食	修饰	穿衣	洗澡	大小便常规	床上活动
C_5	辅助性咳嗽	调整后借助特殊适宜性设备可独立进食	借助设备独立穿衣	穿上衣在帮助下可进行，穿裤子完全依赖	完全依赖	完全依赖	需他人帮助或设备帮助

续表

损伤平面	肺部卫生	进食	修饰	穿衣	洗澡	大小便常规	床上活动
C_6	在仰卧位下需要一些帮助,在坐位下独立进行	借助设备可独立从杯中喝水	借助设备独立进行	穿上衣可独立进行,穿裤子需要帮助	借助设备可独立洗四肢	大便可独立,小便需要帮助	借助设备独立进行
C_7	同上	独立	借助设备独立	借助设备,具有独立穿衣的潜力	借助设备独立洗全身	独立	独立
$C_8 \sim T_1$	同上	独立	独立	独立	独立	独立	独立
$T_2 \sim T_6$	同上	独立	独立	独立	独立	独立	独立
$T_7 \sim T_{10}$	独立						
$T_{11} \sim L_2$	不必要	独立	独立	独立	独立	独立	独立
$L_3 \sim S_3$	不必要	独立	独立	独立	独立	独立	独立

ADL 训练中配合适当的自助具,有助于尽快提高患者的日常生活活动能力。截瘫患者可以独立完成大部分修饰和个人卫生,先在床上然后过渡到轮椅,这些独立工作包括梳头发、洗发、剃须、口腔卫生、剪指甲、使用卫生纸,洗澡开始在床上,背、肛周和下肢需人帮助,逐渐过渡到使用淋浴椅和带有靠背的浴缸独立洗澡。随着平衡的改善,在穿衣方面应更加独立,早期穿裤子可能需要合适的设备,包括取物器、穿衣棒,合适的鞋带、提腿、皮带等。

此外,医生、治疗者在患者出院前应去患者家中访问,了解家居情况,并提出改造意见。患者出院返家后,通过信函、电话或深入家中进行随访,了解患者回家后适应情况,可酌情不定期将 SCI 患者召集在一起开展一些集体活动,达到患者之间沟通、交流之目的。

10. 康复工程 正确地选择相应的矫形器或支具和合理安装使用,不仅可以改善患者的生活自理能力,而且有利于患者心理和体质的全面康复,对患者早日开始自理的、创造性的生活有重要的意义。因此,康复工程的应用是 SCI 患者康复治疗的重要组成部分。早期使用康复工程可以稳定损伤部位,如使用硬的脊柱矫形器;也可预防肢体关节畸形,如使用床上用的踝足托板将脚固定于与小腿呈 90° 的功能位。另外,为了防止褥疮,应用微粒床、均压床垫等。恢复期可以稳定关节,训练站立、行走,改善步行功能;预防关节挛缩畸形;为防止褥疮可应用各种均压床垫;为防止泌尿系统感染,可应用各种辅助移动用具,如拐杖、助行器、轮椅。常用的矫形器可根据损伤平面选择。

(1) 损伤部位在 L_3 以下者：主要表现为踝背屈、跖屈肌弛缓性瘫，踝关节不稳的可使用金属条踝足矫形器，踝铰链设有双向阻动装置，既能稳定踝关节，又能不阻碍向前迈步。膝和膝以上肌力很好，使用双侧踝足矫形器可以不扶拐进行独立的户外行走。部分患者由于伸膝肌力弱，可以扶双拐步行。

(2) 损伤部位在 L_{3-1} 者：不但踝足肌肉瘫痪，而且伸膝肌瘫痪，不得不选用膝铰链带锁的膝踝足矫形器。可减少痉挛，也可以在身体重心前移时提高身体重心，便于迈步。这类患者扶用双拐，通过训练可以恢复室内步行功能。

(3) 损伤部位在 $L_1 \sim T_8$ 者：躯干肌肉控制能力尚好，而髋、膝、踝关节主动控制关节活动的功能都丧失。目前仍多建议使用一般的膝踝足矫形器和围腰，通过良好地训练，以躯干肌肉的代偿作用可以扶双拐独立步行，但相当费力气，因此很难作为代步用具，仍然需要轮椅。

(4) 损伤部位在 T_{7-1} 者：躯干肌肉也大部分丧失功能。装配矫形器的目的不是实用性行走而是作为辅助站立、短时间步行训练之用，利于预防各种卧床引起的不良效应，并改善和增强心肺功能。一般需选用双侧髋膝踝足矫形器。双侧髋铰链、膝铰链加锁可控制屈髋、屈膝。另外，有时髋铰链需与硬胸腰矫形器、腰矫形器连接，以控制躯干的稳定性。

(5) 损伤部位在 T_1 以上者：即四肢瘫患者，可根据上肢瘫痪情况选用一些上肢矫形器。如患病早期佩戴掌侧腕手固定矫形器，恢复期每日部分时间使用，防止屈腕、屈指畸形；对掌或带腕控的对掌矫形器以保持手的功能位，训练、改善手的对掌功能；带插持物器的辅助器具，可以改善独立生活能力。

11. 文娱疗法 选择患者力所能及的一些文娱、体育活动，对患者进行功能恢复训练，如轮椅篮球、网球、台球、乒乓球、射箭、标枪、击剑、轮椅竞速、游泳等。一方面提高其功能和改善体质，增加耐力；另一方面使患者从心理上增强自信心和自尊心，加上许多文体活动可和健全人一起进行，对他们重返社会，积极参与社会活动都有好处。因此，在脊髓损伤康复中应积极开展文体活动。

12. 社会康复 社会工作者在患者住院时，帮助患者尽快熟悉和适应环境，帮助患者向社会福利、保险和救济部门求得帮助；在出院前，协助患者做好出院后的安排，包括住房调配及无障碍改造。出院后帮助他们再就业，与社会有关部门联系以解决他们的困难并进行随诊。

（三）并发症的康复治疗

1. 疼痛处理 脊髓损伤患者的疼痛有周围性、中枢性和心理性。治疗包括以下几个方面：

（1）预防性措施：疼痛可以由于感染、褥疮、痉挛、膀胱和肠道问题、极度温度变化、吸烟、情绪波动等因素诱发，因而避免这些因素或进行积极的处理、治疗，可以有效地防治疼痛。保持良好的营养及卫生状态、正确地处理骨折和软组织损伤、适当的关节被动和主动活动，以及正确的体位，均有助于避免疼痛发生或治疗疼痛。

（2）心理治疗：所有慢性疼痛均有一定的精神因素参与，故放松术、催眠术、暗示术、生物反馈、气功、教育等均有助于治疗。

（3）物理治疗：运动有助于增加关节活动范围，提高肌力，改善心理状态；按摩、理疗和水疗有助于减轻局部炎症，改善血液循环，有助于治疗慢性疼痛。如经皮神经电刺激，选择脉冲方波，脉宽 50~500um，频率 20~200Hz，电流强度以患者能耐受为度。

（4）药物治疗：一般使用的药物为非甾体类消炎镇痛药。麻醉镇痛药只有在极度严重的疼痛时才可考虑使用。

（5）神经干注射：对周围性疼痛可以在疼痛相关的神经干处局部注射无水乙醇或 2%~5% 石炭酸 0.5~2ml，亦可蛛网膜下腔注射以解痉止痛，效果良好。采用激素注射也有一定效果。

2. 肌痉挛 肌痉挛一般在损伤后 3~6 周开始发生，6~12 个月左右达到高峰。常见诱因有膀胱充盈或感染、结石、尿路阻塞、褥疮以及机体的其他感染或损伤等。因此，患者反复发生痉挛时要注意是否有并发症发生，及时去除诱发因素是缓解痉挛最有效的治疗方法之一。此外，可以进行牵张运动及放松训练；药物治疗如巴氯芬（每日 10~80mg）、安定（每日 20~40mg）、氯压定以及硝苯呋海因等，均对解痉有治疗作用。其他治疗请参阅"痉挛"相关内容。

3. 泌尿系统并发症 常见尿路感染和结石，且互相影响。感染除药物治疗外，可采用超短波、微波、紫外线等理疗方法。泌尿系统结石防治的方法主要是适当增加体力活动，减少骨钙进入血液，多饮水，增加尿量和尿钙排泄。根据结石的性质适当改变尿液的酸碱度，必要时可以采用超声波体外碎石、中药排石等。

4. 性功能障碍

（1）男性性功能障碍：颈髓和胸髓损伤患者多数均可有勃起，如捏睾丸有不适，表示损害未波及 T_9，有精神性勃起的可能；若存在球-肛门反射，则有触摸性勃起的可能；若外生殖器有痛温觉，并能按指令收缩肛门括约肌，则有性高潮体验的可能。若有 1 项不正常，则不能有此体验，也不能射精。在具有勃起能力的患者中，76% 在损伤后 6 个月内恢复，其余均在 1 年内恢复。其中 23% 可以成功地进行性交，10% 可以射精，5% 具有生育能力。恢复勃起能力的技术有：①血管活性物质阴茎海绵体注射。将罂粟碱和酚妥拉明联合应用最为常见。一般注射于阴茎根部后外侧，剂量为罂粟碱每毫升 25mg 和酚妥拉明 0.83mg 的混合液 0.1~1.0ml。②真空技术。采用负压装置将阴茎置于其中，利用负压使阴茎胀大，再使用收缩带置于阴茎根部阻断血流，使阴茎保持勃起状态约 30 分钟。药物注射可以和真空技术合用，以加强治疗作用。③阴茎假体。包括半硬式和充盈式两大类。在考虑采用阴茎假体时需要充分考虑患者的心理治疗，充分理解所选择的假体的优点缺点以及可能的并发症。④其他方法。骶前神经刺激器可以作为治疗尿失禁的方法，也可以使阴茎勃起。

（2）女性性功能障碍：脊髓损伤对女性患者的生育无影响，月经一般在 1 年内恢复正常，女性患者在生殖器感觉丧失后，性敏感区趋向于转移到其他部位，仍然足以刺激产生性高潮。外生殖器在 T_{12} 以上水平可以有反射性分泌液，在 L_1 以下水平可以有心理性分泌。尽管分泌量有所减少，但性交活动一般没有重大影响。T_6 以上脊髓损伤女性在怀孕期间可以发生严重高血压，药物治疗效果往往不佳，必要时可以采用连续硬膜外麻醉的方法阻滞交感神经反射。对分娩的处理必须根据脊髓损伤水平高低而改变。

5. 心血管问题

（1）心血管功能障碍及其相关因素：胸节段平面以上的损伤可以导致心血管功能障碍。T_6 平面以上损伤导致交感神经完全失去高级控制，人体的应激能力和血管舒缩能力异常。T_6 平面以下胸节段损伤会导致部分交感神经失控，腰骶节段平面损伤不影响交感神经系统，但可损害下肢血管控制能力。高位截瘫或四肢瘫的患者最常见的异常是低血压和心动过缓，与心输出量下降平行，一般认为与心脏的交感神经张力下降以及血管收缩机制障碍有关。在脊髓休克恢复后，节段性交感神经功能逐步恢复，心血管功能也逐步得到恢复，最终达到稳定状态。老年性心功能减退在脊髓损伤后将进一步加剧，容易发生冠心病、高血压以及心力衰竭。一般处理同心血管常规治疗。自主神经反射是较严重的问题，主要诱因为膀胱充盈、直肠刺激、便秘、感染、痉挛、结石、器械操作等，导致高血压、头痛、出汗、面红、恶心、皮肤充血和心动过缓等。处理主要在于及时检查发现并去除诱因，坐位、口服钙拮抗剂，较严重时可静脉注射交感神经阻滞剂或硝酸甘油类药物，如果血压超过 195/

130mmHg，而药物效果不佳时，可以考虑采用硬膜外麻醉的方法阻断交感神经节，以控制血压。

（2）血栓性疾病：主要为深部静脉形成血栓，主要防治措施有鼓励早期活动；应用弹性袜或弹性绷带帮助静脉回流；保证水分摄入充足；进行肢体被动活动、按摩、理疗，如功能性电刺激采用交流电30Hz，波宽0.25ms，电极放在腓肠肌的内、外侧，使肌肉强烈收缩60分钟。一旦有血栓形成的迹象，应及时进行检查（超声多普勒、血管造影）。如果确诊，应进行肝素或其他药物抗凝治疗。在此期间避免使用热疗。注意避免血栓脱落，引起梗死性并发症。

6. 体温调节障碍　脊髓损伤后体温调节中枢对体温的调节作用失去控制，因而可以出现变温血症，即体温受环境温度的影响而变化。其预防及治疗措施为，注意在气温变化时选择适当的衣着，外出时尤其要注意保暖；保持皮肤干燥，防止受凉；天气炎热时要注意帮助患者散热。

7. 异位骨化　脊髓损伤患者的异位骨化发生率为16%～53%，最常见于髋关节，其次为膝、肩、肘关节及脊柱。一般发生于伤后1～4个月，但可以早在伤后两周左右或晚至伤后数年。通常发生在损伤水平以下，局部多有炎症反应，伴全身低热，因此如有不明原因的低热应考虑此病。其发病原因并不十分明了，运动治疗与此关系不大。病理改变发生在肌肉周围，以后逐渐与肌肉分开，可包裹部分萎缩的肌纤维，一般不累及关节囊及关节腔。主要发展过程分为四期：①I期。主要为软组织炎性反应，肢体肿胀、发热，几天内在水肿区域可以触及较硬的肿块，局部疼痛，关节活动受限；生化检查有碱性磷酸酶增高。在出现症状的7～10天内常规X线检查阴性，CT骨扫描有助于早期诊断。②II期。临床表现与I期相似，但X线检查为阳性。③III期。疼痛逐步减轻，但关节活动仍然明显受限。④IV期。疼痛基本消失，病变组织硬化，骨扫描阴性X线可见病变部位骨性改变。

异位骨化治疗比较困难。采用依地酸二钠剂量为每天每千克体重20ml，每天早餐前1小时服用，可延缓异位骨化的进展，但无法阻止最终的病理过程。在异位骨化成熟（IV期）时可以采用手术切除治疗，但3周内仍可能复发。理疗可以帮助减轻局部症状，早期（I～II期）最常用的是局部冷疗，即冰水局部冷敷；III～IV期时可以采用其他温热疗法。

发生异位骨化后运动训练时应避免造成明显疼痛，否则会加重病情。为了预防异位骨化症的发生，在进行关节被动活动时要注意动作轻柔，不可采用暴力，以免损伤肌肉或关节，促使异位骨化的发生。

第三节　脑瘫的康复

小儿脑性瘫痪（cerebral palsy，CP）简称脑瘫，是指小儿从出生前至出生后的12个月内，因各种原因所致的一种非进行性脑损伤综合征。主要表现为中枢性运动障碍和姿势异常，可伴有智力低下、癫痫、行为异常、言语障碍、视觉及听觉障碍等。

一、概述

中医没有脑性瘫痪这一病名，根据临床症状应属中医"五迟"、"五软"范畴。临床均以运动功能障碍为主要症状，"五迟"是以立、行、发、齿、语的发育迟于正常儿为特征；"五软"是以头颈、口、手、足和肌肉软弱无力为特征。

中医学认为本病发病病因有先天及后天之分：①先天因素。父精不足，母血气虚，导致胎儿禀赋不足，精血亏损，不能充养脑髓；或其母孕中受惊吓或抑郁悲伤，扰动胎气，以致胎育不良。②后天因素。小儿初生，脏腑精气怯弱，护理不当，致生大病，损伤脑髓；各种原因引起的产时脑部损伤。总之，患儿由于禀赋不足、胎育不良等各种内外因素，导致脑部受损，累及四肢百骸，五官九窍，以致产生脑瘫的种种症状。

（一）临床分型

1. 根据运动障碍的性质分型

（1）痉挛型：此型最常见，病变主要在锥体束系统。主要表现为肌张力增高，肢体活动受限，被动活动时阻力增高，有折刀样痉挛，腱反射活跃或亢进，病理反射阳性。

（2）不随意运动型：此型也较常见，病变主要在脑的基底核部位。主要表现为肌张力波动不定，出现难以用意志控制的不自主运动，患儿难以保持稳定的姿势和肢位，常有表情异样和构音障碍，无腱反射亢进和病理反射。

（3）共济失调型：此型较少见，主要病变在小脑，肌张力大多低于正常，主要表现为平衡、协调性差，辨距不良，意向性震颤。

（4）混合型：以上任何二型或二型以上的特点混合出现。

（5）其他类型：较少见，例如肌张力低下型是以肢体肌张力低下为主；强直型表现为运动阻力明显增高，呈铅管样强直。

2. 根据肢体障碍情况分型

（1）单瘫：单个肢体受累，较少见。

（2）偏瘫：一侧肢体受累，上肢障碍常重于下肢。

（3）三肢瘫：三个肢体受累。

（4）四肢瘫：两侧肢体及躯干均受累，四肢障碍程度相似。

（5）截瘫：仅累及双下肢。

（6）双瘫：累及四肢，双下肢障碍较重，双上肢及躯干较轻。

（7）双重偏瘫：累及四肢，上肢障碍较重。

临床以四肢瘫和双瘫为多见。

3. 根据病情严重程度区分

（1）轻度：会爬，能扶行，但姿势异常，不会拇、示指捏，会其他指捏，智商高于70，生活基本自理。

（2）中度：会坐，姿势异常，不会爬，不会扶站，能大把抓，不会指捏，智商在50～70之间，生活部分自理。

（3）重度：不会坐，不会爬，无主动抓握动作，智商低于50，生活完全依赖。

（二）主要功能障碍

1. 运动发育落后　小儿运动发育的规律可归纳为"二抬、四翻、六坐、七滚、八爬、周走"，这是大脑运动皮质功能发育逐渐成熟的表现，而脑瘫患儿不能依从此规律，运动发育较正常儿童明显滞后。

2. 反射及运动反应异常　表现为原始反射持续存在，病理性反射出现，复杂的运动反应迟缓或缺失。

3. 肌张力异常　表现为肌张力亢进、肌强直、肌张力低下及肌张力不协调。

脑瘫常伴有其他功能的障碍，如智力低下，癫痫，视力异常（斜视、视野缺损、眼球震颤等），听力减退，语言障碍，认知和行为异常等。

二、康复评定

（一）运动功能评定

1. 肌张力评定

（1）硬度：肌张力增高时肌肉硬度增加，被动活动时有发硬的感觉。肌张力低下时触之肌肉松软，被动活动时无抵抗的感觉。

（2）摆动度：固定肢体近端，使远端关节及肢体摆动，观察摆动幅度，肌张力增高时摆动度小，肌张力低下时无抵抗，摆动度大。

（3）关节伸展度：被动伸屈关节时观察伸展、屈曲角度。肌张力升高时关节伸屈受限，肌张力低下时关节伸屈过度。

2. 肌力评定　因为肌张力变化、智力低下以及年龄小不能配合等因素的影响，脑瘫患儿的肌力评定一般较困难。能够配合的患儿常用徒手肌力检查法。

3. 关节活动度评定　关节活动范围的测量用量角器进行。测量患儿的主动关节活动范围和被动关节活动范围。

4. 原始反射与自动反应评定

（1）原始反射：包括紧张性迷路反射、非对称性紧张性颈反射、对称性紧张性颈反射、拥抱反射、交叉伸展反射、觅食反射、躯干侧弯反射、握持反射、咬合反射等评定。

（2）自动反应：包括翻正反应、平衡反应、保护性伸展反应等评定。

5. 平衡与协调能力评定　具体评定方法参见有关章节。

（二）功能独立性评定

可采用小儿功能独立性评定量表 Wee FIM。综合评定日常生活活动及社会功能，对今后医疗康复过程中的功能测量和评估具有重要意义。

（三）智力评定

1. 智商测试　智力评定应用的智力量表分为筛查和诊断两种。最常用的筛查检测手段是丹佛发育筛选测验（DDST），适用于 0～6 岁儿童；此外，还有图片词汇测验（PPVT）、绘人测验等。诊断性测验包括韦氏儿童智力量表和中国－韦氏幼儿智力量表（WISC）、格赛尔（Gesell）量表、斯坦佛－比奈尔智力量表等。

2. 社会适应行为测试　我国一般采用湖南医科大学附属二院的"适应行为量表"和"婴儿－初中学生社会生活能力测试表"。

（四）言语功能评定

言语障碍是脑瘫常见并发症之一，不利于患儿的交流、交往和社会心理发展。脑瘫患儿言语障碍的评定包括语言发育评定和构音能力评定两个方面，详见相关章节。

三、中医康复方法

（一）中药疗法

1. 中药内服

（1）阴急阳缓（肝肾阴虚型，相当于痉挛型）：可补益肝肾。方选六味地黄丸加减。

（2）阳急阴缓（阴虚风动型，相当于不随意运动型）：可养阴息风。方选大定风珠加减。

（3）阴阳俱虚（脾肾两虚型，相当于肌张力低下型）：可健脾补肾。方选补中益气汤合六味地黄丸加减。

2. 中药外治　药浴能够显著缓解神经系统紧张度，改善气血流动，提高脑瘫患儿的身心状态。应用中药药浴治疗，多由疏经通络、活血化瘀、芳香开窍类中药组成，如羌活、独活、杜仲、黄芪、当归、续断、赤芍、川木瓜、防风、桂枝、黄芪、五加皮、丹参、防风、艾叶、鸡血藤、伸筋草、透骨草。诸药洗浴共奏疏通经络、活血化瘀、祛风散寒、通行气血、缓解痉挛、增强体质、调整阴阳、协调脏腑、濡养全身等功效，能有效地改善代谢循环，消除痉挛紧张，改善身体发育，促进康复。

（二）针灸疗法

1. 体针　上肢瘫选穴臂臑、曲池、极泉、外关、手三里，下肢瘫选穴环跳、阳陵泉、足三里、三阴交、解溪等。采用平补平泻手法，小于3岁及体弱儿不留针，3岁以上患儿留针30分钟，每周针刺两次，每针6次，休息15天，18次为1个疗程。轻、中度脑瘫患儿需针刺治疗1~2个疗程，重度脑瘫患儿需治疗2~3个疗程。

2. 头针

（1）头皮针标准线取穴法：顶中线、顶颞前斜线、顶颞后斜线。

（2）头穴丛刺取穴法：顶区、顶前区。语言障碍者加颞区；智力低下者加额区；每区刺3~5针，留针6~8小时。

3. 穴位注射　①药物。脑活素、脑多肽、胞磷胆碱、维生素B_{12}、维丁胶性钙、胎盘组织注射液、复方丹参注射液、麝香注射液等。②方法。每日1次，每种药连续20天，轮流使用。有癫痫发作患者，禁用脑活素、脑多肽。③注射的穴位。曲池、足三里、背俞。

4. 灸法　艾灸之温通，能行气活血，沟通阴阳，促进脑髓之健康发育。临床选穴上是以强壮保健穴为主，如足三里、身柱、气海、肾俞、三阴交等，以通为补，以通为用。另外，应分清病情的轻重缓急，标本虚实分而治之。例如，阴急阳缓，取阳经穴，补阳经穴为主；阳急阴缓，取阴经穴，补阴经为主；阴阳俱虚，则阴阳双补，重点在阳经。

（三）推拿疗法

较常用的手法是揉、拿、捏、拍、叩、振。具体操作手法为：①面颈项部。循六阳经走向，施一指禅推、揉、叩、振，按揉百会、睛明、地仓等穴。②颈项部。施推、拿、揉、捏各法，按揉风池、大椎穴。③四肢部。循手足之三阳三阴经走向做一指禅推揉法，点按阳明经各穴，弹拨肌腱，拔伸牵引各关节，最后施搓、抖各法。④腰背部。循督脉施㨰、叩、振法；点按命门、肾俞各穴，斜扳腰胯。⑤按督脉和两旁的膀胱经。循行所过，由下而上，施行捏脊法。每日1~2次，3个月为1个疗程。其中捏脊法可以每晚睡前由家人施行，做完后睡觉则效果更佳。

（四）饮食疗法

以多食母乳为好，同时应增加乳母营养，乳母食物宜多样化。若无母乳，用牛乳、羊乳代替，同时增添各种水果汁、鸡蛋、绿叶菜汁、豆浆、猪骨汤等，以合理搭配。选用山药粥、薏苡仁粥、枸杞粥、海参粥、燕窝粥、人参粥等，均要遵循辨证施治的原则。如脾肾两虚者，宜用山药粥、牛肉汁炖粥等，以培补脾肾、滋养气血。

四、现代康复方法

脑瘫的康复目标是利用各种康复手段和教育方法，在现有的身体条件下，促进患儿正常运动、姿势发育和心理健康发育，控制畸形发育，最大限度地提高日常生活活动能力和社会适应能力。

1. 运动疗法　脑瘫治疗的常用运动疗法有 Bobath 法、Vojta 法、Rood 法、Temple Fay 法等，临床上以 Bobath 法最为常用，可结合其他方法治疗。

（1）Bobath 法：痉挛性脑瘫的治疗原则是缓解肌肉紧张和僵硬，避免痉挛姿势的运动，预防畸形；不随意运动型脑瘫的治疗原则是促进姿势的控制，提高对称性活动能力，提高分离运动，选择性运动能力；共济失调型脑瘫的治疗原则是提高肌张力，提高平衡能力和辨距能力。

Bobath 训练包括：①姿势和体位的控制。对伸肌张力高的患儿采用屈曲抱姿，对屈肌张力高的患儿采用伸展抱姿，抱下肢内收肌张力高的患儿，注意保持下肢的外展。②头部控制训练。主要让患儿保持头部控制在中线位，然后做前屈、后伸、旋转等动作。如痉挛型患儿仰卧位，将双手托住患儿头部的两侧，拉伸颈部，并在上抬患儿头部的同时，用前臂将患儿的肩膀向下压，从而顺利地抬起患儿头部；不随意运动型患儿仰卧位，将患儿的手臂拉直并向内旋转，然后稍往下压，慢慢将患儿拉坐起来，使患儿的头部保持抬高向前。③翻身训练。翻身训练常用以下两种方法，一是让患儿头转向一侧，双上肢上举过头，以肩部旋转带动躯干、骨盆和下肢。治疗师可用双手握住患儿一侧肩部，使肩部做旋转运动，带动躯干、骨盆以及下肢；二是让患儿仰卧位，治疗师用双手分别握住患儿双足踝，做左右交叉转动身体，带动髋部，使骨盆旋转，并以骨盆旋转带动躯干旋转，最后带动肩部，使患儿翻身。④坐位训练。包括坐姿的训练；利用翻正反应进行头部、躯干、骨盆的控制与强化训练；上肢的保护性伸展反应的诱发与强化训练；坐位平衡训练；躯干的旋转训练；坐位到站起训练。⑤爬行训练。爬行训练应该先从膝手跪位训练开始，当患儿能达到膝手跪位后，开始练习爬行动作，治疗师用手固定骨盆，然后轻轻将骨盆左右交替上抬，帮助其爬行。患儿刚开始手脚同侧向前伸，逐渐变成左手右脚及右手左脚的交替爬行。⑥跪立训练。在维持跪立位姿势中，髋部控制是关键，治疗师可用双手辅助患儿两侧髋部，或一手托住臀部，另一手抵住胸部，使患儿髋部充分伸展；也可根据患儿上肢功能，在跪立时上肢提供适当支持。⑦站立训练。站立是行走的基础，包括站立姿势和站立平衡的训练。开始训练时，可让患儿靠墙站或利用站立架、平行杠进行站立训练。站立平衡训练可站在平衡板上左右前后摆动进行训练。⑧行走训练。患儿步行训练时，治疗师站在患儿后面，让其背部紧靠自己身体，双手抓握患儿上臂近腋窝处，治疗师用自己的腿慢慢迈步，推动患儿的腿迈步。对于下肢功能稍好的患儿也可利用助行器、矫正鞋、拐杖、平行杠等进行步行训练，以后逐渐减少扶持和帮助，过渡到独立步行。

（2）Vojta 法：Vojta 法是通过对身体一定部位的压迫刺激，诱导出全身性的反射性运动的一种方法，其目的是诱导出正常姿势及运动以控制异常运动。被压迫的身体一定部位称为诱发带，被诱导出的反射性运动包括反射性腹爬和反射性翻身两种。常用于早期抑制异常运动。

2. 作业疗法 脑瘫患儿作业治疗的主要内容是 ADL 训练及手的技巧训练。

（1）ADL 训练

1）进食训练：训练患儿自己进食时，要注意摆正喂食的姿势，控制患儿的下颌，主要训练上肢的主动伸展，眼手协调，抓握与放开，手口协调，咀嚼与吞咽等动作的完成。除进食训练外还要有饮水训练。

2）穿、脱衣训练：包括穿脱上衣、裤子、鞋袜。首先让患儿理解身体的各部位、衣服的结构、身体在空间的位置以及穿衣的顺序。如穿衣时先穿患侧，再穿健侧；脱衣时先脱健侧，再脱患侧。穿脱裤子要训练基本的体位转换，如从侧卧到仰卧，从坐到站。

3）大小便训练：首先要让患儿养成定时大小便的习惯，学会控制大小便。然后训练向下蹲坐、坐在便盆上、站起这一过程。大小便训练也是综合动作的训练，其中涉及坐位平衡、站立平衡、体位转换及穿脱裤子等。

4）洗浴训练：训练患儿坐位平衡，上肢运动，手眼协调，对头和躯干的控制等。帮助患儿保持身体平衡或将其置于有利于控制头和躯干的体位是解决患儿独立洗澡的关键所在。可在浴室安装各种扶手，使用防滑垫。

5）梳理训练：包括洗手、洗脸、刷牙、梳头等训练。

（2）手的技巧训练：包括对称地用手训练，如拍手、揉捏橡皮泥等；手的抓放动作训练，如抓放小的物件到一个容器中；手的精细动作训练，如搭积木、拼图、插棍、插针、涂彩、描画等；双手协调性活动训练，如球类、叠纸等。

3. 物理因子疗法　低频脉冲电刺激可以促进肌肉收缩，改善血液循环。水疗法可缓解肌肉痉挛，水中浮力可减轻自身肢体重力对运动控制的影响。蜡疗、红外线疗法等温热疗法有利于缓解痉挛。

4. 言语疗法　脑瘫患儿常见的语言障碍类型为构音障碍和言语发育迟缓。构音障碍由发音器官运动失调引起，需进行呼吸训练，改善下颌、上唇及舌肌、软腭等运动控制，构音训练。言语发育迟缓的患儿，要根据患儿年龄等具体情况，制定训练计划，通过使用语言符号练习发音，使其理解语言的概念和含义，逐步训练其语言交往能力。

5. 支具或矫形器的应用　在物理治疗和作业治疗中常配合使用支具或矫形器，其应用目的是限制关节异常活动，帮助负重，提高稳定性，协助控制肌痉挛，预防和矫正畸形，保持良好肢位，辅助改善运动功能等。矫形器的应用关键在于根据患儿的个体情况选择最佳佩带时期和类型。因此，应由康复医师、治疗师和矫形师等治疗小组成员共同协商决定。

6. 药物治疗　常用的药物有脑神经营养药、肌肉松弛剂等。药物治疗只有在必要时才使用，它不能替代功能性训练。对于全身多处痉挛的患儿，可采用口服抗痉挛药。近年来，巴氯芬通过植入泵进行鞘内给药被证明对肌张力广泛升高并干扰了功能的患者非常有效，且副作用小，比口服巴氯芬更加安全高效。局部痉挛肌注射肉毒素A，可以有效降低痉挛，防止畸形。

7. 手术治疗 主要用于痉挛型脑瘫患儿，目的是改善肌张力和矫正畸形。对于下肢肌肉广泛痉挛且肌力低下不显著、无挛缩、肌张力降低后功能可以改善的患儿，可采用选择性脊神经后根切断术。如果已出现固定畸形，且上述方法无效，则可采用肌肉或骨关节矫形手术。下肢矫形术应在步态成熟后进行，在手术实施的前后，应有规范的康复治疗方案与之相配，严格选择手术适应证，术后尽量缩短固定时间，尽早活动，必要时佩带支具，维持疗效。

8. 心理行为治疗 脑瘫患儿常见的心理行为问题有自闭、多动、过度依赖与胆小、情绪不稳等。健康的家庭环境，增加与同龄儿交往，以及尽早进行心理行为干预是防治的关键。

9. 引导式教育 是1945年由匈牙利Peto教授创立的一种综合治疗体系，是由受过医学、教育、物理疗法、言语疗法及心理学训练的引导员组织并向脑瘫儿童提供的一种教育。Peto强调引导式教育是以促进学习而不是提供治疗为宗旨，它不是一种康复治疗技术，而是一个全面的体系，其目的是使残疾儿童得到综合全面的发展。引导式教育主要通过脑瘫儿童的主动参与学习及训练，去克服脑部功能失调而引起的运动及姿势异常，在特别的环境及训练用具支持下，重复学习做每一项功能活动的步骤，以期达到不需别人帮助，自己能独立生活学习。引导式教育更多的是针对患儿的整体功能，而不是只关心某一局部问题。多采用小组的形式，采取有节律、有韵律、活动目的强的训练手法或指令，应用特殊的训练用具，如条床、梯背椅等，使患儿在愉快的训练环境中，积极主动地学会功能性、技巧性活动，逐步达到生活活动能力的提高和自理。

第四节 骨性关节炎的康复

骨性关节炎是一种慢性退行性疾病，又称退行性关节病，属中医"骨痹"的范畴。它的主要病变是关节软骨退行性变和继发骨质增生。可分为原发性和继发性骨性关节炎。常发生于活动过多的关节和负重的关节，好发于手的远端指间关节，颈椎、腰椎的小关节，髋膝关节，足的跖趾关节。随着人口老龄化，该病的发生率逐年增长，60 岁以上发病率显著增加，出现关节疼痛、活动功能障碍，甚至畸形，影响老年患者的生活质量。

一、概述

肝主筋，肾主骨，诸筋者，皆属于节，筋能约束骨节。由于中年以后肝肾亏损，肝虚则血不养筋，筋不能维持关节之张弛，关节失去滑利；肾虚而髓减，使筋骨均失所养，致生本病。也可由于关节扭伤、挫伤、撞伤等，或长时间承受超负荷的慢性劳损，日积月累，气血凝滞、筋骨受损、营卫失调、筋骨失养，致生本病。

原发性骨性关节炎的发生，是随着人的年龄增长，关节软骨变得脆弱，软骨因承受不均匀的压力而出现破坏，加上关节过多的活动，易发生骨性关节炎，以下肢的髋、膝关节和脊柱的腰椎多见。继发性骨性关节炎，可因创伤、畸形等疾病造成软骨磨损，日久致本病。其病理表现为软骨下骨裸露，呈硬化骨，关节周边可形成骨赘，关节囊产生纤维变性和增厚，限制了关节的活动，最终呈纤维性强直。

骨性关节炎是一种退行性疾病，起病缓慢，病程长。通过有效的康复治疗，能够阻止或延缓病情的发展，减轻疼痛，改善关节活动功能，防治残疾。若不做积极的康复治疗则可发展致关节畸形、强直，活动功能受限，关节疼痛，活动和行走困难，严重影响患者的生活质量。

二、康复评定

评定必须针对关节的生物力学及其功能障碍出现对邻近关节的影响和这些障碍对患者的独立性和生活质量的影响程度进行。

1. 疼痛的评定 由于骨性关节炎临床表现主要为退行性变，疼痛通常呈局限性。疼痛为早期症状，通常晨起关节僵硬不灵活，持续时间短于15 ~ 30 分钟，然后随着活动而改善，但活动较多后又会加重。韧带进行性松弛，关节不稳定性增加，此时有更明显的局部疼痛。下肢骨关节病变可出现跛行。当病情继续发展、关节活动减弱时，在活动中有响声或摩擦感，并有压痛。常见有慢性滑膜炎和增生。晚期触诊有压痛，被动活动时疼痛，因肌痉挛与挛缩又加重疼痛。骨赘或游离体导致关节活动机械性阻滞。畸形和不全脱位是软骨体积缩小、软骨下骨萎缩或骨赘、肌萎缩及假性囊肿等多种病变造成的结果。影像学检查常表现为症状和 X 线所见不符，约有 25% ~30% 的患者往往无症状，不少患者症状的严重程度也与 X 线片所见不一致（详见第三章第九节）。

2. ADL 的评定

详见第三章第八节。

三、中医康复方法

（一）中药疗法

1. 中药内服

（1）肝肾亏损：肝肾阴虚者，方用左归丸以滋补肝肾；肾阳虚者，方用肾气丸以温补肾阳。

（2）气血两虚：气血虚弱，可补益气血，方选八珍汤、十全大补汤。

2. 中药外治　中药水煎热敷熏洗疗法，对于骨性关节炎有明显的消肿、止痛、缓解关节痉挛的作用，同时可以改善关节局部循环，增加关节活动范围，常用艾叶、牛膝、乳香、没药、姜黄、威灵仙、透骨草、红花、莪术、海桐皮、骨碎补、鹿含草，水煎取汁，温热时外洗关节，而后伸屈活动关节，做功能锻炼。每次 20～30 分钟，每日两次，15 次为 1 个疗程。

若疼痛剧烈可加细辛、延胡索、制川草乌；若肿胀明显，且皮温增高者，加茯苓皮、车前子、黄柏、薏苡仁；若病程迁延日久，反复发作，遇阴雨天加重者，加徐长卿、海桐皮、秦艽；若关节僵硬，活动不利者，可加雷公藤、伸筋草、透骨草、威灵仙、络石藤。

（二）针灸疗法

1. 处方　①局部取穴。犊鼻、内膝眼、阳陵泉、膝阳关、鹤顶、阿是穴。②股四头肌群取穴。梁丘、血海、伏兔、髀关。

2. 手法　行平补平泻手法，针刺股四头肌群穴位时，要求针尖顺着肌肉方向斜刺。留针 20 分钟。

（三）推拿疗法

对于增生性骨性关节炎使用推拿疗法一般视为禁忌，不主张用强手法刺激，尤其不提倡活动关节的手法。但是对关节炎发作期和缓解期均可使用较轻的手法以缓解关节周围肌肉、韧带及关节囊的痉挛，改善关节周围的血液循环，减轻关节疼痛。可应用抚摩法、揉法、点穴法、分筋法等手法治疗，避免强手法刺激。

（四）传统体育疗法

应鼓励患者在避免过度负重的情况下，进行适度的关节活动，建立和维持受累关节周围肌群的最大肌力，有效地保持关节的活动度，这是保存关节正常功能的保证，过度的强调关节静止，容易使关节废用性萎缩和僵直而失去功能。因此，上臂肩背功和下肢的腿功以及传统太极拳适用于骨性关节炎患者。

（五）针刀疗法

对于关节周围局限性疼痛，或关节僵硬，影响活动者，经上述康复治疗效果不显著者，可考虑采用小针刀疗法。行关节局部粘连的松解，恢复关节的活动度，同时达到镇痛的目的。

四、现代康复方法

（一）休息疗法

在骨性关节炎的发作期应予以休息，这样可以减轻关节活动时骨赘对关节软骨面及关节囊等软组织的刺激，减轻疼痛，消除炎症。在缓解期也必须适当休息，要在病情允许的范围内工作和生活，不可使受累的关节负担过重，尤其是负重的关节，应尽量减少超负荷工作和过长时间的行走。若关节严重肿胀、疼痛，活动后症状加重，不能行走者，必要时可做关节外固定两周，待症状缓解后去除外固定，再做功能锻炼。

（二）物理因子疗法

1. 超声疗法 低强度脉冲超声可能通过改善局部微环境来促进间质细胞增殖，使其定向分化为纤维母细胞、软骨母细胞和软骨细胞，并可通过刺激蛋白、蛋白多糖的合成及胶原的分泌来促进软骨损伤后的修复。

2. 电刺激疗法 电刺激效应可能与电场直接作用于软骨细胞，促进 RNA 代谢活跃，从而使软骨细胞增殖有关。低频或中频电疗具有促进局部血液循环的作用；高频电疗具有镇痛、消炎、缓解肌肉痉挛和改善血液循环的作用。

3. 离子导入疗法 直流电陈醋离子导入，将陈醋电极接阴极，另一极接阳极，对置或并置于病变关节（脊柱部用并置法），电流量 15 ~ 30mA，每日 1 次，每次 15 ~ 30 分钟，15 ~ 20 次为 1 个疗程。

直流电碘离子导入疗法和陈醋法相同，亦有用大面积氯离子导入法，即用 600cm^2 的条件电极浸入 3% 的氯化钠溶液，置于脊柱部，接直流电阴极，100cm^2 的电极放在两小腿接阳极。亦可放在其他部位，阴极放在病变处，其余同上。

4. 醋疗和泥疗法 醋疗用盘法和醋垫包敷法，手足部可用浸法，每次 20 ~ 30 分钟，每日 1 次，泥疗法每次局部泥敷 3 ~ 4 个部位，泥温 45℃ ~ 48℃，每次 20 分钟，每日 1 次，15 ~ 20 次为 1 个疗程。

5. 矿水浴疗法 可用全身矿水浴、盐水浴、淡水浴，温度 39℃ ~ 40℃，每日 1 次，20 次为 1 个疗程。

6. 穴位电离子导入疗法 在经络穴位上进行直流电药物导入。可根据病变关节，循经取穴，也可取阿是穴，在穴位上放置浸药的衬垫，亦可在穴位封闭后行离子导入，衬垫为圆形，直径为 1 ~ 1.5cm，每次取穴不超过 4 ~ 6 个，对称取穴，电量和通电时间与一般方法相同。药物可选中药复方，亦可选用单味中药，煎成水剂使用。

（三）牵引疗法

增生性骨性关节炎的发作期，关节周围肌肉、关节囊和韧带可发生痉挛性收缩，引起关节内压力升高，关节软骨面受刺激而出现疼痛，适当地行皮牵引有利于缓解痉挛，减轻疼痛。此外，骨性关节炎患者，使用拐杖、手杖、轮椅及合适的矫形支具，以减轻关节负荷，减少过度的活动，有效地预防和延缓关节变性。

（四）关节内注射疗法

由于骨性关节炎的病变主要为关节软骨的损伤，可用透明质酸钠做关节腔注射治疗，每次注射 2ml 的透明质酸钠（如施沛特），每周 1 次，连续 5 次为 1 个疗程。关节内注射可润滑关节，营养软骨，修复损伤之软骨，防止骨性关节炎的进一步发展，常用于膝、髋等大关节。对于骨性关节炎并发滑膜炎，出现关节明显肿胀、皮温增高、疼痛剧烈、活动受限者，可适当应用激素做关节内注射，能迅速消除炎症，减轻症状。如得宝松 50mg，关节内注射，一般做 1 ~ 2 次，但不能长期使用，否则对关节软骨有损害。

第五节 骨折的康复

骨折是指在外力作用下骨的完整性或连续性遭到破坏，即骨小梁的连续性中断。随着交通的迅猛发展，车祸致骨折逐年上升，并已成为复合损伤、多处骨折、开放性骨折等严重骨折的首要原因。又因人口的平均寿命延长，人口老龄化，患骨质疏松症的老年人逐年增多，骨折的发生率也在增加，因此肢体功能的残疾率也在上升。除外力引起的骨折外，还可能因肿瘤、结核、感染等原因造成病理性骨折。

一、概述

骨折后应使患者尽快得到治疗和恢复肢体的正常功能，中医学对此积累了丰富的经验。功能锻炼的治疗方法应贯穿骨折治疗的全过程，对肢体关节功能恢复和重建起积极作用，有效地防止废用性肌萎缩、骨质疏松、关节僵硬等并发症。

骨折康复治疗的首要目的是使受伤骨骼、关节、组织能够进行活动，无论是骨骼还是软组织都应与愈合进程相配合。所以，骨折愈合应越快越好，筋肉的强度和收缩活动度应恢复到正常水平，关节活动的功能应接近正常的关节活动度。采用循序渐进、多途径、多手段的综合康复治疗，绝大部分骨折患者都能获得良好的结果，疼痛和压痛消失，恢复正常的肢体功能和肌力。

若骨折对位对线差，骨折畸形愈合则会影响功能的恢复。若老年人长期卧床，肝肾亏损，气血虚弱，骨折迟缓愈合或不愈合，则将严重影响肢体的功能恢复，造成终生残疾，形成假关节。若外固定时间过长，范围过大，康复锻炼不及时，造成局部骨质疏松，出现局部疼痛，关节僵硬，影响肢体功能的恢复。

二、康复评定

骨关节损伤后的康复评定旨在了解功能障碍的程度，对制定康复治疗方案和检查康复治疗效果有重要意义（参考第三章相关章节）。

1. 关节活动度测定。

2. 肌力测定。

3. 肢体周径和长度的测定。

4. 步态分析。

5. ADL 评定。

6. 长期卧床者，特别是老年患者，应注意对心肺等功能的检查。

三、中医康复方法

（一）中药疗法

中医对治疗骨折，促进骨折的愈合和康复积累了丰富的经验，中药治疗可分为内服和外用两大类。

1. 中药内服 中药内服治疗应分三期辨证。早期宜活血化瘀，行气止痛；中期应和营生新，接骨续筋；后期则补养气血，补益肝肾。具体治则是：①攻下逐瘀法；

②行气消瘀法；③清热凉血法；④和营止痛法；⑤接骨续筋法；⑥舒筋活络法；⑦补气养血法；⑧补养脾肾法；⑨补益肝肾法；⑩温经通络法。剂型以中药煎剂为主，还可以是丸药、散剂、片剂、颗粒剂、胶囊等。

2. 中药外治 常以中药水煎取汁，局部熏洗，为热敷熏洗法，古称"淋拓"、"淋洗"、"淋渫"。先用热气熏蒸患处，待水温稍减后用药水浸洗患处。每日两次，每次15～30分钟。具有活血止痛，舒筋活络，滑利关节，增加关节活动度的作用。适用于骨折后期，骨痂形成及外固定拆除后，关节僵硬以及屈伸活动不利者，如四肢损伤洗方，或艾叶、细辛、制川草乌、伸筋草、透骨草、海桐皮、山柰等，水煎取汁局部熏洗。热敷熏洗后，配合体育疗法和手法治疗，可大大增加疗效，对骨折周围邻近关节僵硬，活动范围减少者效果显著。也可用中药酒精、醋浸泡，取汁外擦患处关节和肌肉，具有活血止痛，舒筋活络，追风祛寒的作用。

（二）针灸疗法

针灸对骨折早期所产生的疼痛、肿胀有一定的消肿止痛作用。采用骨折部位循经或局部取穴。循经取穴主要以四肢远端的穴位为主，如上肢骨折多取内关、外关、鱼际等；下肢骨折多取足三里、阳陵泉、三阴交、太溪等；胸腰椎骨折多取承山、委中等。局部取穴多选用骨折附近的穴位，每与循经选穴配合使用。

骨折数周或数月之后，针灸治疗的目的是促进局部气血流通，针法以平补平泻为主。若骨折处有关节僵硬或肌肉萎缩者，多局部取穴为主，多用泻法，也可配合灸法。若见肝肾亏虚，加用肾俞、命门、三阴交、太冲等；气血不足者，加脾俞、足三里、气海、心俞等，针法以泻为主。

（三）推拿疗法

推拿疗法是骨折后期功能恢复的一种重要的康复措施。主要用于骨折后期，外固定已拆除后，关节僵硬，肌肉萎缩等。任何一种手法都能不同程度地影响肌肉，并能反射性调节和改善中枢神经系统的功能，且能使肌肉毛细血管开放增多，局部血液循环加速，从而改善组织营养，促进关节滑液的分泌和关节周围血液、淋巴液循环，使局部温度升高。因而推拿具有活血化瘀、消肿止痛、舒筋活络、缓解痉挛、松解粘连、祛风散寒、蠲痹除湿的作用。推拿手法按其主要作用部位、功用及操作的不同可分为舒筋通络法和活络关节法两大类。

1. 舒筋通络法 舒筋通络法是术者施用一定的手法作用于肢体，从而达到疏通气血，舒筋活络，消肿止痛的目的。常用手法有以下几种：

(1) **按摩法**：①轻度按摩法。具有消瘀退肿、镇静止痛、缓解肌肉痉挛的功能，适用于全身各部；②深度按摩法。包括一指禅推法，具有舒筋活血、祛瘀生新的作用。对消肿和减轻患部的疼痛很有效；还可以解除痉挛，使粘连的肌腱、韧带及瘢痕组织软化、分离和松解。本法常由轻度按摩法转入，或在点穴法前后，或结合点穴法进行，是骨折后期康复的最基本的手法之一。

(2) **揉擦法**：具有活血化瘀、消肿止痛、温经通络、缓解痉挛、松解粘连、软化瘢痕的作用。常用于四肢骨折后期肌肉、肌腱强硬者。

(3) **拿捏法**：包括弹筋法和捻法，具有缓解肌肉痉挛、松解粘连、活血消肿、祛瘀止痛等作用。常用于关节筋腱部的治疗。

(4) **点穴法**：点穴按摩与针刺疗法有类似的作用。通过点穴按摩可以疏通经络、调和气血和增进脏腑功能，是骨折后期，脏腑气血功能失调而采取的主要治疗手法之一。

(5) **抖法和搓法**：常用于手法的结束阶段，整理收功时使用，具有进一步放松肢体、舒筋活血、理顺经络的作用，同时还可以缓解强手法的刺激，能很好地调节关节功能。

2. 活络关节法　活络关节法是术者运用手法作用于关节处，从而促使关节功能改善的一种方法，本法常在舒筋通络手法施用的基础上进行，常用的方法有：

(1) **关节屈伸法**：包括内收外展法，本法对各种骨折后期造成的关节屈伸收展功能障碍者均可应用。关节屈伸法对筋络挛缩、韧带及肌腱粘连、关节强直均有松解作用，多用于膝、踝、肩、肘等关节。若能在熏洗疗法之后应用此法疗效更佳。但使用关节屈伸法时，要遵循"循序渐进"的原则，切忌暴力屈伸，以防再骨折。

(2) **旋转摇晃法**：本法具有松解关节滑膜、韧带及关节囊粘连的作用。尤其适用于关节僵硬、功能障碍尚未完全定型及关节错缝者，对骨折尚未愈合者忌用。本法和关节屈伸法是治疗关节粘连的主要手法，常配合应用。使用旋转摇晃法，动作要协调，力度要适中，对有明显骨质疏松的关节要慎重，防止骨折的发生。

(3) **拔伸牵引法**：本法具有松解挛缩的肌腱和关节囊的作用，从而达到疏松筋脉、行气活血的目的。常用于骨折后期关节、肌腱、筋膜挛缩，关节粘连而导致功能障碍的治疗。

（四）传统体育疗法

传统体育疗法对促进骨折的愈合和肢体功能的康复具有良好的效果。

1. 四肢骨折小夹板固定后的康复练功　四肢的康复练功以恢复原有的生理功能

为主，上肢的康复练功以增强手的握力为主，下肢以增强负重步行能力为主，在练功中要注意循序渐进。由于小夹板的应用，在骨折后 1～2 周即可开始练功，但应按照骨折部位的稳定程度，逐步增加活动量和活动范围。同时必须严格避免对骨折愈合不利的各种活动。具体的练功方法按骨折愈合的不同阶段进行，注意以健肢带动患肢，使动作协调，相称自如。

（1）第 1 阶段：骨折后 1～2 周，此时骨折处仍有疼痛、肿胀，练功的目的是促进血脉流通，使肿胀消退，防止肌肉萎缩和关节粘连僵硬。练功的主要方式有：①上肢。以练握拳、吊臂、提肩和一定范围的关节伸屈活动为主，如桡、尺骨骨折后的关节屈伸活动，可做小云手、大云手、反转手等；②下肢。可做踝关节的背屈，股四头肌的等长收缩活动，带动整个下肢用力，而后再放松，如胫、腓骨骨干骨折后的练功以抬腿、屈膝为主。

（2）第 2 阶段：骨折后 3～4 周，骨折处肿胀、疼痛已消失，上肢伤者可用力握拳，进行关节屈伸活动，下肢伤者可下床扶拐缓缓步行。

（3）第 3 阶段：骨折后 5～10 周，骨折已逐渐愈合，可逐步加大关节活动量，到 7 周后进行正常的体操活动。

2. 太极拳　如上肢骨折，在骨折 6 周后可选练简化太极拳，可反复多练上肢的招式，如云手、倒卷肱等。如下肢骨折者，一般 8 周后脱拐行走时可开始练，运动量和活动范围由小到大。同时结合散步等活动，下肢的功能基本恢复后可做上楼梯、登山等锻炼。

四、现代康复方法

（一）运动疗法

根据骨折愈合的不同阶段，应采取不同的康复方法：

1. 骨折早期（骨折后 1～2 周）　此时骨折处有疼痛肿胀，锻炼的目的是促进血脉流通，消除肿胀，防止肌肉萎缩和关节僵硬。功能锻炼的主要方式有：①握拳伸指。将伤肢的手掌及五指分开，进行一伸一握动作，每回锻炼20～40次，次数由少到多，此动作有改善腕部及前臂肌肉的血液循环，增加肌张力作用，避免掌指关节囊粘连及肌肉萎缩。②吊臂屈肘。用颈腕带将伤肢的前臂悬吊于胸前，用力握拳，使前臂的肌肉紧张，接着屈伸肘关节，然后伸直到颈腕带容许的范围，每次锻炼20～40次，亦可用健手托住患肢的腕关节，进行肘关节的屈伸锻炼，此动作有改善上肢的血液循环，防止关节粘连和肌肉萎缩的作用，适用上肢各部位的骨折锻炼。

③踝关节屈伸。患者仰卧或坐位，将伤肢的踝关节尽量的跖屈或背伸，做下肢肌肉的等长收缩，每次锻炼20~40次，此动作有促进下肢血液循环和防止踝关节粘连强直的作用。适用于下肢骨折的锻炼。初期只可在支架或垫上练习，不可抬离床面。

2. 骨折中期（骨折后3~8周） 骨折处的肿胀疼痛已基本消失，骨折端已经有纤维连接，甚至有些骨折已达到了临床愈合，故伤肢可以做较大幅度的功能锻炼运动。功能锻炼的主要方式有：①抬臂屈伸。用健手托住伤肢的腕部，尽量使肘关节屈曲，然后伸直，每次锻炼20~40次，屈曲伸直的幅度由小到大，次数逐渐增加，此动作有改善上肢血液循环，防止肘关节粘连，使肘关节活动范围逐渐增大的作用。适于上肢各部位骨折的中、后期锻炼。②摩肩旋转。用健手托住伤肢的前臂，辅助伤肢的肩关节做前后屈伸，内外旋转活动，每次20~40次，活动范围由小到大，次数逐渐增加。此动作有松解肩关节粘连的作用。适于上肢各部位骨折的中期锻炼。③拉腿屈膝。患者取仰卧位，将股部的肌肉用力收缩，接着用大腿带动小腿进行膝关节屈曲，然后放松，伸直下肢，每次20~40次。此动作有促进下肢血液循环，增加肌力，预防股部肌肉和膝关节粘连强直等作用，适于下肢各部位骨折的中期锻炼。下肢骨折在外固定的保护下可下地扶拐，不负重的情况下练习行走，经过一段时间后患肢逐渐负重。

3. 骨折后期（骨折后9~12周） 此期软组织已修复，骨折部的骨痂也日趋完善，部分骨折已临床愈合，外固定已拆除，此期运动疗法的主要目的是争取关节活动范围和肌力尽快恢复正常，为此可逐渐由局部性的锻炼过渡到全身性的锻炼，并根据病情需要，有侧重地自编一套医疗体操。体操可徒手进行，也可以用一些器械，如棍棒、哑铃、滑车等来完成。这个时期的功能锻炼，如上肢骨折，应扩大骨折部位邻近关节活动范围；如下肢骨折，可下地站立。骨折已愈合牢固的患者，可在外固定保护下扶拐步行，直至骨折愈合坚固为止。功能锻炼的主要方式有：①鲤鱼摆尾。伤肢的前臂中立位，手半握拳，将腕关节背伸，然后掌屈，状如鱼尾摆动，每次20~40次。此动作能加大腕关节屈伸活动，增强肌力。适用于上肢各部位骨折的锻炼。②单手擎天。健手放于胸前，伤肢的腕关节呈背伸，上臂紧贴胸壁，将肩关节向前上方高举，并伸直肘关节，然后徐徐放下，每次15~30次。此动作有预防肩关节粘连和肌肉萎缩，增加肌力的作用。也可选用抬臂屈伸、摩肩旋转、拉腿屈膝等功能锻炼方式。

器械锻炼对肢体肌力的恢复有良好的作用。如沙袋负重训练，对各种肌力下降的恢复均有效果，而且对关节功能活动的恢复也有很好的帮助。民间常用的器械有竹管、胡桃等，分别适用于膝关节、指尖关节以及其他关节的活动锻炼。

当关节活动与肌力有所恢复时，生活功能训练必须及时跟上，如上肢进行进食、饮水、写字、梳洗、穿脱衣服等训练；下肢进行坐、立、行走、上下楼梯、骑自行车等训练。

（二）物理因子疗法

1. 温热疗法　可多用易于取材的各种物质传导热，如温水淋洗、石蜡、泥疗、沙疗等。该疗法可使作用部位组织温度升高，具有促进物质代谢，增加毛细血管开放，加速微循环等改善血运的生理作用。有助于瘀血的迅速吸收、消散和消肿止痛，从而增加骨膜血量，促进成骨细胞生长，加速骨膜内骨化过程。在骨折愈合的骨痂形成中应用热疗，有利于骨痂骨化，预防软组织粘连挛缩，改善关节功能。

温热疗法适用于骨折的中、后期，温度可以从低档开始逐渐增高，以适当耐受为宜，每次治疗时间为15~30分钟，每日1次。需要指出的是，该疗法不适宜骨折的早期，否则可能会使血管过度扩张而导致骨折断端及周围组织重新出血。

2. 光疗法　光疗法可分为红外线疗法、可见光疗法和紫外线疗法。辐射热对组织的影响，除温热作用外，光能的吸收可能对组织的修复过程有直接的刺激作用。紫外线局部照射对骨折的愈合具有促进作用，可促进钙、磷的吸收，为骨痂形成提供物质基础。

3. 电、磁疗法　局部直流电钙离子导入或磷离子导入，可提高骨折部位钙、磷的浓度，促进骨化过程。钙、磷不仅具有使局部血液循环加速，促进渗出物吸收的作用，而且还可通过穴位的神经反射，降低末梢神经兴奋性，来达到镇痛的目的，因而本法可用于骨折的早、中期。在骨折处或穴位上贴敷磁片，磁场强度为500~2000高斯。各种高频电疗法，可使深部组织充血，体液循环改善，活跃组织细胞的功能，消除炎性水肿及促进血肿吸收，骨折后期应用，有助于骨痂形成。高频电场或电磁场可以透过石膏、绷带和小夹板达到深部组织和骨骼，临床使用较方便。应用电磁疗法，应注意不宜过热。骨折端有金属内固定者，不宜使用。

4. 超声波疗法　超声波可使组织血管扩张，加速血液循环。小剂量超声波可以促进骨痂形成，对骨折缓慢愈合者有一定的疗效，常采用接触移动法，剂量为每平方厘米0.6~1.0W，每次3~5分钟，每日1次，15次为1个疗程。

5. 高压氧疗法　高压氧疗法是将患者置身于高压氧舱内，进行加压，吸入百分之百纯氧以达到促进骨折愈合的目的。其目的主要在于：①可以提高白细胞吞噬能力，防止骨折附近或周围软组织感染，促进骨折愈合；②加速伤口愈合，可提高纤维母细胞增生，制造胶原蛋白、造骨细胞，可以形成骨髓，营养骨折断端，丰富其血运，加快骨折断端骨痂形成以及骨质生长。所以，高压氧疗法在临床上对于骨折后肢体功能康复有着积极的作用，在很大程度上减少了骨折不愈合的几率，加快骨痂形成，促进骨折愈合。

（三）心理疗法

骨折治疗的成败不仅取决于骨折早期的治疗措施和技术，而且在很大程度上也取决于患者和家属的密切配合。中西医结合治疗骨折的过程中就强调应"动静结合，筋骨并重，内外兼治，医患合作"。但在临床实践中，许多患者或家属对于骨折则过多地强调"静"，即保持肢体的绝对静止，才能保持骨折的对位对线，加速骨折的愈合。实际上恰恰相反，骨折固定开始，就必须进行不妨碍骨折移位的邻近关节的活动，只有这样才能够加速患肢的血液和淋巴循环，改善局部血供，防止关节僵硬，有利于后期的康复。恰当的肌肉收缩运动可以使骨折断端始终保持恒定的和间断的生理应力刺激。现代医学研究证明，生理应力刺激是加速骨折愈合的重要条件。因此，医生必须给患者和家属做康复指导，贯彻"医患合作，动静结合"的精神，树立正确的认识，纠正谬误，积极配合治疗，使之早日康复。

第六节　骨质疏松症的康复

骨质疏松症（osteoporosis，OP）是一种以骨量减少，骨组织的微细结构破坏，导致骨质脆性增加和易于发生骨折的全身性疾病。临床以老年人最为常见，发病率女性多于男性，女性多见于经绝期后，男性在 55 岁后。据流行病学研究报告，随年龄增长，骨质疏松症发病率呈递增趋势。OP 一般可分为原发性及继发性两种，原发性又可分为 I 型和 II 型。I 型 OP 主要是指绝经后 OP，大多由于进入老年后卵巢功能衰减，雌激素水平下降所致。II 型 OP 亦称为老年型 OP，多见于 60 岁以上老年人。继发性 OP 常由于某些疾病导致骨代谢异常引发。这里主要介绍原发性 OP。

一、概述

中医认为骨质疏松症应隶属中医学"骨痿"、"骨枯"、"骨痹"范畴，其主要病因是肾阳亏虚、肾阴不足，其次是脾气亏虚、痰瘀阻络。肾为先天之本，主藏精，主骨生髓，骨的生长、发育、强劲、衰弱与肾精盛衰关系密切，肾精充足则髓生化有源，骨骼得到滋养，强健有力。否则肾精亏虚则骨髓生化乏源，骨骼失养，易发生本病。气血不和，停滞成瘀，阻于脉络，骨失所养，亦可导致本病的发生。若脾胃功能衰惫，气化失司，血不化精，则骨骼因精微不能灌溉，血虚不能营养，气虚不能充达，无以生髓养骨，亦致本病。

现代医学认为绝经后骨质疏松症主要是由于妇女体内雌激素水平的急剧下降所引起，老年性骨质疏松症主要是由于增龄导致的成骨能力的显著降低。

二、康复评定

1. 临床分级　以汉族妇女 DEXA（双能 X 线吸收谱）测值峰值骨量（M ± SD）为正常参考值，大于 M – 1SD 为正常；小于 M – 2.5SD 以上为骨质疏松；介于两者之间则骨量减少；小于 M – 3SD 以上无骨折，或小于 M – 2.5SD 以上并伴有一处或多处骨折，为严重骨质疏松。

2. 原发性骨质疏松症患者生活质量量表　该量表包含 75 个条目，其中疾病维度 20 条目，生理维度 17 条目，社会维度 17 条目，心理维度 13 条目，满意度维度 8 条目，覆盖了与生活质量有关的 5 个维度（疾病、生理、社会、心理、满意度）和 10 个方面。

3. 骨质疏松症患者中医评价量表　该量表对骨质疏松症患者常见中医证型，包括痰浊证、肾虚证、脾虚证、血瘀证，进行综合评价，采用五等级选项记分，按患者症状体征的程度深浅，分 1~5 个等级，分别取 1~5 分，依照受试者的主观感受或体验进行自评。量表总分越高表示其患者病情越重、生活质量越差。量表得分分为四个等级，即 34~68 为较好，69~102 为中等，103~136 为较差，137~170 为差。

三、中医康复方法

本病患者多年老体虚，故康复医疗需较长时间，康复医疗当侧重于扶正补虚，具体可采用中药、针灸、推拿、传统体育等康复法。

（一）中药疗法

1. 肾阴不足　可滋阴壮骨，益肾填精。方选左归九或滋阴大补丸加减（熟地黄、山药、山茱萸、枸杞子、鹿角胶、龟甲胶、菟丝子、牛膝、知母、黄柏等）。

2. 肾阳虚损　可温肾助阳补虚。方选右归丸加减（熟地黄、制附子、肉桂、山药、菟丝子、鹿角胶、枸杞子、杜仲炭、山茱萸、当归等）。

3. 肾精不足　可滋肾填精补血。方选河车大造丸加减（紫河车、熟地黄、杜仲、天门冬、麦门冬、龟甲、黄柏、牛膝等)。

4. 脾气虚衰 可健脾益气,温阳补肾。方选参苓白术散加减(莲子肉、薏苡仁、砂仁、桔梗、白扁豆、茯苓、人参、甘草、白术、山药、陈皮等)。

5. 气滞血瘀 可行气活血化瘀。方选身痛逐瘀汤加减(秦艽、川芎、桃仁、红花、甘草、羌活、没药、香附、五灵脂、牛膝、地龙、当归等)。

(二)针灸疗法

1. 取穴 肾俞、命门、关元、气海、太溪。

2. 加减 偏阴虚者,加照海、三阴交、肝俞,以补养阴血;偏阳虚者,加腰阳关、神阙、脾俞、膏肓俞,刺灸并用以扶助肾中真阳;脾气虚衰,加脾俞、胃俞、章门、中脘;气滞血瘀取血海、膈俞、三阴交;腰背酸痛明显者,再取夹脊、身柱、委中、阿是穴等,以疏通局部筋脉之气血;两膝酸软者,则配以犊鼻、梁丘、阳陵泉。

3. 操作 除活血化瘀用泻法外,针刺手法均施以补法,温补肾阳可加灸。每日或隔日1次,每次施治留针15~20分钟,10次为1个疗程,两个疗程之间休息3~7天。

(三)推拿疗法

推拿手法治疗,操作部位以足太阳膀胱经及足阳明胃经为主,手法包括滚法、按揉法和拿法等操作组合。

1. 俯卧位,医者掌心对患者命门穴,双手叠掌按揉腰部两分钟,滚法施术于腰背部两侧膀胱经(大杼至会阳、附分至秩边)各5次,按揉脾俞、胃俞、肾俞约5分钟。

2. 俯卧位,滚法施术于双下肢膀胱经(会阳至承山)各3次,拿下肢各3次,约3分钟。

3. 俯卧位,双手掌擦膈俞、肾俞、八髎,以热透腹胸部为度,约3分钟。

4. 仰卧位,按揉合谷、曲池、手三里,拿双上肢各3次,约两分钟。

5. 仰卧位,滚法施术于双下肢足阳明胃经各5次,按揉足三里、伏兔、太溪,拿下肢各3次,约5分钟。

手法必须轻柔、缓和持久,切忌用力过猛,手法治疗每次约20分钟,10次为1个疗程,两个疗程之间休息3~7天。

(四)传统体育疗法

由于骨质疏松症的严重后果是摔跤导致的骨折,因此,对患者平衡功能的训练是防治本病的关键。同时，骨折好发部位如髋部、脊柱、前臂远端等处的肌力训练也非常重要。此外，患者心肺功能和有氧能力的提高也有助于延缓骨量和骨质量的衰减。从中国传统体育功法中选择有针对性的训练动作防治本病将是中医康复学研究的重点。

针对不同患者，应该从运动的方式、强度、时间、频率及运动的疗程等方面综合考虑，制定适合的运动处方，常用的传统功法有以下几种：

1. 易筋经　易筋经中，"易"为改变、变换、增强之意，"筋"指经络、筋骨、肌肉等软组织，"经"则指方法，其名称即为改变和增强经络、筋骨、肌肉等软组织的训练方法。它是以"静力性"下肢裆势练习为主，结合上肢动作的一种练功方法，锻炼时强调下实上虚，着重于强身壮力，特别适宜于改善体质，增强体力，具有强筋、坚骨、丰肌之功效，久练可使筋骨强健、脏腑坚固。

2. 太极拳　太极拳是中国拳术的一种，为"练身"、"练意"、"练气"三者结合的整体运动。其重点是以意念引导动作，意动身随，动作柔中有刚，拳姿优美。它既要练筋、骨、皮，又要练精、气、神，做到内外兼修，形神合一，达到人体的平衡发育，和谐成长。练太极拳如能持之以恒，坚持不懈，会收到多种功效。患者可以从练单个动作开始，如揽雀尾、单鞭、云手等，逐步过渡到练全套，可因人因病情不同灵活掌握下肢裆势的高低及训练次数。已有研究证实，每周 5 次，坚持 1 年的太极拳训练可以提高绝经后骨质疏松症患者的骨量。

3. 五禽戏　"五禽戏"是由东汉名医华佗根据导引、吐纳之术，仿效虎之威猛、鹿之安详、熊之沉着、猿之灵巧、鸟之轻捷的动作特点，并结合人体脏腑、经络和气血功能所创编的一套强身健体、防病治病、延年益寿的自我锻炼功法。

五禽戏整套功法简便易学，练习时应把握正确的动作要领，力求表现出五禽之神韵。根据体质可练整套，亦可选练某一式，运动量以身体微微出汗为宜。

四、现代康复方法

（一）运动疗法

1. 运动方式

（1）有氧训练：包括走路、奔跑、有氧操、跳舞、骑车、球类运动、体操等。该项运动能产生多方面的张力作用于整个骨结构，因而能最有效地增加骨强度。更有学者认为这些运动对任何年龄组来说均比力量、耐力或非负重训练更有效。对于老年人来说，疾走、上下楼梯、跳舞、跳老年健身操等运动应该更合适些。

（2）力量训练：举重在各种类型的运动当中，是最具保护意义的。负重和抗阻训练可以帮助骨重建，是治疗和预防骨质疏松症的重要措施之一。

（3）抗阻训练：是运动处方的一个组成部分。抗阻训练应包括全身主要的肌群，这样才能作用到四肢。整个运动应该缓慢且受控制，所加的负荷应在重复运动 10～15 次之后让患者感到肌肉疲劳为宜，并且以后应逐渐增加。

复合的运动方式比单一的运动方式干预骨质疏松症的效果要好，最好是力量性项目与耐力性项目结合进行，比如在慢跑的基础上，加上综合健身器的练习。

2. 运动强度　运动强度为中等的练习对于防治骨质疏松症，减少骨折的危险性效果最好。通常若采用力量性项目的练习，运动强度控制在能重复 1 次的负荷的 60%～80%，每组 10～15 次，重复一二组；若为耐力性项目的练习，则运动强度为本人最大心率的 60%～85%，且每次的运动时间应持续 40～60 分钟。

3. 运动频率　由于骨的重建周期要经历静止、激活、转换和最后成型四个过程，这个过程是缓慢的，一个重建周期要持续 4～6 个月，因此，要保持骨密度和增加骨量，运动就必须坚持不懈，持之以恒，长年进行下去，通常每周参加运动锻炼的次数为 3～5 次。

4. 运动注意事项　中老年人伴随心脑血管系统疾病者非常多，运动前应行常规检查，运动项目尽量避免倒立性、屏气性、爆发力等动作，以免意外事故发生。那些不习惯做运动的老年患者，应该避免跑步，以免发生跌倒和对脊柱、负重骨骼的损伤。患骨质疏松症的老年患者还应该避免在划船训练器上锻炼，因为最大限度的向前弯腰可能引起后背的扭伤和脊柱的压缩性骨折。

（二）药物疗法

骨质疏松症发病缓慢，个体差异较大，抗骨质疏松治疗以"钙加活性维生素 D"为基础治疗。有证据表明，许多药物可以预防或减少骨质疏松症患者骨折的发生，常用的药物有以下几种：

1. 抗骨吸收药　如雌激素、孕激素、双磷酸盐类、钙制剂、维生素 D、降钙素等。

2. 促骨形成药　如氟化物、雄激素、前列腺素、骨生长因子、依普黄酮等。

（三）物理因子疗法

电疗、热疗具有改善局部血液循环、消炎止痛、促进神经功能恢复、增强局部应力负荷、促进钙磷沉聚、促进骨折愈合等功效，对骨质疏松症引起的麻木、疼痛、骨折等症状均有一定的疗效。常用的方法有超短波、微波、电脑中频、温热式低周波、红外线、磁疗、超声波以及电刺激疗法等。

研究表明，全身低频脉冲弱磁场治疗，可缓解疼痛，增加骨量。利用紫外线的光生物作用，或进行日光浴、人工紫外线等治疗，以增加内源性维生素 D 的生成，从而促进钙的吸收和骨的形成，有利于防治骨质疏松症。

五、康复预防

（一）健康教育

骨质疏松症是影响老年人健康的社会问题，需制定和采取相应的预防措施，应加强宣传教育，尤其对老年妇女更应给予重点照顾。应及早认识或消除诱发骨质疏松的危险因素，如绝经过早、活动过少、吸烟、酗酒、长期过低钙饮食、高盐饮食等。定期检查，尽早发现骨量减少和骨质疏松，以便早期防治。针对患者的不同病情，提供科学有效的指导，学会自我保护，减少骨折的发生率。

（二）注意饮食营养

1. 摄入足量的钙　建议钙的供给量为每天 1000～1500mg。含钙较多的食物有牛奶、蛋类、骨头汤、谷类、豆制品、鱼虾及黄、绿、红色蔬菜和水果等；水产品如紫菜、海带等的钙磷比例比较合理，约 1∶1～1∶2，使人体对钙的吸收率较高；睡前补充钙，如喝杯牛奶，效果较好。

2. 注意影响钙吸收的食物　增加钙吸收的食物，如动物肝脏、鱼肉及蛋黄中含有维生素 D，牛奶含有乳糖，有利于钙的吸收，应积极摄取。柠檬、醋等酸味食物也可改善钙吸收效率。有些物质会与食物中的钙结合，如草酸（菠菜中较多），若与牛奶一起食用则会影响其中的钙质吸收，故不宜一起食用；纤维会与钙结合成复合物，降低肠道对钙的吸收，因此在食用高纤维食物时，应同时多增加钙的补充。另外，还要注意食品中的磷含量及盐分不可过高，以免增加尿中钙的流失量。同时，要少盐、少喝酒、少喝咖啡及大量茶。

3. 注意烹调方法　菠菜、苋菜等蔬菜，含有较多的草酸，影响钙的吸收。如果将这些菜在沸水中焯一下，滤去水再烹调，可减少部分草酸。再则，谷类中含植酸酶，可分解植酸盐释放出游离钙和磷，增加利用率。将大米加适量的水浸泡后再洗，或将面粉、玉米粉、豆粉发酵，均可使植酸水解，使游离钙增加。注意烹制食物时要加点醋，醋与食物中的钙能产生化学反应，生成的钙既溶于水，又容易被人体吸收。

4. 供给充足的蛋白质 蛋白质是组成骨基质的原料，可增加钙的吸收和储存，对防止和延缓骨质疏松有利。如乳制品、骨头、蛋类等食物，都含有弹性蛋白和胶原蛋白。

（三）保持良好的生活习惯

坚持体育锻炼，增加户外活动和日照，鼓励经常步行，注意运动安全；戒烟和避免过量饮酒。

第七节　面瘫的康复

面瘫是指支配面部肌肉的神经受到损伤而引起的面部肌肉瘫痪，也叫面神经麻痹，中医称为"口僻"或"口眼㖞斜"。面瘫分为周围性面瘫（周围性面神经麻痹）和中枢性面瘫（中枢性面神经麻痹）两类，本节主要讲述周围性面瘫。

一、概述

周围性面瘫引起病灶同侧全部颜面肌肉瘫痪。由于眼轮匝肌麻痹，故眼睑不能充分闭合，闭眼的同时眼球上窜，在角膜下缘露出巩膜带（贝尔征）；闭嘴时，颊肌极为松弛，故口角下垂，船帆征阳性；抬眉受限，额纹变浅或消失，眉毛较健侧低，睑裂变大，内眼角不尖，眼泪有时外溢；示齿或笑时，口角向健侧牵引，口呈斜卵圆形；说话时，发唇音不清楚；由于颊肌的麻痹，食物留于颊肌与牙龈之间。双侧周围性面瘫时，面部无表情，双侧额纹消失，双眼不能闭严，贝尔征阳性；双侧鼻唇沟变浅，口唇不能闭严，口角漏水，进食时，腮内存留食物，言语略含混不清。

中枢性面瘫，颜面上部肌肉并不出现瘫痪，因此闭眼、扬眉、皱眉均正常，面额纹与对侧深度相等，眉毛高度与睑裂大小均与对侧无异。但是，面下部肌肉出现瘫痪，即颊肌、口开大肌、口轮匝肌等麻痹，故静止位时该侧鼻唇沟变浅，口角下垂，示齿动作时口角歪向健侧。中枢性面瘫时，颜面不对称并不明显，往往伴有偏瘫及其他体征，如腱反射异常、巴宾斯基征阳性等。

中医学认为，本病多由脉络空虚，风寒、风热之邪乘虚侵袭阳明、少阳脉络，致经气阻滞，筋脉纵缓不收所致。此外，胆胃二经积热，浸淫周围经脉以及气虚血瘀也可导致本病的发生。病前常有受寒、受潮、吹风史，少数患者于发病前几日可有耳后、耳内疼痛或面部不适等前驱症状。起病急骤，多于晨起洗漱或进食中，突然发现面部表情肌瘫痪，患侧额部皱纹消失或变浅，眼裂变大，眼睑不能闭合，出现皱额、闭目、耸鼻鼓颊障碍，进食后，食物留滞在齿颊间隙中。

二、康复评定

评定的方法有改良 Portmann 评分、HB 面神经功能评分等。

（一）改良 Portmann 评分

比较患者两侧面部 6 种运动，即抬眉、闭眼、鼓腮、撅嘴、示齿、张大鼻孔。记录患侧减弱程度，每项满分 3 分，分别为运动正常 3 分、运动减弱 2 分、运动明显减弱 1 分、运动消失 0 分。另外，评估安静状态的面部情况，正常 2 分，轻度不对称 1 分，明显不对称 0 分。满分共计 20 分。

（二）HB 面神经功能评分

评分标准见表 5 - 8。

表 5 - 8 　　　　　　　HB 面神经功能评分标准

评级	程度	患侧面部情况描述
一级	正常	所有区域面肌功能正常
二级	轻度功能障碍	大体：闭眼时有轻度减弱，可有轻度联动
		安静：正常对称张力好
		运动：前额：中到好；眼：轻轻用力可完全闭合；口：轻度不对称
三级	中度功能障碍	大体：两侧面部明显不对称但不丑陋，没有严重的联动、挛缩或半面痉挛
		安静：正常对称张力好
		运动：前额：轻到中；眼：用力可完全闭合；口：用最大力也觉减弱
四级	中重度功能障碍	大体：两侧明显不对称，丑陋，减弱
		安静：正常对称张力好
		运动：前额：无；眼：不完全闭合；口：用最大力也觉不对称
五级	重度功能障碍	大体：只有轻度可觉察运动
		安静：不对称
		运动：前额：无；眼：不完全闭合；口：仅存轻度运动
六级	全瘫无运动	

（三）预后判定

周围性面神经麻痹后，不完全面瘫较完全面瘫预后好，也可进行必要的检查或评估，进一步判断预后。

1. F 波 发病 14 ~ 21 天内 F 波存在，预后好；F 波消失，预后差。

2. 面神经电图（ENOG） 发病 7～21 天测量较准确，发病 14 天内，面神经电图 100% 变性则预后差。

3. 眨眼反射 刺激眶上神经，测量两侧眼轮匝肌闭目反射的潜伏期，有一定的早期评估作用，但三叉神经有病变时其结果不准确。

4. 预后评估界值的制定 可根据面瘫评分进行预后评估，分为 4 个等级，界值的制定参见表 5－9。

表 5－9　　　　　　　　　　　面瘫评分与预后评判标准

评分方法	预后好		预后差	
	痊愈	显效	好转	无效
Portmann 评分	20	17～19	14～16	≤13
HB 面神经功能评分	一级	二级	二级	≥三级
患者自评	非常满意	非常满意或满意	一般	不满意

三、中医康复方法

（一）中药疗法

中医学认为，该病多由正气虚弱，面部感受风寒、风热之邪，气血阻滞，面不养筋所致。治疗以牵正散加味组方，主药为白附子、僵蚕、制全蝎。初起者加疏散风寒、行气活血药，如羌活、白芷、葛根、桂枝、赤芍、川芎、桃仁、红花等；恢复期加养血行气药，如全当归、白芍、川芎、青皮、姜黄等。

（二）针灸疗法

1. 治则 初期祛邪以祛风散寒、清热活血为主；中期扶正祛邪以养血祛风为主；后期扶正以益气养血为主。

2. 主穴 风池、完骨、颊车、迎香、合谷。

3. 加减 风寒伤络加大椎、曲池、足三里；风热中络者加大椎、太阳、支沟、内庭；风痰阻络者加耳门、听宫、丰隆、内关、足三里；气血双亏者加足三里、三阴交；肝气郁结者加太冲、三阴交、阳陵泉；人中沟歪斜者加水沟；颏唇沟歪斜者加承浆；耸鼻困难者加迎香；闭眼困难者加鱼腰、丝竹空。

4. 操作及疗程 初期局部用平刺透穴法或斜刺法，刺激宜轻；中、后期可适当加大刺激量。同时可以配合电针治疗，根据病情每次选 2～3 对穴，采用连续波或疏密波，刺激强度以患者面肌出现抽动、能耐受、无胀痛感为宜。每日 1 次，每次 20 分钟，10 次为 1 个疗程，疗程间隔 3～5 天。

5. 注意事项

（1）电针通电后会产生肌收缩，须事先告诉患者，让其思想上有所准备，能更好地配合治疗。电针刺激强度应逐渐从小到大，不要突然加强，以免出现晕厥、弯针、断针等异常现象。

（2）患有严重心脏病者，在应用电针时应严加注意，避免电流回路经过心脏。在邻近延髓、脊髓部位使用电针时，电流的强度要小，切不可做强电刺激，以免发生意外。

（3）急性期针灸不宜用强刺激。

（三）推拿疗法

1. 治则 疏通经络、活血祛风、濡养经筋。

2. 取穴及部位 印堂、睛明、阳白、四白、太阳、迎香、下关、颊车、地仓、风池、合谷。

3. 手法 一指禅推法、按法、揉法、擦法、拿法。

4. 操作 患者取仰卧位或坐位，以患侧颜面部为主。

（1）**按揉三线**：按揉印堂及双侧睛明，按揉印堂至百会、睛明至头顶督脉及双侧膀胱经5遍。

（2）**推小"∞"字**：一指禅推睛明（患侧）→攒竹（患侧）→鱼腰（患侧）→丝竹空（患侧）→太阳（患侧）→四白（患侧）→睛明（患侧）→睛明（健侧）→攒竹（健侧）→鱼腰（健侧）→丝竹空（健侧）→太阳（健侧）→四白（健侧）→睛明（健侧）→睛明（患侧），共3遍。

（3）**推大"∞"字**：一指禅推睛明（患侧）→攒竹（患侧）→阳白（患侧）→太阳（患侧）→下关（患侧）→颊车（患侧）→地仓（患侧）→迎香（患侧）→睛明（患侧）→睛明（健侧）→攒竹（健侧）→阳白（健侧）→太阳（健侧）→下关（健侧）→颊车（健侧）→地仓（健侧）→迎香（健侧）→睛明（健侧）→睛明（患侧），共5遍。

（4）**鱼际揉面部**：鱼际揉额部、颜面部，配合擦法治疗，以透热为度。

（5）**按揉颈项**：用按揉法施于风池及项部，随后拿风池、肩井、合谷穴结束治疗。

5. 疗程 每日1次，每次20分钟，10次为1个疗程，疗程间隔3~5天。

6. 注意事项 上述面部一指禅推途中经过相关穴位和阳性反应点时可稍作停留，重点治疗；手法操作时应轻柔，防止颜面破皮。

四、现代康复方法

根据病程长短和病情轻重选用不同的方法。

（一）物理因子疗法

治疗目的是控制炎症、水肿，改善局部血液循环，减轻神经受压。多数治疗时间为每次 15～30 分钟，急性期每日 1～2 次，恢复期每日或隔日 1 次，一般 15～20 次为 1 个疗程。

1. 高频电疗 超短波或微波，急性期无热量或微热量辐射乳突和面部，恢复期用微热量或温热量。急性期每日 1～2 次，每次 5～10 分钟，恢复期每日或隔日 1 次，每次 15～20 分钟。

2. 温热疗法 红外线、TDP 照射面部和乳突部，每日 1～2 次，每次 15～20 分钟。

3. 神经肌肉电刺激疗法 以引起面部肌肉明显收缩而又无皮肤疼痛为度。

4. 激光疗法 氦氖激光或半导体激光照射面神经行径或面部穴位。每穴照射3～5 分钟，每次总治疗时间 20～30 分钟。

5. 直流电药物离子导入 如导入碘、加兰他敏、神经营养因子等药物，治疗电流为 1～2mA。

（二）面肌功能训练

面肌功能训练可全套训练，也可依病情所需进行部分训练，每个动作训练 10～20 次，训练 15～20 分钟，每日两次。

1. 闭眼睁眼 先努力闭上眼睛，持续 5 秒，然后尽量睁大眼睛，眉毛上扬，持续 5 秒。

2. 皱眉挤鼻 两眉用力向中间收缩，同时，两侧鼻翼向上收缩，做挤鼻子的动作，持续 5 秒，然后放松还原。

3. 吸吮鼓腮 两颊部的肌肉向内吸，嘴唇前突，做用力吸吮的动作，持续 5 秒，然后放松，嘴唇紧闭，用力吹气，尽量不漏气，持续 5 秒。

4. 翘嘴龇牙 上、下唇分别用力向上、向下伸出，持续 5 秒，然后放松，两嘴角向上翘，做示齿状，持续 5 秒。

5. 开口闭口 用力张大口，持续 5 秒，然后放松，做开口闭口的动作。

6. 干洗脸 双手掌相互摩擦，搓热后做洗脸动作，以面部感觉发热为度。

（三）药物疗法

1. 肾上腺糖皮质激素　一般用泼尼松口服，急性期用较大剂量，以后逐渐减量。

2. B 族维生素　如维生素 B_1、维生素 B_6 口服，维生素 B_{12} 肌注。

3. 神经营养因子　如 BFGF（碱性成纤维细胞生长因子）、NGF（神经生长因子）、神经节苷脂肌注。

第八节　糖尿病的康复

糖尿病是胰岛素分泌的缺陷或（和）胰岛素作用障碍，以及蛋白质和脂肪代谢异常，导致的一组以慢性高血糖为特征的代谢性疾病。慢性高血糖可引起多系统损害，如眼、肾、神经、血管等慢性进行性病变，严重时可出现急性代谢紊乱，如糖尿病酮症酸中毒、高渗性昏迷等。中医学称糖尿病为消渴，其主要病机是禀赋不足、阴津亏损、燥热偏盛，以多尿、多饮、多食、乏力、消瘦，或尿有甜味为主要临床表现的病证。

一、概述

中医学认为，消渴多因素体阴虚、五脏虚弱，饮食不节、形体肥胖，精神刺激、情志失调，外感六淫、毒邪侵害，久服丹药、化燥伤津，长期饮酒、房劳过度等多种因素造成脏腑功能失常和阴阳失调。其病机关键在阴津亏损，燥热偏盛，又以阴虚为本，燥热为标，两者互为因果，且多与血瘀密切相关。

本病是慢性终身性疾病，目前尚不能从根本上达到治愈。然而只要及早发现，积极合理的治疗，完全可以将病情控制住，达到减少并发症的发生和发展的目的，并能维持正常的工作和生活。但伴有大血管病变（脑卒中、冠心病、动脉硬化等），微血管病变（视网膜病、肾病）以及外周神经病变，常常可导致患者残疾或死亡。

二、康复评定

1. 临床疗效评定　见表 5 – 10。

表 5 – 10 糖尿病控制目标

指标	理想控制	一般控制	控制不良
血糖（mmol/L）			
FPG	4.4 ~ 6.1	≤7.0	>7.0
2hPG	4.4 ~ 8.0	≤10.0	>10.0
HbAlc（%）	<6.2	6.2 ~ 8.0	>8.0
总胆固醇（mmol/L）	<4.5	≥4.5 ~ 6.0	>6.0
LDL – C（mmol/L）	<2.5	2.5 ~ 4.4	>4.5
HDL – C（mmol/L）	>1.1	1.1 ~ 0.9	<0.9
甘油三酯（mmol/L）	<1.5	1.6 ~ 2.2	>2.2
BMI（kg/m²）			
男	<25	<27	≥27
女	<24	<26	≥26
血压（mmHg）	<130/80	>130/80 至 <160/95	>160/95

2. 日常生活能力的评定 常用 Barthel 指数评定，具体方法参见第三章第八节内容。

3. 参与能力的评定 见表 5 – 11。

表 5 – 11 参与能力问卷（问患者家属）

问题	正常或从未做过，但能做（0分）	困难，但可单独完成或从未做过（1分）	需要帮助（2分）	完全依赖他人（3分）
1. 每月平衡收支的能力，算账的能力				
2. 患者的工作能力				
3. 能否到商店买衣服、杂货和家庭用品				
4. 有无爱好，会不会下棋和打扑克				
5. 会不会做简单的事，如点炉子、泡茶等				
6. 会不会准备饭菜				
7. 能否了解最近发生的事件（时事）				
8. 能否参加讨论和了解电视、书和杂志的内容				
9. 能否记住约会时间、家庭节目和吃药				
10. 能否拜访邻居、自己乘公共汽车				

注：≤5 分为正常；>5 分表示该患者在家庭和社区中不可能独立。

三、中医康复方法

（一）中药疗法

1. 上消

肺热津伤：方选消渴方加减。药用天花粉、黄连、生地黄、藕汁、葛根、麦门冬。若肺胃热盛者加石膏、知母；热伤肺阴者加沙参、玉竹。

2. 中消

（1）**胃热炽盛**：方选玉女煎加减。药用石膏、知母、黄连、熟地黄、藕汁、麦门冬、栀子、牛膝。若火旺伤阴者加石斛、玉竹；肠燥伤津者加玄参、大黄、芒硝。

（2）**气阴亏虚**：方选七味白术散加减。药用黄芪、党参、白术、山药、茯苓、木香、藿香、葛根、天门冬、麦门冬。若气短汗多者加五味子、山茱萸；食少腹胀者加砂仁、鸡内金。

3. 下消

（1）**肾阴亏虚**：方选六味地黄丸加减。药用山药、山茱萸、熟地黄、泽泻、茯苓、牡丹皮。若腰膝酸软者加桑寄生、杜仲；精关不固者加芡实、金樱子。

（2）**阴阳两虚**：方选金匮肾气丸加减。药用山药、山茱萸、熟地黄、泽泻、茯苓、牡丹皮、附子、肉桂。若腰膝酸软者加桑寄生、杜仲；精关不固者加芡实、金樱子；尿多混浊如膏加益智仁、桑螵蛸、覆盆子；阳痿加巴戟天、淫羊藿、肉苁蓉。

（二）针灸疗法

1. 头针　取穴顶中线、额旁2线（双）、额中线、额旁3线；患者采取坐位或卧位；每日1次，10次为1个疗程。每个疗程后休息两天再进行下1个疗程。

2. 电针　取穴分为：①中脘、天枢、足三里、太冲；②脾俞、胃俞、胰俞。两组穴位交替使用。每日1次，5次为1个疗程。每个疗程后休息两天再进行下1个疗程。共治疗3个疗程。

3. 耳针　根据耳穴国际标准化方案选取胰、胆、内分泌及压痛点为主穴，余穴辨证加减。每日1次，每次30分钟，10天为1个疗程。

4. 体针与灸法　可选三阴交、足三里、阳池、外关、太冲、太溪、复溜、胰俞、脾俞、胃俞、肝俞、肾俞等穴，采用针法或灸法，每日或隔日1次，以1个月为1个疗程。

5. 拔罐　可选背部肺俞、脾俞、肾俞或腹部中脘、天枢、水道等穴位，涂上润滑剂，采用火罐法吸拔留罐或走罐 5～10 分钟，每日或隔日 1 次，以 1 个月为 1 个疗程。

（三）推拿疗法

1. 可选腰背、腹部、上肢、下肢等部位，左右手交替或两手重叠进行，使用适宜力量，先顺时针按摩 50 圈，再逆时针按摩 50 圈，每日或隔日 1 次，以 1 个月为 1 个疗程。

2. 足部反射区按摩。足部反射区取穴肾、肾上腺、输尿管、膀胱、甲状腺、胰腺、胃淋巴腺。每次按摩 40 分钟，每周治疗 3 次。原饮食量、药物不变。12 次为 1 个疗程。

（四）全息疗法

在第 2 掌骨侧用按摩法，同时下肢在同侧股骨内侧找出相关穴位压痛点，用拇指尖以压痛点为圆心，做小环绕运动或揉动，揉压力量以穴位深处组织有酸麻肿胀感觉为度。

四、现代康复方法

（一）糖尿病教育

糖尿病教育包括了知、信、行三方面，知是掌握糖尿病知识，提高对疾病的认识；信是增强信心，通过科学合理的治疗，糖尿病是可以控制的；行则是通过认知行为治疗将健康的生活方式落实到患者的日常生活活动中去。糖尿病康复教育的内容包括疾病知识、饮食指导、运动指导、药物指导、胰岛素使用方法、血糖的自我监测、糖尿病日记、并发症的预防、应急情况的处理等。针对如何防止糖尿病患者的病情加重，提出了三级预防：①一级预防。糖尿病的易感人群为预防对象，以宣传教育为主要措施，使易感人群及早改变生活方式，降体重、降血压、降血脂有助于减少糖尿病的发生。②二级预防。及早发现无症状的糖尿病及糖耐量减低者，并给予干预治疗，如拜唐平或二甲双胍，以降低糖尿病发病率和减少并发症的发生。在社区开展人群筛查，建立防治网。③三级预防。加强对糖尿病的治疗，要使其血糖、血脂、血压、体重达标，以减少其慢性和急性并发症的发生。

（二）心理健康指导

由于糖尿病难以根治，患者易产生消极悲观的情绪，通过心理健康指导引导患者树立正确的疾病观，以乐观开朗的精神、积极的态度对待疾病。

（三）饮食疗法

饮食疗法是糖尿病重要的基础治疗，应严格遵守和长期执行。原则是合理控制热能，维持标准体重。患者每日所需的饮食数量、质量、餐次应根据其病情、年龄、体型、生活习惯及家庭经济状况而定。进餐必须定时、定量，不可随意加减，特别是参加宴会或宴请时更应引起注意。指导患者改变不良的饮食习惯，如喜食甜食及高脂、高钠饮食；提倡食用绿叶蔬菜、豆类、块根类食物、粗谷物、含糖成分低的水果等。

1型糖尿病患者应食高蛋白、高维生素饮食，每日主食 250 ~ 300g，副食采用瘦肉、鱼类、豆类和新鲜蔬菜，特别要多吃苦瓜，因苦瓜有类似胰岛素的生物活性。1型糖尿病患者因需配合胰岛素治疗，应注意饮食与注射胰岛素、口服降糖药之间的密切关系，以免发生低血糖。必要时，可增加少量煮熟的黄豆、花生米等，也可增加餐次，以补充患者的机体消耗。

2型糖尿病患者，尤其是伴有肥胖者要限制热量摄入，建议低糖、低脂肪、高维生素、正常蛋白质饮食，每日主食 200 ~ 250g，副食则少食用动物性食品。实践证明，动物脂肪将加重糖尿病患者的血管病变。宜多吃粗纤维蔬菜，如芹菜、大白菜等。烹调口味以清淡为好，同时注意食物的合理搭配和三餐的合理分配，每日三餐可分配为 1/5、2/5、2/5 或 1/3、1/3、1/3。由于煎炸及坚果类食品脂肪含量高，应尽量不吃。当患者感到饥饿难受时，可在三餐间加煮菜充饥。

（四）运动疗法

糖尿病运动疗法主要适用于轻度和中度的2型糖尿病患者，肥胖型2型糖尿病患者最佳。

运动疗法的禁忌证包括以下几个方面：①合并各种急性感染；②伴有心功能衰竭，心律失常，活动后加重；③严重糖尿病肾病；④糖尿病足；⑤严重的眼底疾病；⑥新近发生的血栓；⑦血糖未得到很好的控制；⑧有明显的酮症酸中毒等。可进行运动锻炼的患者每周至少锻炼 5 ~ 6 次，每次约半小时左右，锻炼时合适的心率为每分钟约 170 减去年龄的余数，锻炼后应有舒畅的感觉。

1. 登楼梯法　包括走楼梯、跑楼梯、跳台阶三种形式，可根据患者的体力选择。开始选择走楼梯，能在1分钟内走完 5 ~ 6 梯段或能连续进行 6 ~ 7 分钟，即可进行跑楼梯，每次运动以中强度进行，以不感明显劳累为度。

2. 跑步健身法　健身跑应该严格掌握运动量。决定运动量的因素有距离速度、间歇时间、每天练习次数、每周练习天数等。开始练习跑步的体弱者可以进行短距离慢跑，从 50m 开始，逐渐增至 100m、150m、200m。速度一般为每秒 25~33m。

（1）慢速长跑：是一种典型的健身跑，距离从 1000m 开始。适应后，每周或每两周增加 1000m，一般可增至 3000~6000m，速度可掌握在 6~8 分钟跑 1000m。

（2）跑行锻炼：跑 30 秒，步行 60 秒，以减轻心脏负担，这样反复跑行 20~30 次，总时间 30~45 分钟。这种跑行锻炼适用于心肺功能较差者。

3. 散步

（1）普通散步法：用慢速（每分钟 60~70 步）或中速（每分钟 80~90 步）散步，每次 30~60 分钟，可用于一般保健。

（2）快速步行法：每小时步行 5000~7000m，每次锻炼 30~60 分钟，用于普通中老年人增强心力和减轻体重，最高心率应控制在每分钟 120 次以下。

（3）摆臂散步法：步行时两臂用力向前后摆动，可增进肩部和胸廓的活动。

（4）摩腹散步法：一边散步，一边按摩腹部。

4. 其他运动项目　如骑自行车、游泳、跳舞、太极拳、网球、门球、郊游等。

（五）药物疗法

临床上常用的降血糖药主要包括两类：①口服降糖药。磺脲类，如氯磺丙脲、格列本脲、格列吡嗪、格列齐特；双胍类，如苯乙双胍、二甲双胍等。口服降血糖药作用较慢，仅适用于中、轻度患者。②胰岛素。

标准体重以上的 2 型糖尿病患者首先采取饮食控制，如控制不良者加用双胍类降糖药，仍控制不良者再加用磺脲类降糖药，如仍控制不良且有并发症者行联合胰岛素治疗。标准体重以下的 2 型糖尿病患者，首先采取运动疗法，如控制不良加用磺脲类降糖药，仍控制不良加用双胍类降糖药，如仍控制不良且出现并发症者，应实施联合胰岛素治疗。

胰岛素联合口服降血糖药用药原则为：①继续口服降血糖药；②晚上 10 点，皮下注射 1 次中效胰岛素，0.5 小时后配餐 1 次；③初始胰岛素剂量每千克体重 0.1~0.2U，老年患者略减量；至少 3~7 天后方可调整剂量，每次增或减 2~4U。

第九节　冠心病的康复

冠状动脉粥样硬化性心脏病是指冠状动脉粥样硬化，致使血管狭窄乃至闭塞，导致心肌缺血、缺氧而引起的心脏病，它和冠状动脉功能改变（例如痉挛）一起，统称为冠状动脉性心脏病，简称冠心病（coronary heart disease，CHD），亦称缺血性心脏病。冠心病患者由于心肌供血不足可直接导致心脏功能障碍，其典型表现为阵发性前胸压榨样疼痛，主要位于胸骨后，可放射至心前区，左肩左臂内侧等，常发生于劳累或激动时，休息或含服硝酸甘油可缓解。

一、概述

中医学认为，本病属"胸痹"、"心悸"、"怔忡"、"真心痛"等范畴，主要是因年老脏衰、饮食不当、情志失调、劳逸失度及外邪内侵等引起脏腑功能紊乱，气血阴阳失调使多种病理产物，如痰饮、瘀血、浊毒等闭阻心脉，血行不畅，胸阳不通而引发此病。其基本病机为心脉闭阻，病机特点为正虚邪实。其虚者，为气、血、阴、阳的不足；其实者，为痰饮、瘀血、浊毒。

冠心病康复是指综合采用主动积极的身体、心理、行为和社会活动的训练与再训练，帮助患者缓解症状，改善心血管功能，在生理、心理、社会、职业和娱乐等方面达到理想状态，提高生活质量。同时强调积极干预冠心病危险因素，阻止或延缓疾病的发展过程，减轻残疾和减少再次复发的危险。

二、康复评定

（一）心电运动试验

制定运动处方一般采用分级症状限制型心电运动试验。急性心肌梗死、冠脉搭桥术后等住院过程中，以及出院前评价，应用低水平运动试验（平板试验、踏车试验、二级梯运动试验）；复工以及制定运动处方等心脏功能容量测定时，可以采用运动量较大的次极限量运动试验。但试验终点，不应以心率标准而以试验中出现的症状，如心绞痛、呼吸困难或运动引起血压下降不小于10mmHg，连续3个以上室性早搏或室性心动过速为终点。

（二）超声心动图运动试验

超声心动图可以直接反映心肌活动的情况，从而揭示心肌收缩和舒张功能，还可以反映心脏内血流变化情况，所以有利于提供运动心电图所不能显示的重要信息。运动超声心动图比安静时检查更加有利于揭示潜在的异常，从而提高试验的敏感性。检查一般采用卧位踏车的方式，以保持在运动时超声探头可以稳定地固定在胸壁，减少检测干扰。较少采用坐位踏车或活动平板方式。

（三）行为类型评定

Friedman 和 Rosenman 提出行为类型，其特征是：

1. A 类型　工作主动、有进取心和雄心、有强烈的时间紧迫感（同一时间总是想做两件以上的事），但是往往缺乏耐心、易激惹、情绪易波动。此行为类型者应激反应较强烈，因此需要将应激处理作为康复的基本内容。

2. B 类型　平易近人、耐心、充分利用业余时间放松自己、不受时间驱使、无过度的竞争性。

三、中医康复方法

（一）中药疗法

1. 胸阳不振，心脉闭阻　瓜蒌薤白桂枝汤加减。

2. 脾虚痰聚，阻遏心脉　导痰汤加减。

3. 气滞血瘀，心脉受阻　丹参饮加减。

4. 肝肾阴虚，心血瘀阻　六味地黄丸加减。

5. 气血不足，阴阳两虚　炙甘草汤加减。

6. 心肾阳虚，心阳欲绝　四逆汤合生脉散加减。

（二）针灸疗法

1. 体针　以心俞、厥阴俞为主穴，配以内关、膻中、通里、间使、足三里等穴。心阴虚者可加三阴交、神门、太溪；心阳虚者，可加关元、气海；阴阳两虚者，可加用三阴交、关元；痰瘀痹阻者，可加用丰隆、肺俞、血海；气滞血瘀者，可加用郄门、少海等。每日或隔日1次，10～20次为1个疗程。

2. 耳针　耳背心穴、心、脾、交感为主穴，配合失眠、皮质下、肾、肝、枕等穴，王不留行各穴位选择贴压，一般每次选穴不超过5个，每天各穴轻轻按揉1～2分钟，每日3次，10～20天为1个疗程。

四、现代康复方法

根据冠心病康复治疗的特征，国际上将康复治疗分为三期：

1. Ⅰ期　指急性心肌梗死或急性冠脉综合征住院期康复。CABG 或 PTCA 术后早期康复也属于此列。发达国家此期已经缩短到3～7天。

2. Ⅱ期　指患者出院开始，至病情稳定性完全建立为止，时间5～6周。由于急性阶段缩短，Ⅱ期的时间也趋向于逐渐缩短。

3. Ⅲ期 指病情处于较长期稳定状态，或Ⅱ期过程结束的冠心病患者，包括陈旧性心肌梗死、稳定性心绞痛及隐性冠心病。PTCA 或 CABG 后的康复也属于此期。康复程序一般为 2~3 个月，自我锻炼应该持续终生。有人将终生维持的锻炼列为第Ⅳ期。

（一）Ⅰ期康复

1. 康复目标 低水平运动试验阴性，可以按正常节奏连续行走 100~200m 或上下 1~2 层楼而无症状和体征。运动能力达到 2~3METs（METs 或按音称之为"梅脱"，系指机体在坐位休息时，摄氧每分钟每千克体重 3.5ml，将此定为 1 个 METs），能够适应家庭生活，使患者理解冠心病的危险因素及注意事项，在心理上适应疾病的发作和处理生活中的相关问题。

2. 治疗方案 以循序渐进地增加活动量为原则，生命体征一旦稳定，无并发症时即可开始。康复治疗的基本原则是根据患者的自我感觉，尽量进行可以耐受的日常活动。康复治疗采用团队合作模式，即由心脏科医师、康复科医师、康复治疗师（物理治疗、作业治疗、心理治疗等）、护士、营养师等共同工作。

（1）床上活动：活动一般从床上的肢体活动开始。肢体活动一般从远端肢体的小关节活动开始，从不抗地心引力的活动开始，强调活动时呼吸自然、平稳。没有任何憋气和用力的现象。然后可以逐步开始抗阻活动。抗阻活动可以采用捏气球、皮球，或拉皮筋等，一般不需要专用器械。徒手体操十分有效。吃饭、洗脸、刷牙、穿衣等日常生活活动可以早期进行。

（2）呼吸训练：呼吸训练主要指腹式呼吸。腹式呼吸的要点是在吸气时腹部浮起，让膈肌尽量下降；呼气时腹部收缩，把肺的气体尽量排出。呼气与吸气之间要均匀连贯，可以比较缓慢，但是不可憋气。

（3）坐位训练：坐位是重要的康复起始点，应该从第 1 天就开始。开始坐时可以有依托，例如把枕头或被子放在背后，或将床头抬高。有依托坐的能量消耗与卧位基本相同，但是上身直立体位使回心血量减少，同时射血阻力降低，心脏负荷实际上低于卧位。在有依托坐适应之后，可以逐步过渡到无依托独立坐。

（4）步行训练：步行训练从床边站立开始，先克服直立性低血压。在站立无问题之后，开始床边步行，以便在疲劳或不适时能够及时上床休息。此阶段开始时最好进行若干次心电监护活动。此阶段患者的活动范围明显增大，因此监护需要加强。要特别注意避免上肢高于心脏水平的活动，例如患者自己手举盐水瓶上厕所。此类活动的心脏负荷增加很大，易诱发意外。

（5）大便：患者大便务必保持通畅。卧位大便时由于臀部位置提高，回心血量增加，使心脏负荷增加，同时由于排便时必须克服体位所造成的重力，所以需要额外的用力（4METs）。因此，卧位大便对患者不利。而在床边放置简易的坐便器，让患者坐位大便，其心脏负荷和能量消耗均小于卧床大便，也比较容易排便。因此，应该尽早让患者坐位大便，但是禁忌蹲位大便或在大便时过分用力。如果出现便秘，应该使用通便剂。患者有腹泻时也需要注意严密观察，因为过分的肠道活动可以诱发迷走反射，导致心律失常或心电不稳。

（6）上下楼：上下楼的活动是保证患者在家庭活动安全的重要环节。下楼的运动负荷不大，而上楼的运动负荷主要取决于上楼的速度。必须保持非常缓慢的上楼速度。一般每上一级台阶可以稍事休息，以保证没有任何症状。

（7）心理康复与常识宣教：患者在急性发病后，往往有显著的焦虑和恐惧感。护士和康复治疗师必须安排对患者的医学常识教育，使其理解冠心病的发病特点、注意事项和预防再次发作的方法。特别强调戒烟、低脂低盐饮食、规律生活、个性修养等。

（8）康复方案调整与监护：如果患者在训练过程中没有不良反应，运动或活动时心率增加每分钟小于 10 次，次日训练可以进入下一阶段。运动中心率增加在每分钟 20 次左右，则需要继续同一级别的运动。心率增加超过每分钟 20 次，或出现任何不良反应，则应该退回到前一阶段运动，甚至暂时停止运动训练。为了保证活动的安全性，可以在医学或心电监护下开始所有的新活动。在无任何异常的情况下，重复性的活动不一定要连续监护。

（9）出院前评估及治疗策略：当患者顺利达到训练目标后，可以进行症状限制性或亚极量心电运动试验，或在心电监护下进行步行。如果确认患者可连续步行 200m 无症状和无心电图异常，可以安排出院。患者出现并发症或运动试验异常者则需要进一步检查，并适当延长住院时间。

（10）发展趋势：由于患者住院时间日益缩短，国际上主张 3~5 天出院，所以 I 期康复趋向具有并发症及较复杂的患者。早期出院患者的康复治疗不一定遵循固定的模式。

（二）Ⅱ期康复

1. 康复目标　逐步恢复一般日常生活活动能力，包括轻度家务劳动、娱乐活动等，提高生活质量。对体力活动没有更高要求的患者可停留在此期。

2. 治疗方案　室内外散步，医疗体操（如降压舒心操、太极拳等），气功（以静功为主），家庭卫生，厨房活动，园艺活动或在邻近区域购物，作业治疗。活动强度为40%~50%最大心率。一般活动无须医务监测。在进行较大强度活动时可采用远程心电图监护系统监测，或由有经验的康复治疗人员观察数次康复治疗过程，以确立安全性。无并发症的患者可在家属帮助下逐步过渡到无监护活动。

注意循序渐进，禁止过分用力，活动时不可有气喘和疲劳。所有上肢超过心脏平面的活动均为高强度运动，应该减少或避免。训练时要注意保持一定的活动量，但日常生活和工作时应采用能量节约策略，比如制定合理的工作或日常活动程序，减少不必要的动作和体力消耗等，以尽可能提高工作和体能效率。每周需要门诊随访1次。出现任何不适均应暂停运动，及时就诊。

（三）Ⅲ期康复

1. 康复目标 巩固Ⅱ期康复成果，控制危险因素，改善或提高体力活动能力和心血管功能，恢复发病前的生活和工作。此期可以在康复中心完成，也可以在社区进行。

2. 治疗方案 此阶段患者可安全完成7~8METs的活动强度，包括等张运动和节律性的有氧运动，主要是大肌群活动，例如行走、慢跑、骑自行车、游泳等。有些患者可用跳绳代替行走或跑步，但骨质疏松患者应禁用。无论那种类型的运动练习，运动处方中应注意运动强度的确定（包括最大心率百分比和最大代谢当量的百分比）。

需要注意的是要因人而异地制定康复方案，循序渐进地遵循学习适应和训练适应机制。学习适应指掌握某一运动技能时由不熟悉至熟悉的过程，是一个由兴奋、扩散、泛化，至抑制、集中、分化的过程，是任何技能的学习和掌握都必须经历的规律。训练适应是指人体运动效应提高由小到大，由不明显到明显，由低级到高级的积累发展过程。训练效应是量变到质变的过程，训练效果的维持需要长期锻炼。

另外，还需配合临床药物治疗，从而达到完全康复的目的。

第十节　慢性阻塞性肺疾病的康复

慢性阻塞性肺疾病（chronic obstructive pulmonary disease，COPD）是一种具有气道气流受限特征的疾病，气流受限不完全可逆，呈进行性发展。其确切的病因未明，但认为与肺部对有害颗粒物或有害气体异常炎症反应有关。中医学将此病归为"肺胀"范畴。肺胀是指多种慢性肺系疾患反复发作，迁延不愈，肺脾肾三脏俱损，从而导致肺管不利，肺气壅滞，气道不畅，胸膺胀满不能敛降。临床可见喘息气促、咳嗽、咳痰、胸部膨满、憋闷如塞，或唇甲紫绀、心悸浮肿等。

一、概述

中医学认为肺胀多因久病肺虚，痰瘀停滞，复感外邪，致使呼吸机能错乱，肺气壅滞，气道不畅，胸膺胀满不能敛降而发病。肺胀总属本虚标实，其虚者多为气虚、气阴两虚，后期可累及于阳而见阴阳两虚；其实者多为痰浊、瘀血。现代医学目前对于 COPD 的确切病因仍未完全清楚，认为可能与吸烟、职业性粉尘和化学物质、空气污染、感染、蛋白酶 - 抗蛋白酶失衡、营养、气温的突变等有关。

COPD 的预后与患者的病情密切相关，并受体质、环境等影响。对于合并糖尿病、冠心病、慢性呼吸衰竭等疾病的患者，其预后不佳。COPD 病程分为急性加重期和稳定期两期，根据 FEV_1/FVC（第一秒用力呼气容积占肺活量百分比）、第一秒用力呼气容积占预计值百分比可对 COPD 的严重程度分级（表 5 - 12）。对于处于急性加重期的 COPD 患者，及时、积极的综合治疗可使其尽快转入稳定期，再通过非药物管理策略来减轻患者的呼吸困难症状、改善运动耐力和提高生活质量。

表 5 - 12　　　　　　　　　　COPD 的严重程度分级

级别	分级标准
0 级　高危	有罹患 COPD 的危险因素 肺功能在正常范围
I 级　轻度	有慢性咳嗽、咳痰症状 $FEV_1/FVC < 70\%$ $FEV_1 \geq 80\%$ 预计值
II 级　中度	有或无慢性咳嗽、咳痰症状 $FEV_1/FVC < 70\%$ $30\% \leq FEV_1 < 80\%$ 预计值 （II A 级：$50\% \leq FEV_1 < 80\%$ 预计值 II B 级：$30\% \leq FEV_1 < 50\%$ 预计值）
III 级　重度	有或无慢性咳嗽、咳痰、呼吸困难症状 $FEV_1/FVC < 70\%$ $FEV_1 < 30\%$ 预计值或 $FEV_1 < 50\%$ 预计值伴 呼吸衰竭或右心衰竭的临床征象

二、康复评定

（一）肺功能评定

主要有 FEV_1、FVC、FEV_1/FVC、深吸气量、血气分析等。其中 FEV_1 检测结果稳定，可重复性好，目前应用最为广泛，是反映肺通气功能的重要指标之一。而深吸气量改善 0.3L 与患者呼吸困难的改善及活动耐力提高显著相关。通过监测血气可判断有无高碳酸血症的出现，以便及时处理。

（二）呼吸系统症状评定

COPD 患者的功能性呼吸困难分级可以用英国医学研究委员会的呼吸困难量表来评价：

（1）0 级：除非剧烈活动，无明显呼吸困难。

（2）1 级：当快走或上缓坡时有气短。

（3）2 级：由于呼吸困难比同龄人步行得慢，或者以自己的速度在平地上行走时需要停下来呼吸。

（4）3 级：在平地上步行 100m 或数分钟后需要停下来呼吸。

（5）4 级：明显的呼吸困难，不能离开住所或穿脱衣服时出现气短。

6 分钟行走试验（6MWT）是评价 COPD 患者运动能力较为常用的一个指标，即观测患者在 6 分钟内以最快速度平地行走的距离。健康男性与女性分别约为 576m 和 494m，而 COPD 患者平均为 371m（119 ~ 705m）。COPD 患者运动能力下降或合并其他疾病时，6MWT 值降低。

（三）生活质量评价

用于 COPD 患者生活质量评价的量表很多，最常用的是圣·乔治呼吸问卷（SGRQ）。SGRQ 对 COPD 患者的生活质量进行综合评价，包含症状、活动能力、疾病影响，以 0 ~ 100 分来表示，得分越高表明疾病对生活质量的影响程度越大。

（四）心理状态评价

由于 COPD 的慢性病程特点，患者可因生活质量的明显下降而对疾病的治疗失去信心，进而出现焦虑、抑郁、紧张等心理疾病。焦虑自评量表（SAS）和抑郁自评量表（SDS）可对患者的心理状态进行评价。

三、中医康复方法

（一）急性加重期

1. 中药疗法

（1）寒饮阻肺：可温肺散寒，化饮涤痰。方选小青龙汤加减，药用麻黄、桂枝、干姜、细辛、半夏、甘草、五味子、白芍，水煎服，每日1剂。

（2）痰热郁肺：可宣肺泄热，降逆平喘。方选越婢加半夏汤加减，药用麻黄、石膏、生姜、半夏、甘草、大枣，水煎服，每日1剂。

（3）痰瘀阻肺：可祛瘀涤痰，泻肺平喘。方选葶苈大枣泻肺汤合桂枝茯苓丸加减，药用葶苈子、大枣、桂枝、茯苓、牡丹皮、桃仁、赤芍，水煎服，每日1剂。

（4）痰扰神明：可涤痰、开窍、熄风。方选涤痰汤合安宫牛黄丸或至宝丹加减，药用半夏、茯苓、橘红、胆南星、竹茹、枳实、甘草、石菖蒲、人参，水煎服，每日1剂。

2. 针灸疗法

（1）寒饮阻肺：取穴为肺俞、膻中、中府、定喘、孔最、丰隆、风门、太渊。

（2）痰热郁肺：取穴为肺俞、膻中、定喘、膈俞、天突、大椎、尺泽、列缺。

（3）痰瘀阻肺：取穴为肺俞、定喘、天突、大椎、尺泽、脾俞、中脘、血海、阴陵泉。

（4）痰扰神明：取穴为肺俞、膻中、定喘、膈俞、天突、足三里、十宣、十二井、人中、涌泉；可同时配合艾炷灸神阙、气海、关元；亦可用白芥子30g，甘遂20g，冰片10g，樟脑10g，麝香1g共研细末，以姜汁调成糊状，再将2g药糊用橡皮膏贴于上穴，3～4小时后取下，痛甚或病甚者可提前取下，每日1次。

（二）稳定期

1. 中药疗法

（1）肺肾气虚：可补肺纳肾，降气平喘。方选补虚汤合参蛤散加减，药用人参、黄芪、茯苓、甘草、蛤蚧、五味子、干姜、半夏、厚朴、陈皮，水煎服，每日1剂。

（2）阳虚水泛：可温阳化饮利水。方选真武汤合五苓散加减，药用附子、桂枝、茯苓、白术、猪苓、泽泻、生姜、白芍，水煎服，每日1剂。

2. 针灸疗法

（1）激光针穴位照射：取穴天突、膻中、定喘、合谷、太渊，每次选2～3个穴位，每穴照5～8分钟，每日1次，5～10次为1个疗程。

（2）穴位埋线：取穴定喘、天突、胸腔区；膻中、肺俞；中府、心俞、璇玑，选穴后做好标记，以穴位下0.6寸处作为埋线进针点，在进针点处常规消毒，再将羊肠线埋于皮下。

（3）三伏天隔姜灸：可选取大椎、肺俞、风门、定喘等穴位，于三伏天隔姜灸。

四、现代康复方法

（一）急性加重期

1. 戒烟 吸烟是COPD的诱发因素之一，烟龄越长，吸烟量越大，COPD的患病率越高。戒烟是预防COPD最简单可行的重要措施，对患者的康复有重要意义。

2. 吸氧 当突然发生严重缺氧时，应采用鼻导管或面罩吸氧，一般吸氧浓度为28%～30%。长时间高浓度吸氧（大于50%）易引起氧中毒，引起二氧化碳潴留，要尽量避免高浓度吸氧。

3. 营养支持 COPD常合并营养不良，进而导致呼吸肌力量下降，免疫力降低。COPD患者每日所需总热量为40×标准体重（即身高－105）×4.18。营养素比例为蛋白质、脂肪、糖的比例为1:1:3，给予高蛋白、高脂肪、低碳水化合物、高维生素饮食。蛋白给予优质蛋白，脂肪为不饱和脂肪酸，少食多餐以满足机体的能耗。同时注意水分的补充，每日1500～2000ml左右，补充张口呼吸丧失的水分，以防痰液黏稠，进而加重肺部感染。

4. 气道湿化与有效排痰 首先鼓励和辅助患者少量多次饮水，房间内用加湿器湿化，保持房间湿度为70%左右。加强翻身、拍背，必要时每小时翻身、拍背1次。因取坐位时咳嗽力度最大，而半卧位次之，仰卧位最小，故病情允许时，排痰多取坐位或侧卧位。根据病灶的位置可采用相应的体位：①前倾坐位。多见于病情稳定，特别是合并肺源性心脏病右心功能不全的患者，此时可嘱患者坐于床上，两腿自然前伸，身体前倾，在患者胸前两腿上方置一只约30cm高度的小跨凳，其上放软枕，或直接将枕头叠起放于两腿上，目的是支撑患者头部及手臂，再摇高床头或用靠背架，使患者背部有依托。②高枕右侧卧位。多为病情稳定、呼吸困难较轻的患者，即摇高床头呈30°左右或使用相当于30cm高度的枕头，患者取右侧卧位，右手放于枕边，左手放于胸前，右肩背下放软枕。此两种体位可交替使用，以免腰部酸痛不适、脊椎的生理弯曲改变，甚至发生褥疮。

拍背的手法是五指并拢，手指关节微屈，掌呈凹式，从肺底由外向内，由下向上轻拍，力量的强弱与频率，以使痰液顺利排除，患者能承受为宜。通过改变体位、拍背时气流振动和咳嗽等动作，使肺泡内或细支气管内的痰液脱落流入气管咳出。

（二）稳定期

1. 戒烟 同急性加重期。

2. 健康教育 创造出安静、整洁、舒适的休养环境，同时对患者和家属进行心理疏导，详细耐心地解释COPD的病因病机和治疗方案，帮助患者树立战胜疾病的信心，根据患者的实际情况，指导并督促其完成训练计划，坚持长期的康复训练，以增强自身抵抗力。

3. 家庭氧疗（LTOT） 应采用鼻导管或面罩吸氧，一般氧流量为每分钟1.0～2.0L，吸氧时间一般每天不低于15小时，连续数月或数年，氧气加温加湿，减少气流的刺激，可有效防止气管黏膜干燥不适，以提高患者的耐受性。

4. 营养支持 同急性加重期。

5. 气道湿化与有效排痰 同急性加重期。

6. 运动疗法

（1）耐力训练：因患者大多身体虚弱，宜循序渐进，选择轻强度、动作舒缓的运动方式，如散步、打太极拳、登楼梯等，可根据体力恢复的情况逐步增加运动量，以患者不感到疲劳为准。

（2）呼吸肌锻炼：COPD患者常由于呼吸肌疲劳而使呼吸节律异常，出现浅快呼吸，胸腹矛盾呼吸，可导致或加重病情，降低生活质量。采用缩唇呼吸和腹式呼吸相结合的锻炼方式可有效改善呼吸节律异常，即吸气时尽量鼓腹，呼气时缩唇并尽力内收腹肌，可用一只手稍稍向内加压，提高腹内压，迫使横膈上抬，以能轻轻吹动面前20～30cm的白纸为度。同时可配合扩胸、弯腰、下蹲等上、下肢运动，进一步改善肺功能和增强体力。开始时每次时间达5～10分钟，每天3～4次，以后逐渐延长，不断调整呼吸频率、深浅及缩唇的程度，以不感到疲劳为度。一般需要4～6周时间可达到每天持续45分钟～1小时的有效训练强度，每周至少5天。为保持锻炼的效果，应鼓励患者长期坚持。

第十一节　老年性痴呆的康复

老年性痴呆是一种慢性进行性精神衰退性疾病，主要表现为神情痴呆，善忘失聪、口中喃喃、语无伦次、举动不经、饥饱不知、生活不能自理等。

一、概述

由于人口老龄化进程加速，我国老年性痴呆的发病率也随之增加，从而威胁到老年人的生存质量。本病不仅涉及患者本身及其家庭，而且影响经济发展和社会进步。因此，老年性痴呆是老龄化社会面临的重要卫生、经济和社会问题。

现代研究发现，老年性痴呆是以大脑萎缩和变性为主要病理变化，出现记忆与处理事件的能力、感觉与运动的技能、社会交往和语言沟通以及情绪自我控制等方面的功能障碍。

中医学认为，老年性痴呆多因自然衰老，或因久病而脾肾亏虚，精血亏损，命门火衰，故致髓海空虚，心神失养，而见痴呆诸症。其病位在脑，关乎肝脾肾。病因为情志失调、饮食不节、久病体虚及年老摄护不当等。肝脾肾亏虚，阴血经气衰惫，以致髓海不足；或痰气交阻，蒙蔽清灵之窍，使神明不清；或气滞血瘀，脉络不畅，气血不能上荣于脑。上述病理既可单独出现，也可相兼为患。

老年性痴呆的病程较长，往往持续多年。若患者积极接受治疗，部分精神症状会有所改善，但不易根治。若治不及时或治不得法的重症患者，则预后较差。在疾病晚期，患者生活不能自理，需要长期专人护理，其医疗护理负担和对劳动生产力的影响是巨大的。

二、康复评定

（一）临床评定

1. 人格方面　表现为抑郁寡欢，生活刻板怪异，或情绪急躁，易因小事与人冲突，或善疑多虑，语言增多，啰嗦重复等。

2. 智力方面　表现为记忆力、定向力、判断力、计算力、理解力衰退，思维迟缓，难以胜任工作和家务，生活自理困难等。

3. 生活自理评定　分为3级。

（1）轻度：工作和社交能力有所下降，但能独立生活。

（2）中度：除进食、穿衣及排便可自理外，其余均需他人帮助。

（3）重度：个人生活完全不能自理。短程记忆缺损，即近事遗忘。抽象概括能力明显减退；判断能力明显减退，甚则出现其他高级皮质功能障碍，如失语、失用等。

（二）疗效

此标准由全国中医学会老年医学会 1990 年修订。

1. 治愈 自觉症状完全消失，神志意识清楚，定向健全，回答问题正确，反应灵敏，生活自理，能参加社会活动。

2. 显效 主要症状基本消失，神志清醒，定向健全，回答问题基本正确，反应较为灵敏，生活自理，能进行一般的社会活动。

3. 有效 主要精神症状有所减弱或部分消失，生活自理，回答问题基本正确，但反应迟钝，智力与人格仍有部分障碍。

4. 无效 主要临床症状无改变或病情仍有发展，生活不能自理，回答问题不正确，神志痴呆。

三、中医康复方法

应以扶正为主，辅以祛邪。扶正应予养肝、益脾、养肾，尤重补肾填精，益智醒脑；祛邪当理气、化痰、逐瘀。

（一）中药疗法

1. 辨证选方

（1）肝肾亏虚：可滋补肝肾，填精健脑。方选七福饮加减，或大补阴丸合参茸地黄丸加减。

（2）脾肾不足：可补肾益脾，生髓充脑。方选还少丹加减。

（3）痰气交阻：可理气健脾，化痰宣窍。方选逍遥散合洗心汤加减。

（4）气滞血瘀：可活血行气，宣窍益智。方选通窍活血汤加减。

2. 单方验方

（1）灵芝片或灵芝糖浆，每次 4 片或 5ml，每日 3 次。或参芪蜂王浆，每次 5ml，早晚各 1 次。

（2）桑椹子、黑芝麻、胡桃肉、乌枣肉各等分，压末，每次 3g，口服，每日 3 次。

（3）益肾宁心方。由党参、黄芪、生地黄、熟地黄、山茱萸、茯苓、山药、远志、酸枣仁、生龙骨、龟甲、泽泻、五味子、石菖蒲组成，适用于正虚夹痰者。

（4）还神至圣汤。由党参、白术、茯苓、生枣仁、木香、天南星、荆芥、甘草、高良姜、熟附子、枳壳、石菖蒲组成，适用于脾虚痰气交阻者。

（5）益脑活血方。由熟地黄、何首乌、枸杞子、女贞子、益智仁、石菖蒲、远志、丹参、山楂、川芎、红花、虎杖组成，适用于肾虚血瘀者。

3. 食疗处方

（1）桂圆枣粥：桂圆肉15g，红枣5枚，粳米100g，放入砂锅，加入清水，如常法煮粥，喜甜食者可加红糖少许，每日或隔日1次，14次为1个疗程。

（2）百合二仁红枣蜜：百合、酸枣仁各25g，柏子仁10g，放入砂锅，水煎两次，去渣，得药汁1大碗，再加入红枣10枚和适量清水，文火煎30分钟，离火，加入蜂蜜两匙搅匀即成。每日或隔日1剂，7剂为1个疗程。

（3）蒸羊脑：新鲜羊脑（或猪脑）1具，加入食盐少许及葱姜蒸熟，当菜适量食用。

此外，可据证型，酌选白羊肾、猪肝、天门冬、玄参、梅花、山楂、胡桃、桃仁、磁石等，单味或两味与粳米混合，煮粥食用。

（二）传统体育疗法

气功锻炼可使脑内活性物质大为增加，大脑有序活动加强。临床可根据情况选练益智功。具体功法如下：

1. 功法1 姿势不限，以自然舒适为度。两眼微闭，舌抵上颚，用意念引导及眼内视和耳听引导（三位一体），从上而下，再由下而上让全身各关节肌肉放松，做3～5分钟。采用自然呼吸，然后将手指展开，手心置于丹田两侧，腹式呼吸。吸气时腹部隆起，手指向上翘起；呼气时腹部内收，手指落下贴腹，反复100次。

2. 功法2 姿势不限，两眼微闭，屏除杂念，全身放松。当吸气沉至丹田时，稍停，然后配合舌抵上腭及腹式呼吸动作。眼内视，用追加吸气法，使腹部内气鼓荡，并驱其做波浪式运动。用力提肛，使内气沿督脉上行，再做舌抵上腭，眼略紧闭，双目上视，待内气达到"玉枕"时，再追加一次吸气，旋即以意念领气，使内气对准大脑额叶做波浪式灌注，反复36次。

（三）针灸疗法

1. 体针 第一组选大椎、安眠、神门、合谷、足三里；第二组选水沟、印堂、百会、内关、气海，备用穴选鸠尾、巨阙、中脘、肾俞、心俞、丰隆、太冲、涌泉。每日或隔日1次，两组交替强刺激，10次为1个疗程，休息3～4天后进行下个疗程。

2. 头针

（1）头皮针标准线取穴法：顶中线、额中线、额旁1线（右）、额旁3线运动区、感觉区、足运感区、晕听区。

（2）头穴丛刺法：额区、顶区，每区刺入3~5针，留针6~8小时。或取运动区、感觉区、足运感区、晕听区，缓慢进针，出现针感后少捻转片刻，留针30分钟。

3. 耳针 取神门、皮质下、肾、脑点、枕、心等穴，每日1次，每次选2~3穴，20次为1个疗程。亦可在两耳神门穴分别接上正负极，接通电针机（可用直流电脉冲发生器，最大电压50V，频率为每秒3次，正弦波），除睡眠时取下外，嘱患者或其家属控制通电。第1周，每次通电10分钟，间歇10分钟。1周后每天通电4次，每次30分钟。

4. 皮肤针 取脊柱两侧夹脊穴、骶部、头部眼区及颞区、踝关节周围皮部。以轻中度手法扣刺，以局部轻度充血为度。隔日1次，15次为1个疗程。

5. 穴位注射 ①取双侧肾俞（主穴）、足三里、三阴交、合谷，每穴注入75%复方当归注射液0.5ml，隔日1次，10次为1个疗程，休息3天后进行下个疗程。②取神门、百会、神庭、角孙等穴，每次两穴，交替使用，每穴注入乙酰谷酰胺注射液和呋喃硫胺注射液各0.5ml，隔日1次，10次为1个疗程，休息3天后进行下个疗程。

6. 刺络放血 取中冲、天枢为主穴，涌泉、劳宫为配穴。以三棱针直刺皮下1分，放出4~5滴血，隔日放血1次。

（四）推拿疗法

推拿疗法可起到振奋心阳，舒展心气，安神健脑的作用。对于轻症可由患者自我推拿，或在家属帮助下进行，而中重症患者则可由医者施术。

1. 自我推拿 ①抹额。以两手示指屈成弓状，第二节的内侧面紧贴印堂，由眉间向前额两侧抹，约40次左右；②抹颞。以两手拇指，紧按两侧鬓发处，由前向后往返用力抹，约30次左右，酸胀为宜；③按摩脑后。以双手拇指先后按压风池和脑空穴，施以旋转按摩手法，约30次左右，酸胀为宜；④拍击头顶。患者正坐，睁眼前视，闭紧牙关，用掌心有节奏地拍击囟门，约10次左右，然后可做头顶热敷。同时，还可辅以鸣天鼓、搓手浴面、揉内关、按摩胸部等手法。上述推拿可在每天清晨施行，30天为1个疗程，连续2~3个疗程。

2. 医者推拿 ①向上点按颅点、天窗；②点推、点拨枕旁点、天窗；③点按内眉点，从内眉点推上阳明点，点按阳明点；④点按颞点。

四、现代康复方法

目前，现代医学尚缺乏针对老年性痴呆的特效药。某些药品只能对早、中期病情进行干预，起到延缓发展作用。尤其是促进脑细胞新陈代谢的药物，尚无确切疗效。因此，本病应重在预防。老年人要勤动脑多思考，保持情绪乐观；避免不良刺激，调整好心态；同时，要养成健康的生活习惯，避免心脑血管意外的发生。研究发现，阅读、看电影、散步、野餐、走亲访友等休闲活动可能有助于降低患老年痴呆症的风险。

（一）心理疗法

心理治疗一般要由专业心理医生实施，但对家属和护理人员来说，应尽量做到以下几点：①情感支持，鼓励、安慰、体贴患者。②经常与患者主动交流。③对患者的提问以及所做的回答尽量简单明了，以免患者产生迷惑和猜忌。④当患者生气和发怒时，不要与其争执。⑤如果患者吵闹，应冷静而坚定地予以劝阻。⑥不宜经常改变对待患者的方式，以免令其无所适从。⑦尽量提供有利于患者定向和记忆的提示或线索，如日历，使用物品标注名称，厕所、卧室给予适当的图示等。⑧必要时求助于心理咨询医生。

（二）文娱疗法

1. 音乐疗法 音乐作为一种社会性的非语言交流的艺术形式，为患者提供了一个通过音乐和语言交流来表达、宣泄内心情感的渠道。常听一些熟悉而喜欢的乐曲，对于消除不良情绪、缓解自闭状态、唤起大脑功能，会起到积极的作用。

2. 戏剧疗法 戏剧既有音乐、舞蹈，又有情节、角色，能感人肺腑，引人思考，从而能调节患者情绪，减缓大脑功能衰退。

3. 书画弹琴 书画弹琴要求全神贯注，集中发挥大脑的思维创造能力，追求美的意境，促进智力发展，还能锻炼手的精细动作，有助于痴呆的康复。

（三）体育疗法

1. 益智保健操 包括全身大关节活动和手指操训练，简便易学。每天 15 分钟能有效地改善肢体功能，保持肢体肌肉、关节处于功能位，促进血液循环，可防止关节僵直和肌肉萎缩的发生，有效促进患者活动能力的提高。

2. 健身球 适用于轻症患者。锻炼方法可由单球正反旋转等运动逐步向双球双手旋转、多球互绕旋转等高难动作发展，以至于达到得心应手、自由多变的境界，从而有效地延缓大脑的衰退。

（四）饮食疗法

注意合理饮食，保持营养平衡。应多食含有蛋白质、维生素、磷脂、微量元素的食物以及蔬菜、鱼类、蛋黄等，这些对脑细胞代谢具有促进作用。另外，红萝卜、西红柿、黄花菜等含有较多的维生素 C、维生素 E 和红萝卜素等，可延缓脑细胞的衰亡。

第十二节　帕金森病的康复

帕金森病（parkinson disease，PD），又称震颤麻痹，主要是由于中脑黑质多巴胺能神经元细胞发生病理性改变，导致多巴胺合成减少，抑制乙酰胆碱的功能降低，从而使乙酰胆碱的兴奋作用相对增强引起的。帕金森病的临床症状主要有震颤、肌张力增高、运动障碍等。由英国医生 James Parkinson 在 1817 年首先做了详细报道。

一、概述

中医学将帕金森病归于"颤证"的范畴。我国的中医书籍对帕金森的类似症状早有论述，在《内经》的《素问·至真要大论》中就有记载。中医学认为，本病多因肝肾不足、气血两虚、筋脉失养、虚风内动所致，或因风、火、痰、瘀相聚，互阻络道而发病。本病的病变部位主要在肝、脾、肾。

PD 的病因与发病机制至今尚未完全明了，目前认为与遗传、环境毒素、氧化应激、兴奋性毒素、线粒体损伤、神经系统老化、免疫学异常、细胞凋亡等因素密切相关。

PD 是锥体外系疾病中的主要疾病，也是中老年人中发病率较高的中枢神经系统变性疾病，其患病率随年龄增加而递增。随着人口老龄化现象的日趋严重，该病已经成为严重影响人类健康的主要疾病之一，同时也是神经康复领域中的一个重要康复对象，影响日常生活和活动能力，并随病情的进行性发展而日益加重，给患者和家属带来很大的烦恼。

虽然目前有许多方法可以缓解症状，但带来的并发症也是明显的。因此，为了维持或改善帕金森病患者的日常生活和活动能力，提高生活质量，在药物治疗的同时配合康复治疗对防治帕金森病的继发性功能障碍是很有帮助的。

二、康复评定

在对帕金森病患者进行康复治疗之前，必须对其整体状况做一个全面、综合的评估。对帕金森病病情进行评估的意义在于：①在疾病的任何阶段，可对症状、体征和残疾程度进行评估；②为病情的比较提供可靠的依据，包括各种症状、体征的变化情况，可用总积分来评价总的变化；③评价对药物（或其他）治疗的反应。

（一）功能评定

1. Hoehn 和 Yahr 分期评定法　这是目前国际上较通用的帕金森病病情程度分级评定法（表 5 – 13）。

表 5 – 13　　　　　　　　　　Hoehn 和 Yahr 分期评定法

分期	临床特征
0	无疾病体征
1	单侧发病
2	双侧均已有病，但平衡不受损
3	双侧病变为轻到中度，姿势有些不稳定，但身体活动能独立进行
4	严重功能障碍，但仍能不用辅助地站或走
5	除非辅助，否则只能卧床或限于轮椅上活动

2. PD 功能障碍统一评定量表　美国 1985 年 12 月发表的 PD 功能障碍统一评定量表有 6 大类、44 项，限于篇幅，现选出其中 10 项主要者作为评定时的参考（表 5 – 14）。

表 5 – 14　　　　　　　　　帕金森病主要症状的严重程度评分

症状	评分标准
运动过缓	0：无
	1：倘若运动不慌不忙地进行，迟缓极轻，一些人可能正常，运动幅度可能下降
	2：运动有肯定异常的轻度迟缓和缺乏或幅度有些降低
	3：运动中度迟缓和缺乏或运动幅度小
	4：运动显著迟缓和缺乏或运动幅度小

症状	评分标准
震颤	0：无
	1：轻度和不正常出现
	2：小度，使患者厌烦
	3：重度，干扰许多活动
	4：极显著，干扰大多数活动
僵直	0：无
	1：轻微
	2：轻到中度
	3：明显，但仍易于进行全范围的被动 ROM
	4：严重，进行全范围 ROM 有困难
姿势	0：正常伸直
	1：不能完全伸直，略弯腰姿势
	2：有肯定异常的中度弯腰姿势，略偏向一侧
	3：严重的伴有驼背的弯腰姿势，可中度偏向一侧
	4：极显著的弯曲伴有姿势的极度异常
步态	0：正常
	1：走路慢，可用短步拖曳走，但无慌张或前冲
	2：走路有困难，但不需或只需极少帮助，可能有些慌张、短步或前冲
	3：步态严重紊乱，需要辅助
	4：即使辅助也不能走
从椅上起立（双前臂合抱于胸前，从硬靠背木或金属椅上进行）	0：正常
	1：慢，或需 1 次以上的尝试才能完成
	2：需推椅座将自己推起
	3：有向后跌回的倾向，而且可能尝试 1 次以上才能站起，但不需帮助
	4：没有他人帮助不能站起
用手写字	0：正常
	1：略慢或字略小
	2：中度慢或字中度小，但所有字均清楚易认
	3：严重受累，不能全部字都可认清
	4：大多数字不可辨认
言语（接受）	0：正常
	1：轻微受影响，无听懂困难
	2：中度受影响，有时要求重复才能听懂
	3：严重受影响，经常要求重复才听懂
	4：经常不能理解

续表

症状	评分标准
面部表情	0：无
	1：面部表情轻度减少
	2：有肯定异常的脸部表情，轻度减少
	3：中度异常的脸部表情，口唇有时分开
	4：面具脸，面部表情严重或完全丧失，口唇分开 0.6cm 或更多
日常生活活动	0：完全独立
	1：完全独立，但动作慢，费时长 1 倍，意识较慢
	2：不完全独立，能做大多数家务杂活，动作极慢，费时为正常人的 3～5 倍以上，有时有错误
	3：大多数不能独立，需大量帮助
	4：完全不能独立

注：0～2 分为正常；3～10 分为轻度功能障碍；11～20 分为中度功能障碍；21～30 分为重度功能障碍；31～40 分为极重度功能障碍。

（二）疗效评定

可以按表 5 - 14 的方法在治疗前、后评分，并按照以下公式计算疗效评分：

疗效评分 =（治疗前总分 - 治疗后总分）/治疗前总分 × 100%。0 为无效；1%～19% 为稍好；20%～49% 为改善；50%～99% 为明显改善；100% 为恢复正常。

（三）ADL 评定

一般用 Barthel 指数评定法，近来也开始使用 FIM 评定法进行评估。

目前，国内外已制定出多种帕金森病评分标准，其中定量方法是用简单或复杂的实验方法对生理指标进行测量，所得结果可靠，属客观评估，但操作复杂费时，条件要求高；定性方法是用不同的量表对神经病学病史、症状、体征和功能残疾情况评分，属主观评估，操作简单而迅速，临床上更常用。不同量表的考虑因素不同，同一因素在不同的量表中所占的权重也不同。因此，在实际工作中应该根据不同的需要选择合适的量表进行康复评定。

三、中医康复方法

（一）中药疗法

1. 气血两虚，兼气滞血瘀风动　可益气补血、行气通络、息风止痉。方选八珍汤合镇肝熄风汤。

2. 肝肾阴虚，兼血瘀阳亢风动　可滋补肝肾、活血化瘀、息风通络。方选大补阴丸合羚角钩藤汤。

3. 脾肾阳虚，兼痰湿阻络风动　健脾祛湿、化痰开窍、息风通络。方选补阳还五汤合导痰汤。

（二）针灸疗法

1. 头针

（1）头皮针标准取穴：顶颞前斜线上1/3及中1/3，头面部及颈部有震颤者，加顶颞前斜下1/3；躯体震颤及肌张力增高者，取对侧顶颞前线及枕下旁线。

（2）头穴丛刺法：取额区、顶区、顶前区，每区刺3~5针，留针6~8小时。

主选运动区的上、中部和震颤区，采用对三角线进针，针尖与头皮呈30°夹角，在同一区域内分别由中心点向前、后、下方各进针1枚，针柄互相靠拢，以便电极串联通电治疗。左侧肢体症状重者主选右侧，右侧重者选左侧。

2. 体针

（1）四肢穴：上肢选合谷、内关、曲池、灵道、手全息近端点（即示指掌指关节内侧向近心端斜刺进针1.0寸）为主穴；下肢选足三里、承山、飞扬、阴陵泉、足全息颤点（即跖骨头旁内侧向远心端斜刺进针1.0寸）为主穴。

（2）躯干穴：主选督脉诸穴，具体方法是对颈项僵直、转头不灵便者选风府、大椎、陶道；胸背僵直选身柱、神道、灵台；腰背僵直选脊中、悬枢、命门和腰阳关等。每次选2~4穴，每两个穴为1组，针尖呈30°斜刺相向进针，一般为1.5~3.0寸，以有较强的针感反应为宜。

3. 治疗方法　每次四肢穴和躯干穴各选2~4穴，头体针交替，对体质好、症状重者应尽可能以电针治疗为主，电针刺激频率以疏波、断续波为主。每次留针时间是头针为30~40分钟，四肢和躯干为30~50分钟为宜，每日1次，15次为1个疗程。

四、现代康复方法

（一）康复训练的目标

1. 总目标　尽量改善患者功能，推迟或减少多巴胺类药物的应用，减少继发性损伤、延缓病情发展、增强独立生活能力。

2. 短期目标

（1）维持或改善全身各关节的活动范围及功能，特别是伸展方面，牵引紧缩的肌肉，防止关节挛缩。

（2）纠正不正确的姿势，预防或减轻废用性肌萎缩，改善步态、平衡功能和姿势反射。

（3）增进运动速度和耐力，调整呼吸，进行扩胸训练，增大肺活量。

（4）维持或提高日常生活活动能力。

（5）指导家属配合康复锻炼以及对家庭设施、生活方式的调整等。

3. 长期目标 预防和减少继发性功能障碍的发生，维持充分范围的活动能力，尽量保持日常生活独立，学会代偿方法，减轻患者和家属的心理负担。

（二）康复训练的原则

由于每位患者的病情轻重不同，存在的功能障碍也不同，因此对目标的设立应该因人而异，随时调整。同时要求患者，包括家属充分配合康复锻炼。

1. 抑制异常运动模式，促进正常运动模式。通过对简单的正常动作进行大量的重复来让帕金森病患者重新学会正常的运动方式。

2. 充分利用视、听反馈。

3. 让患者积极主动地参与治疗。患者只有主动、积极、全神贯注才能重新学会正常的运动模式。

4. 避免疲劳。因为疲劳一旦发生，消失很慢。

5. 避免抗阻运动。对帕金森病患者来说，抗阻运动引起的肌紧张消失很慢，而且会重现所有症状和引起不愉快的感觉，因此应该尽量减少抗阻运动的使用。

（三）康复训练的方法

1. 松弛和呼吸训练 采用本体感觉性神经肌肉促通（PNF）技术，有节奏地进行训练，从被动运动到主动运动，从小范围运动过渡到全范围的运动，不仅对帕金森病的强直有松弛作用，也能改善少动引起的功能障碍。呼吸训练时，闭上眼睛，随后开始深而缓慢地呼吸，并将注意力集中在呼吸声上。腹部在吸气时鼓起，呼气时放松，经鼻吸气，并想象着空气向上到达前额，经过头部和背部到达于脚，连续做此锻炼5~15分钟，可使全身肌肉松弛。

帕金森病患者心理非常紧张的原因是由于担心在公共场所"变得僵硬，行动不便"，进行放松训练和深呼吸锻炼，有助于减轻这种感觉。

2. 关节运动范围训练 关节的主动或被动训练是每天必不可少的项目，活动训练的目的是增加患者的伸肌活动范围，牵引缩短、强直的屈肌，特别是挛缩的肌肉。如采用PNF法的挛缩松弛技术，持续被动牵引法都可取得良好的效果。对关节囊特别紧密，或关节周围韧带很紧的患者，可用关节移动技术手法。必须注意避免过度的牵拉及疼痛，否则会产生反跳性肌肉收缩，也可拉伤组织，形成瘢痕，反而造成关节活动范围缩小。还要注意患者骨质疏松的可能，避免活动造成的骨折。关节活动度的训练应该与其他训练方式结合起来，强调整体运动功能模式。

3. 平衡训练 由于存在姿势反射障碍，帕金森病患者在行走时快步前冲，遇障碍物或突然停步时就容易跌倒。坐位和站立位的较慢重心转移训练可以帮助患者发展肢体的稳定性。可逐渐增加活动的复杂性、重心转移的范围或附加上肢作业，比如拾起掉落在地上的东西。在训练中可以使用语言指令、音乐、拍手、镜子、地上做记号等手段，辅助进行有节奏且相互交替的运动。双足分开25~30cm站立，向左右、前后移动重心，并保持平衡；向前后左右跨步运动，躯干和骨盆左右旋转，并使上肢随之进行大的摆动，对平衡姿势、缓解肌张力有较好作用；学习和练习全身不同姿势活动，如坐位、站立、行走等；运动变换训练包括翻身、上下床，以及从坐到站、从床到椅的转换等。

4. 姿势恢复训练 帕金森病患者常呈屈曲姿势，头颈和躯干前倾，肩内收（肩胛骨外旋位），肘和膝半屈位。做头部旋转倾斜（图5-4）、下颌伸缩、躯干旋转、上肢伸展、棍棒操、手指对掌、桥式运动、髋部晃动、直腿抬高、腰背过伸、腓肠肌牵拉、推墙等运动都可改善不良姿势。

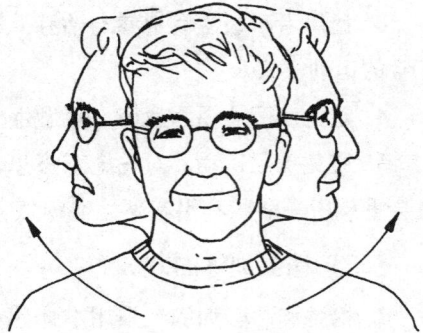

图5-4 颈部运动

5. 步态训练 帕金森病患者明显的步态障碍常表现为启动慢，小碎步前冲，转弯和过门框时困难，一旦启动难以停止。进行训练时，要求两眼向前看，身体站直，两上肢协调动作以及下肢起步合拍。起步时足尖要尽量抬高，先足跟着地再足尖着地，跨步要尽量慢而大，步伐基底宽度大，两上肢尽量在行走时做前后摆动，同时还进行转弯训练。在步行锻炼时最好有其他人在场随时提醒和纠正异常的姿势，步行锻炼的关键是要抬高脚和跨步要大。

6. 面部动作训练

（1）用力皱眉、展眉，反复数次。

（2）用力睁眼、闭眼，交替瞬眼运动。

（3）交替鼓腮、凹腮运动。

（4）露齿和吹哨动作。

（5）面对镜子做微笑、大笑、露齿而笑等动作。

7. ADL训练　重点练习穿脱衣服；从椅子上站起和坐下；进出厕所、淋浴间；出入浴池；从地垫上起来；携物行走；上下车等。

8. 日常起居生活安排

（1）卧室：地上避免杂乱，不要有鞋、小块毛毯等东西以免绊倒。可以在床上安装拉锁、吊环，墙上安装横杆，床的床脚下垫放木块等帮助起床、翻身（图5-5）。

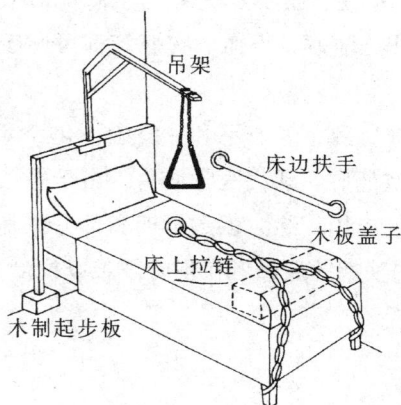

图5-5　卧室辅助设备

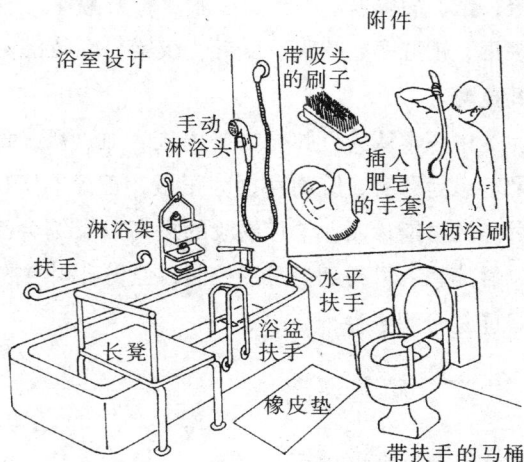

图5-6　浴室辅助设备

（2）浴室：浴室中的安全非常重要，因为瓷砖、地板、浴盆比较光滑，容易滑倒受伤。应该在浴缸及墙上安装拉手和椅子方便进出，用长柄的刷子洗澡或把刷子固定在墙上便于洗手，肥皂可以插在手套的掌面，便于震颤明显的患者擦肥皂；有手腕旋转和协调功能障碍的患者，球形的门把手、水龙头可改成杆式、按压式的（图5-6）。

另外，需要对家属提出的是，首先尽量保持患者的独立，不要为了节省时间而代替患者完成任务，这会造成依赖以及患者的心理紧张。其次要了解病情，帕金森病患者由于药物的作用，活动能力在一天中往往有波动，患者有时需要帮助但不是始终需要帮助。

第十三节　肿瘤的康复

肿瘤是机体在各种内在和外在致病因素作用下，局部组织的细胞在基因水平上失掉了对其生长的正常调控，导致增生而形成的新生物。这种新生物常形成了局部肿块，故称为肿瘤。

一、概述

肿瘤的临床表现则因部位的不同而产生不同症状，故中医学中有关癥、瘕、积、聚、结、瘤、岩、失荣、茧唇、肾岩翻花、痈疽、瘰疬、肠积、积聚、肠覃、肠风、脏毒、锁肛痔、噎膈、反胃、伏梁、心腹痞、肺积、痞癖、咯血、胸痛等都可归于其范畴。

中医学认为，肿瘤主要由气、血、痰、毒、虚所致，气血不和、痰湿不化、毒邪为患是邪实，脏腑亏损为正虚，正虚邪实，以致癌肿。现代医学认为，由于恶性肿瘤的早期诊断、治疗手段的提高以及综合治疗的应用，绝大多数早期和部分中晚期肿瘤患者可得到治愈或控制，但仍有相当数量的晚期肿瘤患者在现阶段难以根治，只能是带瘤生存。

二、康复评定

（一）心理评定

肿瘤患者从疑诊时开始到确诊后、治疗前后都可能发生剧烈的心理变化和心理反应过程。病情恶化、治疗后出现严重副作用或发生截肢、无喉、颌面缺损毁容、器官缺损和系统功能紊乱等严重形体缺陷和功能障碍时，患者的心理状况可能随之出现明显波动和恶化。这些异常心理状态的出现多源于对疾病和治疗不了解或思想准备不足，因而使患者不能正确对待疾病，不能适应急病后的现实，以致不能配合进行临床治疗和康复治疗，甚至拒绝治疗。

（二）躯体功能评定

肿瘤所引起的躯体功能障碍可分为两大类：

1. 肿瘤本身所引起的躯体功能障碍

（1）原发性损伤：如骨关节肿瘤破坏骨关节和肿瘤骨转移致肢体活动功能障碍。

（2）继发性损伤：如恶性肿瘤对体质的消耗引起营养不良、贫血；长期卧床缺乏活动引起肌力减退、肌肉萎缩、关节纤维性挛缩、下肢静脉血栓形成等。

2. 肿瘤治疗所致的功能障碍

（1）手术损伤：如肺癌肺叶切除术后呼吸功能降低；喉癌全喉切除术后丧失发音、言语交流能力；乳癌根治术后肩关节活动障碍与上肢淋巴性水肿。

（2）放疗损伤：如骨髓造血功能抑制；鼻咽癌放疗后腮腺唾液分泌减少、颞颌关节活动功能障碍。

（3）化疗损伤：如骨髓造血功能受抑制、多发性神经病变。

（三）疼痛评定

详见第三章第八节。

（四）全身状况评价

目前主要采用 Karnofsky 制定的肿瘤患者活动状况评定量表和 ECOG 评分，具体如表 5 – 15。

表 5 – 15　　　　　　肿瘤患者活动状况评定量表和 ECOG 评分表

表现	Karnofsky 评分	ECOG 评分
正常，无症状，无疾病的表现	100	0
能进行正常活动，症状与体征很轻	90	1
经努力能正常活动，有些症状与体征	80	
能自我照料，但不能进行正常活动或工作	70	2（白天卧床时间不超过50%）
偶需他人协助，但尚能自理多数的个人需要	60	
需他人较多的帮助，常需医疗护理	50	3（白天卧床时间超过50%）
致残，需特殊照顾与协助	40	
严重致残，应住院，无死亡危险	30	4
病重，需住院，必须积极治疗	20	
濒临死亡	10	
死亡	0	0

三、中医康复方法

（一）围手术期、放化疗期的康复治疗方案

目前，手术仍然是恶性肿瘤的主要手段，但手术本身会耗伤气血，使脏腑、经络、阴阳失调，故术后需要康复治疗，以减轻手术的创伤。放化疗的毒副作用主要是影响脾胃（胃肠道）功能，出现恶心呕吐、大便不通或大便泻下，也可损伤气血（骨髓抑制），引起耗气伤阴。

肿瘤患者手术后、放化疗后主要以虚证为主，临床常见的证型有气血两虚、气阴两虚、肝胃不和。

1. 中药疗法 气血两虚者，可补气养血，健脾和胃。方用八珍汤加减，药用生晒参、白术、白茯苓、当归、川芎、白芍、熟地黄、炙甘草、红枣。气阴两虚者，可益气养阴，健脾开胃。方用益胃汤加减，药用北沙参、麦门冬、生地黄、玉竹、生薏苡仁、黄芪、白茯苓。肝胃不和者，可疏肝理气，和胃降逆。方用柴胡疏肝散加减，药用柴胡、陈皮、川芎、香附、枳壳、白芍、炙甘草、炒薏苡仁。

2. 针灸疗法 取穴关元、气海、足三里，并以灸为主，每次灸10~20分钟，隔日1次。

3. 推拿疗法 上肢活动障碍者，可采用摩按肩周法、按肩髃法、捏上臂法、摇肩法、推上臂三阳法、推前臂三阴法；胃癌术后可采用上腹横摩法、腹部斜摩法、脐周团摩法、背部拳揉法、顺气法、点助补气法。

4. 传统体育疗法 气功可练习静功，太极拳可练简单式，根据自身情况进行选择。如乳腺癌术后加强上肢活动，肺癌术后加强胸部活动等。选用简单易学动作进行锻炼，讲究松静柔和，防止动作僵硬、紧张、拘束，对于体力较差的肿瘤术后患者尤为适宜。

（二）姑息治疗期的康复治疗方案

肿瘤患者有60%在确诊时已处于中晚期，部分已经失去了手术的机会，甚至失去了放疗、化疗的机会。同时，老年肿瘤患者的增多，对手术、放化疗等不能耐受，很多只能对证处理，这使得康复治疗尤为重要。

姑息治疗期的患者主要以虚实夹杂为主，临床常见的证型因不同的肿瘤而异。

1. 中药疗法 在辨证分型治疗的基础上，可选用下列药物加强清热解毒抗癌的作用：白花蛇舌草、白毛藤、半枝莲、半边莲、全蝎、蜈蚣、天龙、干蟾皮、三棱、莪术、地鳖虫、鼠妇、山慈菇、藤梨根、虎杖根、水杨梅根、蛇莓、蛇六谷、龙葵等。同时可随证加减，食欲不振者，可酌加鸡内金、麦芽、谷芽、山楂、神曲等；恶心呕吐者，可酌加法竹茹、半夏、苏梗、生姜、木香、砂仁、佛手、陈皮等；大便黑色或呈柏油样者，可酌加阿胶珠、白及、仙鹤草、藕节、侧柏叶、檵木、蒲公英等；排便困难，体实者酌加大黄、芒硝、芦荟、厚朴、枳实；体虚者酌加火麻仁、柏子仁、郁李仁、瓜蒌、决明子、肉苁蓉、锁阳、胡麻子、玄参等；大便溏薄或泄泻者，可酌加神曲、诃子、肉豆蔻、白术、薏苡仁等；呃逆者，可酌加丁香、代赭石、旋复花、沉香等；胃脘不适或疼痛者，可酌加佛手、鸡内金、陈皮、延胡索、芫荽子、九香虫、白芍、干姜、香附等；腹胀或腹痛者，可酌加延胡索、川楝子、大腹皮、木香、槟榔、厚朴等；足部或下肢浮肿者，可酌加猪苓、生薏苡仁、车前草（子）、泽泻、黄芪、防己、王不留行等。

2. 针灸疗法　呕吐患者，取穴中脘、胃俞、内关、足三里；外邪犯胃加外关、大椎；饮食停滞加梁门、天枢；肝气犯胃加太冲、期门；痰饮内停加丰隆、公孙；脾胃虚弱加脾俞、公孙；胃阴不足加脾俞、三阴交。诸穴均常规针刺；脾胃虚弱者可行艾条灸、隔姜灸或温针灸；上腹部穴和背俞穴针后可加拔罐。每日 1 次，呕吐甚者可每日两次。

四、现代康复方法

（一）物理因子疗法

1. 肿瘤本身的物理治疗　近年来有物理因子以特殊的技术用于肿瘤的治疗，增加了肿瘤的治疗手段，提高了疗效。现在可用于肿瘤的物理治疗有以下几类：

（1）无创性高热治疗：短波、超短波、分米波、厘米波的高热疗法，高强度超声波聚焦疗法。

（2）其他无创性物理治疗：毫米波疗法、超声波抗癌药物透入疗法、磁场疗法。

（3）有创性物理治疗：微波组织凝固疗法、高强度激光疗法、冷冻疗法、光敏疗法、直流电化学疗法。

2. 肿瘤相关病证的物理治疗

（1）癌性疼痛：高热疗法、冷疗法、毫米波疗法、经皮电神经刺激疗法、呼吸运动等。

（2）放疗、化疗后骨髓抑制、白细胞减少：毫米波疗法。

（3）肌力下降、肌肉萎缩、关节纤维性挛缩：运动疗法、手法治疗。

（4）肺功能障碍：呼吸训练。

（二）心理疗法

肿瘤患者的心理治疗需贯穿于肿瘤诊断、治疗、致残、恢复、终末期的各个阶段中，与其诊治、病情发展密切结合。

1. 肿瘤确诊后 针对患者的震惊、恐惧、抑郁、焦虑、悲观等心理障碍，向其讲解有关知识，纠正错误认识，引导其正确对待疾病，下定接受治疗的决心。动员患者家属、亲友和单位配合医务人员一起了解和消除患者的心理障碍，并适当解决其在经济、家庭、工作等方面的实际困难和问题。

2. 肿瘤治疗前后 使患者充分了解治疗的目的、方法以及治疗后可能出现的负反应、功能障碍和残疾及其处理方法，使之能积极主动克服困难，配合治疗，学习掌握正确的处理方法和康复治疗技术。对治疗后可能出现严重功能障碍、残疾、毁形、毁容的患者，治疗前应使其对治疗有足够的理解和思想准备，治疗后应尽快给予支持和指导，使之能逐步稳定情绪，接受现实，避免发生意外。

3. 肿瘤中晚期 有些晚期肿瘤患者可能出现悲观、绝望或害怕失去生命，对家事及工作放不下心，应给予心理支持，安慰疏导，稳定情绪。

（三）肿瘤治疗后的康复

肿瘤本身以及肿瘤治疗都可能造成对局部组织和全身的损伤，导致功能障碍与残疾，需要进行康复治疗。

肿瘤手术治疗后会出现各种功能障碍，如乳腺癌根治术会致使肩关节活动明显受限，术侧上肢淋巴性水肿，有的患者乳房切除后出现幻乳觉；喉癌根治术需切除全喉，做气管造口，术后上呼吸道的通气途径改变，由颈部造口呼吸，并且不能发声，失去言语交流能力。根治性颈清扫术中切断胸锁乳突肌和副神经以致术后出现肩下垂、肩活动功能障碍；肺癌根治术切除肺段或肺叶，术后因胸痛而咳嗽困难、呼吸受限、肺功能减退。这就需要患者进行主动运动和被动运动相结合，使局部功能障碍早日康复。

鼻咽癌的放疗损伤腮腺，使唾液分泌减少，口、咽、鼻黏膜发生放射性损伤、充血、水肿、渗出、溃疡，也可能损伤颞颌关节，使之发生纤维化，张口困难。因此，致使患者进食、咀嚼、吞咽障碍。这些功能障碍需进行康复治疗：①口咽鼻腔护理。每天多次漱口，保持口腔卫生；向咽喉部喷布喉风散，鼻内滴鱼肝油、薄荷油或喷清热消炎喷鼻剂；服用清热生津中药；进行进食功能康复。②调整饮食。进软食或半流食、流食，少食多餐，保证足够的营养；使舌在口腔内反复转动，以按摩口腔黏膜与牙龈，改善血液循环，促进唾液分泌，并能清洁口腔，润滑口咽黏膜，减轻口咽干痛；颞颌关节损伤时可让患者叩齿训练，配合进行局部按摩，有助于粘连松解，改善张口功能。

肠癌根治术有些会改变通常的排便途径，经腹壁造口排便，患者不易适应。这也需要进行排便功能康复。每天定时灌肠，促进定时排便规律的建立；根据患者粪便的性状，调整饮食种类，选用低脂肪、高蛋白、高热量、对肠道刺激少的细软食物，保持足够的饮水量，防止大便干秘嵌塞；不吃产气多的食物，不吸烟，不吃口香糖，以防排气过多；教会患者安装粪袋，使粪袋紧贴腹壁造口处，不泄露。

而骨的原发性恶性肿瘤早期治疗多采用截肢术，患者功能障碍严重，需进行康复治疗。截肢后运动功能康复与一般骨伤病截肢后相同，但对年幼患儿安装假肢、矫形器时需充分考虑其年龄生长发育的特点。对估计生存期不长的患者，及早安装假肢对其心理康复有益。对无条件或不宜安装假肢者应配以合适的轮椅、助行器、自助具，并进行相应的功能训练。

（四）肿瘤恢复期的康复

肿瘤经治疗后得到控制，进入恢复期的患者需进行恢复性康复治疗。

1. 坚持定期复查病情，进行必要的治疗，巩固和提高疗效。

2. 肿瘤治疗后残留功能障碍者需继续进行功能评定和康复治疗，使功能障碍与残疾降至最低程度或完全恢复，提高生活自理能力、劳动能力和生活质量。

3. 进行小强度、短时间、多次重复的耐力运动和健身操、太极拳等，活动的强度和时间应循序渐进，以增强体质。

4. 合理的均衡营养，改善全身情况。

5. 肿瘤痊愈、全身情况良好，处于就业年龄、有一定劳动技能者可恢复原来工作或经职前训练改换其他工作，回归社会。

（五）晚期肿瘤的康复

晚期肿瘤患者的肿瘤未得到控制，病情继续进展恶化，需得到支持性康复和姑息性康复。

1. 进行适当的肿瘤治疗，尽可能减缓肿瘤的发展，减轻症状。

2. 加强支持性治疗，改善营养。

3. 长期卧床者需定时翻身，做好皮肤卫生，防止褥疮发生。

4. 根据患者体力，每天进行适当活动，做呼吸操和四肢运动，以防止肺炎、肌肉萎缩、关节挛缩、下肢静脉血栓形成等并发症的发生。

5. 控制癌性疼痛，减轻痛苦。

6. 心理治疗，使患者得到安慰、关怀和支持，直到临终。

（六）癌性疼痛的康复

肿瘤本身引起的疼痛占癌性疼痛的75%，因肿瘤的生长部位不同，疼痛的发生频率也不同。其发生主要与原发性或继发性肿瘤侵犯压迫骨、神经等组织有关，肿瘤的治疗，如放疗、化疗所致的神经损伤或术后的瘢痕形成等，也可引起疼痛。癌性疼痛的康复治疗措施有：

1. 药物疗法 癌性疼痛的治疗以镇痛药物为主，可按 WHO 推荐的癌性疼痛三阶梯治疗方案进行。在进行药物治疗时应注意选择药物特性（镇痛强度、效应时间、控释能力等）、应用途径（口服、透皮缓释给药、皮下注射、植入式可控微量注射泵等）、合理剂量（从小剂量开始逐步加量，以"需要"为基础，规律、个体化给药，维持血液中的有效浓度），尽量避免产生耐药性与成瘾性，尽量避免或减轻毒副作用。

2. 放射疗法 姑息性放疗对骨转移疗效最好，对肿瘤浸润、压迫神经引起的疼痛，淋巴结转移，软组织浸润均有较好的疗效。

3. 介入疗法 可采用局部、末梢神经、神经根、交感神经、蛛网膜下腔，硬膜外腔等部位阻滞疗法，也可采用冷冻、射频凝固等方法。

4. 手术疗法 可采用病灶切除或部分切除、神经松解、神经切断、脊神经后根切断、脊髓前柱切断等手术。

5. 物理因子疗法 可采用高热、毫米波、冷敷、经皮神经电刺激、生物反馈、脊髓电刺激等疗法，但禁用热敷、强电流刺激。

6. 其他疗法 化疗、激素治疗、心理治疗都可以解除疼痛。

第十四节　高血压病的康复

高血压病，全称原发性高血压，是指因动脉血管硬化以及血管运动中枢调节异常所致的动脉血压持续性增高的一种常见疾病。继发于其他疾病的血压升高不包括在内。

一、概述

高血压的标准是，在未服用抗高血压药的情况下，收缩压（SBP）≥140mmHg和（或）舒张压（DBP）≥90mmHg。不可根据某一次血压检查即确认高血压病。初次检查的高血压至少要得到相隔 1 周至数周后的第二次测定的证实，除非收缩压 >180mmHg，舒张压 >110mmHg。

本病发病率随年龄增高而有明显增加，而且还是脑卒中和冠心病的常见发病基础。70%的脑卒中患者曾有高血压病史，而高血压病者的冠心病心绞痛和急性心肌梗死发病率也较正常血压者高3~5倍。

现代研究尚未明确高血压病的发病机制。但可以肯定，外界不良刺激所引起的长时间、强烈及反复的精神紧张、焦虑和烦躁等情绪波动，会导致或加重高血压。随着老年期的到来，身体器官功能均有所减退，如发生高血压并发症，其后果比较严重，康复能力也低于年轻患者。研究还发现，有高血压合并心脑血管意外及猝死家族史者，出现脑血管和心血管意外的几率较高。

高血压病与中医学的"眩晕"、"头痛"等关系密切。其病位主要在肝、肾，并涉及心、脾。病因常见有年老体虚、劳倦久病、情志失调、饮食偏嗜等。病机主要系阴阳失调，本虚标实，临床多见肝肾阴亏、肝阳上亢的下虚上实证，并可兼夹风、火、痰、瘀等。

二、康复评定

（一）血压评定（表5-16）

表5-16　　　　　　　　　　血压的分类评定

分 类	收缩压（mmHg）	舒张压（mmHg）
正常	120	<80
正常高值	120~139	80~89
高血压		
1级（轻度）	140~159	90~99
2级（中度）	160~179	100~109
3级（重度）	≥180	≥110
单纯收缩期高血压	≥140	<90

（二）临床评定

高血压病临床评定的重点是饮食中钠的摄入多少，有无大量饮酒、热量摄入是否过度和活动是否少。与高血压评定有关的体检包括颈部、腹部、肢端的血管检查，心脏、甲状腺、肾脏、神经科检查。在干预前还要常规进行一些实验室检查，包括尿、血常规和心电图检查。这是因为高血压患者的治疗和预后不仅决定于血压水平，还决定于其他一些因素：①心血管病等其他危险因素存在的情况；②靶器官损害；③并发症（如糖尿病，心、脑、肾血管病）；④患者的个人及医疗情况（即心血管危险水平分层）。

三、中医康复方法

针对本病阴阳失调，本虚标实，本虚为主的病理特点，康复当以调和阴阳、扶助正气为原则，采用综合方法，以达到身心康复的目的。

（一）中药疗法

1. 辨证选方

（1）阴虚阳亢：可滋阴潜阳。方用镇肝熄风汤加减。

（2）肝肾阴虚：可滋补肝肾。方用杞菊地黄汤加减。

（3）阴阳两虚：可调补阴阳。方用二仙汤加减。

2. 单方验方

（1）荠菜花15g，墨旱莲12g，水煎服。

（2）向日葵盘30g，玉米须15g，水煎服。

（3）莴苣子25g，粉碎后水煎，煮至30ml，加适量糖，分两次服用。

（4）建瓴汤。牛膝、山药各30g，代赭石24g，生地黄、生龙骨、生牡蛎各18g，白芍药、柏子仁各12g，水煎服，能育阴潜阳。

（5）钩藤散。生石膏15g，麦门冬、钩藤、菊花各9g，防风、陈皮、半夏、茯神各6g，人参、生姜、甘草各3g，水煎服，可凉肝息风。

（6）当归龙荟丸。当归、栀子各9g，龙胆草、黄连、黄芩、黄柏各6g，芦荟、大黄、木香各3g，麝香0.15g，水煎服，能清肝泻火。

（7）降压汤。车前子45g，夏枯草、石决明、刺蒺藜、丹参各30g，水煎服，能平肝潜阳。

另外，可根据病情选用牛黄降压丸、牛黄清心丸、降压避风片、知柏地黄丸、杞菊地黄丸、天王补心丹等中成药。某些中草药，如罗布麻叶、决明子、臭梧桐、青木香、杜仲、野菊花、地龙、钩藤、天麻、桑寄生、牡丹皮、葛根、淫羊藿等，均有一定的降压作用。

3. 食疗方

（1）炖海参：水发海参30g，加水适量，文火炖烂，加入适量冰糖融化，即可食用。

（2）炖木耳：白木耳或黑木耳10g，水发后洗净，加水适量，文火炖烂，加适量冰糖，晚上服。

（3）老醋花生：红皮花生米250g，加老陈醋适量，浸泡5~7天，每日3次，每次适量。

（4）菊花醪：甘菊花10g，糯米酒适量，放入锅内煮沸，顿服，每日2次。

（5）天麻炖鸡蛋：天麻9g，先煎1小时，去渣后，加鸡蛋两枚炖，内服。

（6）芝麻胡桃汤：黑芝麻、核桃仁、枸杞子各20g，水煎，每日1次，渣汤同服。

此外，海蜇荸荠汤、凉拌芹菜、蜂乳等亦可选用。

4. 外治方

（1）吴茱萸末适量，醋调贴脚心涌泉穴处，每日更换1次。

（2）独活18g，磁石、石决明、党参、黄芪、当归、桑枝、枳壳、乌药、蔓荆子、白蒺藜、白芍、炒杜仲、牛膝各6g。水煎取汁，泡脚1小时，每日1次。

（3）野菊花、淡竹叶、冬桑叶、生石膏、白芍、川芎、磁石、蔓荆子、蚕砂，制成药枕。亦可用绿豆壳做枕。

（二）针灸疗法

1. 体针　以风池、百会、曲池、内关、合谷、足三里、阳陵泉、三阴交为基础穴，肝阳偏亢者可加行间、侠溪、太冲；肝肾阴亏者可加肝俞、肾俞；痰盛者可加丰隆、中脘、解溪。每日或隔日1次，7次为1个疗程。

2. 耳针　取皮质下、降压沟、脑干、内分泌、交感、神门、心、肝、眼等，每日或隔日1次，每次选1~2穴，留针30分钟。亦可用埋针法，或用王不留行子外贴。

3. 皮肤针　部位以后颈部及腰骶部的脊椎两侧为主，结合乳突区和前臂掌面正中线，轻刺激，先从腰骶部脊椎两侧自上而下，先内后外，再刺后颈部、乳突区及前臂掌面正中线。每日或隔日1次，每次15分钟。

4. 穴位注射　取足三里、内关，或三阴交、合谷；或太冲、曲池。三组穴位交替使用，每穴注射0.25%盐酸普鲁卡因1ml，每日1次。或取瘦脉穴，每穴注射维生素B_{12}1ml，每日1次，7次为1个疗程。

5. 穴位埋线　取心俞、血压点（第6颈椎棘突旁开3寸）；或曲池、足三里。以0~1号羊肠线按穴位埋线操作方法埋入，每次埋一组穴位，两组交替使用，15~20日埋线1次。

6. 拔罐　取膀胱经背部第一侧线腧穴和肩髃、曲池、手三里、委中、承筋、足三里、丰隆、风池等穴。每次取10个穴左右，拔罐时间10~15分钟。

(三) 推拿疗法

一般以自我推拿为主，常用方法如揉攒竹、擦鼻、鸣天鼓、手梳头、揉太阳、抹额、按揉脑后、搓手浴面、揉腰眼、擦涌泉等，并辅以拳掌拍打。

(四) 传统体育疗法

传统体育疗法是高血压病康复的有效手段，既可起到一定的降压效果，又能调整机体对运动的反应性，从而促使患者康复。

1. 太极拳 以动作柔和，姿势放松，动中有静为特点的太极拳对高血压病较为合适。体质较好者可打全套 24 式简化太极拳，体力较差者可打半套，或选练若干招式，如野马分鬃、揽雀尾、云手和收势，每节重复 10 次左右。

2. 气功 气功的调心、调息和调神可起到辅助减压的效果，能稳定血压，稳定心率及呼吸频率，调节神经系统。一般以静功为主，辅以动功。初始阶段可取卧式、坐式，然后过渡到立式、行式，每次 30 分钟，每日 1～2 次。意念部位以下半身为主，一般患者意守丹田，阴虚阳亢者可加守涌泉、大敦，阴阳两虚者加守命门。

此外，还可结合步行和慢跑等。步行可选择在清晨，肢体需放松，速度要适中。慢跑则在步行基础上过渡，最初可与步行交替，然后逐渐加大运动量，延长距离并增加速度。

在锻炼时应注意以下几点：①无论何种运动，头的位置不应低于心脏水平，以免加重头部症状；②不宜选择竞赛项目，以免情绪激动；③不宜做负重活动，以免因屏气而引起反射性血压升高。

四、现代康复方法

有下列情况者可考虑康复治疗：①血压波动幅度较大，受精神因素影响明显；②血压已下降或恢复正常，然而眩晕、头痛情况较明显或加重；③轻度高血压病，不用降压药者。

(一) 心理疗法

高血压病患者多有精神紧张、焦虑不安、担忧感伤等心理问题，应在诚恳解释本病特点、发展、预后及防治方法的同时，向患者说明只要及时防治，采用适当的康复方法，治愈或好转都是有希望的。针对具体情况，可采用解释、安慰、鼓励、保证等方法，以减轻和消除精神紧张、异常情志反应和致病性情志因素。

（二）生物反馈疗法

生物反馈疗法对高血压病有着良好的疗效。可使用连续显示数值的电子血压仪、皮肤温度计、肌电图仪，指导患者从仪器的读数或其他视听信号中，判断降压效果。训练患者默念一些令人精神安定、情绪平稳的短语，练习肌肉放松和舒缓而平静的呼吸方法，结合仪器提供的体内信息，随时调整练习方法。经过反复有目的的自我身心训练后，不用仪器也能保持血压的自我控制。同时，还可结合暗示、色彩等疗法，以提高康复效果。

（三）作业疗法

鼓励患者多参加有利于调养情志的娱乐活动，如园艺、钓鱼、书画、弹琴赏乐等，以移情易性，保持心情舒畅，精神愉快，消除影响血压波动的有关因素。实验表明，认真欣赏一首旋律优雅，曲调柔和的小提琴协奏曲，可使血压下降 10 ~ 20mmHg。同时，娱乐活动和体育锻炼可保持乐观态度，避免情绪激动。如养花、工艺品制作等，均可改善心血管功能，从而使血压平稳。

（四）饮食疗法

饮食需定时定量，不过饥过饱，不暴饮暴食。肥胖与钠摄入量高均与高血压病明显相关，因此日常宜低脂、低热量、低盐饮食，尤其应重视低盐低糖饮食。一般摄盐应限制在每天 6g 以下，病情较重者应限制在每天 2g 以下。在限盐同时，适当增加钾的摄入（如蔬菜与水果）。为了防止摄入过多热量，脂肪的摄入量应控制在总热量的 25% 以下，胆固醇限制在每天 300mg 以下。膳食中脂肪应以植物油为主，与动物油之比以 3：1 为适宜。然而，也不必过分拘泥而长期素食，以防顾此失彼，造成营养不良或降低人体抵抗力而罹患其他疾病。研究表明，常食薏苡仁、马齿苋、芹菜、冬瓜、西瓜等以及饮茶均有利于高血压病的康复。另外，黄豆、绿豆、海参及某些鱼类等食物的蛋白质对高血压及脑卒中患者能起到补充代谢消耗，增加机体抵抗力等预防保护作用。要鼓励患者戒烟限酒，饮酒以葡萄酒、黄酒、啤酒为宜，含酒精量高的白酒则应避免。同时，应忌浓茶和咖啡。一般来讲，红茶含咖啡因较绿茶为多，故患者应喝清淡的绿茶。

（五）沐浴疗法

根据具体情况，可酌情使用日光浴、空气浴、森林浴等。有条件者可选择下列沐浴方法。

1. 氢泉浴 水温 34℃ ~ 37℃ 左右，每日 1 次，每次 10 ~ 20 分钟，15 ~ 20 次为 1

个疗程。视病情轻重及体质情况可适当缩短或延长时间。

2. 二氧化碳泉浴　康复初期水温可控制在 35℃ ~ 36℃，后期水温可降至 32℃ ~ 33℃，每日 1 次，每次 8 ~ 12 分钟，15 ~ 20 次为 1 个疗程。

3. 松脂浴　按每升 0.5 ~ 1g 的比例加入松脂粉，水温保持在 35℃ ~ 36℃，令患者坐浸浴缸内，水面平齐胸部，每日 1 次。

第十五节　单纯性肥胖的康复

单纯性肥胖是指形体发胖，超过标准体重 20% 以上，且无明显内分泌代谢病病因者。标准体重的简易计算公式为：标准体重（kg）= 身长（cm）- 105，其偏离值在 ± 10% 之内者均为正常，一般超过标准体重 10% 者为过重，超过 20% 者为轻度肥胖，超过 30% 者为中度肥胖，超过 40% 以上者为重度肥胖。

一、概述

轻度肥胖者可无自觉症状，重度肥胖者常有头痛头晕、动作迟缓、疲倦乏力、多汗气短、不耐高温、腰背及下肢疼痛、腹胀便秘，甚或情绪压抑、性功能减退等。

由于老年人活动较少，热量容易相对过剩，再加之代谢降低，所以单纯性肥胖的发生率较年轻人高。肥胖对人体的健康影响较大，特别是重度肥胖，因大量脂肪聚积，增加机体的额外负担。当脂肪沉积于实质性脏器时，对身体的危害会更大，可引起动脉粥样硬化、脂肪肝等。另外，还可导致诸如高血压病、高脂血症、冠心病和糖尿病等多种并发症。

中医学认为，单纯性肥胖的发生，一般多因嗜食肥甘，痰湿内蕴，气虚失于运化所致。或自幼肥胖，食欲亢奋，其家族成员中大致相同。此外，久卧、久坐、多逸少劳亦是肥胖的原因之一。其病机则归结为脏腑气虚，多痰多湿，即所谓"肥人多痰"。痰湿蕴结日久又会寒化热化，还可见损伤阳气、灼耗阴液之机转。病久不复，则易并发消渴、中风、胸痹、痿厥诸疾。总之，单纯性肥胖乃本虚标实之证，即以肝脾肾之虚为本，湿痰水瘀之实为标。

二、康复评定

(一) 肥胖评定

1. 脂肪含量 (F) 按脂肪百分率计算, 男性 >25%, 女性 >30% 为肥胖。较为简便的方法是皮肤褶皱厚度测量法。测量部位为三角肌外皮脂厚度及肩胛角下。成人两处相加, 男性 >4cm, 女性 >5cm 即可评定为肥胖。

2. 体重指数 (BMI) BMI = 体重 (kg) /身高^2 (m^2), 国内参考标准 24 ~ 27.9 为超重, 大于 28 为肥胖。

3. 脂肪分布标准

(1) 腰围和臀围比 (WHR): 男性 WHR >0.9, 女生 WHR >0.8, 则为中心型肥胖, 糖尿病、高脂血症、高血压病和冠心病的发病率较高。

(2) 腹腔内脂肪和皮下脂肪面积比 (V/S): 通过腹腔 CT 横断扫描计算。V/S > 0.4 为内脏脂肪型肥胖; V/S <0.4, 为皮下脂肪型肥胖。

单纯性肥胖的评定应具备以下依据: ①病史、体检和实验室检查可除外症状性肥胖 (继发性肥胖)。②实测体重超过标准体重的 20% 以上, 脂肪百分率超过 30%, 体重指数超过 26 以上者, 3 项均符合者或其中有 2 项符合者即可确诊。③为估计肥胖病预后, 应同时测腰髋周径比值。

(二) 疗效评定

临床可参考表 5 - 17。

表 5 - 17 单纯性肥胖疗效评定

疗效	临床症状	体重下降	(F%)	体重指数
临床痊愈	消失或基本消失	>60%	男性接近 26, 女性接近 30	接近 26 ~ 27
显效	大部分消失或基本消失	30% ~ 70%	下降 ≥5	下降 ≥4
有效	明显减轻	25% ~ 30%	下降 3 但 <5	下降 ≥2 但 <4
无效	无明显改善	未达到 25%	下降未达到 3	下降未达到 2

注: 体重下降以疗程结束时体重下降数值占实际体重与标准体重之差的百分值为准。

三、中医康复方法

（一）中药疗法

1. 辨证选方

（1）寒湿：可温中化湿。方选胃苓汤加山楂、茶树根、莱菔子。

（2）湿热：可清化湿热。方选甘露消毒丹合五苓散加减。

（3）脾胃气虚：可健脾益气，兼化寒湿。方选参苓白术散或香砂六君子汤加减。

（4）肝肾阴虚：治以益阴潜阳，兼化痰热，方选杞菊地黄丸合黄连温胆汤加减。

2. 单方验方

（1）荷叶薏苡仁汤。荷花叶 30g，茯苓 15g，猪苓 12g，白术、泽泻各 10g，薏苡仁 12g，煎汤服，适用于寒湿及湿热证者。

（2）减肥茶。乌龙茶 15g，荷叶、杭菊花各 10g，草决明 6g，制为袋泡茶，水冲饮，每日 3 次，适用于肝阳偏亢者。或黄芪 60g，茯苓 20g，煎水代茶，适用于脾胃气虚湿困者。

（3）黑白牵牛子各 10～30g，山楂、制首乌各 20g，草决明、泽泻、白术各 10g，水煎服，适用于阴虚阳亢夹水湿者。

（4）三花减肥方。玫瑰花、茉莉花各 0.3g，代代花 0.5g，全瓜蒌、佛耳草、玉竹各 12g，荷叶 10g，郁李仁、火麻仁各 5g，川芎 1.5g，参三七、通草各 1g，浓煎喷洒在荷叶上，焙干泡茶，每日两包，3 个月为 1 个疗程，适用于痰湿内困，气血不畅者。

（二）针灸疗法

1. 体针

（1）选刺曲池、合谷、血海、三阴交、天枢、水道、箕门、风市、环中、肾俞等穴。艾灸可取百会。留针 30 分钟，隔日 1 次，15 次为 1 个疗程。肥胖嗜食肥甘，食欲亢进者可重按或针刺足三里、内庭，不留针。

（2）刺风市 0.5～0.8 寸，刺阴市 1.0～1.5 寸，平补平泻，可治肥胖见腿脚乏力者。

2. 耳针

（1）以饥点为主穴，另外从三阴交、内分泌、交感、口、食管、胃、贲门、肺、脾、肾门、零点（在耳轮角切迹处，相当于膈区的部位）等穴中，选取 1～3 对穴。

采用埋皮内针或压丸法，7日更换1次，连续1~3个月。食欲亢进者可在贲门、食道、胃、内分泌、脾、神门等点埋针，饥饿时按压之。

（2）在口、食道、十二指肠、胃4穴中任选1穴，消毒局麻后植入不锈钢"U"形针或小银环，连用3天抗生素，待局部疼痛或其他反应消失后，于进食前用手指按压之。7日换1次，连续1~3个月。

（3）在口、零点处埋皮内针，7日换1次，进食前按压2~3分钟。

（4）取两耳胃穴，用生理盐水、维生素 B_{12} 或维生素 B_1 注射液穴位注射，每穴0.5ml。第1周隔日1次，第2周注射1次，第3周起植入"U"形针。

3. 芒针 选28号长度为33~67cm的芒针，针刺肩髃透曲池、梁丘透髀关、梁门透归来，捻转幅度在180°~360°之间，留针30分钟，每日1次，6次为1个疗程。

4. 皮肤针 自剑突下2寸起，沿胁肋下分别向两侧肝脾区用皮肤针叩刺至腹股沟止，然后再由巨阙沿任脉叩打至中极止，并可同时加叩两侧三阴交、足三里、内关以及大椎等穴。每日1次，10次为1个疗程。

（三）推拿疗法

腰、腹、臀部特别肥胖者，可在每晚就寝前平卧床上进行自我按摩，通常采用推、揉、按、拍等手法。

（四）传统体育疗法

研究表明，传统体育可增进脏腑和经络的气化功能，加速水谷和津液的代谢，在减肥、预防并发症及恢复工作能力等方面有良好的作用。一般在晨起后，先行走或慢跑，然后选练五禽戏、八段锦或太极拳。运动量要逐渐加大，以微汗出、不太累为度。此外，运动后食欲可能增加，此刻要坚持饮食康复的原则。

关于减肥速度，不要急于求成。一般认为，急速减肥会给身体带来过重负担，降低患者生活质量，既难以坚持又容易反弹。合理的减肥应控制在每月1~2kg为宜。

四、现代康复方法

康复计划重在以运动与饮食疗法为主。通过运动锻炼加速能量消耗，维持能量负平衡状态；通过饮食控制减少能量摄取；通过行为疗法纠正不良饮食和生活习惯，以巩固和维持所获得的减肥效果，防止反弹。

（一）运动疗法

根据患者的肥胖程度、体力和心血管系统情况，可分强弱两组进行运动锻炼。

轻中度肥胖，体力较好，无心血管器质性病变者，可参加强组锻炼；重度肥胖，体力较差，或合并冠心病或高血压者，宜参加弱组锻炼。

1. 耐力运动 长期低强度体力活动，如步行、慢跑、骑自行车等是肥胖者首选的运动疗法。强组可采取快速步行、爬坡步行或者慢跑，由每小时5km逐延至每小时7km左右；弱组一般采取步行，距离逐渐延长，每日数公里，并可分多次完成。此外，有条件者亦可选择游泳、划船等。

2. 力量运动 适宜强组的有仰卧位腹肌运动，如双直腿上抬运动、直腿上下打水式运动、仰卧起坐等；有仰卧位的腰背肌和臀肌运动，如双直腿后上抬运动、上身和腿同时向后抬起的"船形"运动等；有不同重量的哑铃操等。弱组可选择和缓的医疗体操和广播体操等，并配合呼吸运动。

3. 球类运动 这类运动把耐力和力量运动结合起来，运动量比较大，如乒乓球、羽毛球、网球、排球、篮球等。强组可参加不太剧烈的友谊比赛。弱组只能采取非竞技形式的球类运动。

4. 局部运动 主要通过腹部运动以减少腹部脂肪。两脚与肩等宽，两膝微屈，全身放松，舌抵上腭，两眼微闭，排除杂念，用鼻吸气要缓、匀、细、长，意念随吸气贯入丹田，腹部同时尽量向外凸起，不能再凸时，用口把气呼出，同时腹部尽量向内凹陷，以上称为加强自然腹式呼吸法，重复36次。然后再用逆腹式呼吸法，即吸气时尽量使腹部向内凹陷，不能再凹时，呼气时尽量向外凸起，重复36次。收功之后，双拳击打腹部100次。早晚各1次，每次30分钟。

（二）饮食疗法

1. 控制饮食摄入 对轻度肥胖者不必严格限食，应控制餐外进食，并减少脂肪和糖类的摄取。对体重超过正常20%者，则应增加限食力度，每餐只吃七分饱，保持就餐前短暂的饥饿感。食物宜清淡，远肥甘。不吃零食，不加夜宵。但又不宜过分控制，导致营养不良，四肢乏力，活动减少，体重非但未减，反有所增。所以，肥胖者应在医生指导下，采取有计划的、逐步控制食量的方法。

2. 选择食物种类 以蔬菜瓜果为主，米饭面食为辅。蔬菜类，夏秋两季多吃南瓜、冬瓜、茄子、四季豆、豆芽、大蒜、蘑菇、西红柿、韭菜、小白菜等；冬春两季多吃白萝卜、胡萝卜、青菜、莴笋、菠菜、芹菜、花菜、白菜等。四季均可兼食海带、海藻、木耳、猴头菇、海蜇、豆腐等。果品类多吃山楂、苹果、香蕉、梨、杏、柑、木瓜、菠萝。少吃或不吃羊肉、鹅肉、猪蹄以及动物内脏。同时，应适当补充富含蛋白质的食物，如猪瘦肉、鸡蛋、鱼类、黄豆以及豆制品等。按标准体重计算，蛋白质摄入量不得少于每天每千克体重 1g。脂肪应选用含不饱和脂肪酸高的素油，如豆油、玉米油、芝麻油、花生油、米糠油和菜子油等，并忌动物脂肪。饮食中适量增加富含植物粗纤维的食物，如麦麸、果胶、甜菜屑等，可降低血脂及减少糖的吸收，通利大便，减少钠及水的滞留。

3. 其他 应坚持限制食盐摄入，以减少心脏负担。这对合并有冠心病、高血压者尤为重要。饥饿严重时可实施少量多餐，如每日 5～6 餐，其间多喝白水或茶水。同时，要彻底改掉不良饮食习惯，如暴饮暴食，餐后复进他食，迷恋干鲜果品，嗜酒喜甘，睡前含食糖果糕点以及饭后立即入睡等。

（三）沐浴疗法

1. 热水浴 水温不低于 42℃，减肥效果明显，但应严格遵守注意事项和把握禁忌证。每日 1 次，每次 15 分钟，15 次为 1 个疗程。

2. 海水浴 通过调节代谢，消耗机体热量，以达到减肥目的，适于体质较好者。初始时间宜短，然后逐渐增加，一般每次不超过 1 小时，20 次为 1 个疗程。

3. 矿泉浴

（1）氡泉浴：水温以 34℃～37℃为宜，每次 15 分钟，每日 1 次，20 次为 1 个疗程。为了使氡与皮肤加强接触，可嘱患者用手划动池水，但划水不宜剧烈，以免氡气逸散。同时可适量饮用氡泉，因其可通过对内分泌，特别是垂体产生作用而减肥。

（2）氯化钠泉浴：可增进新陈代谢，增加尿量及尿素、碳酸的排泄，而且强氯化钠泉尚有调节自主神经及内分泌的作用，故对减肥有较好效果。

第十六节　常见症状的康复

一、吞咽功能障碍

吞咽功能障碍是指由多种原因引起的、可发生于不同部位的吞咽时咽下困难。吞咽功能障碍可影响摄食及营养吸收，还可使食物误吸入气管导致吸入性肺炎，严重者危及生命。

（一）吞咽的生理

正常生理性吞咽动作是由中枢神经系统和 Ⅴ、Ⅶ、Ⅸ、Ⅺ、Ⅻ脑神经及颈丛神经共同参与完成。吞咽分为以下几部分：

1. 制备相 食物由唇、齿、颌、舌、颊肌、硬腭、软腭分别嚼碎和操纵。

2. 口腔相 此期舌上的食物被主动送至口腔后部，舌将食物压入咽部。

3. 咽相 食物由咽部运送至食管，这是一种反射活动。

4. 食管相 食团因重力及食管蠕动顺食管进入胃中。

（二）分型

1. 精神性吞咽障碍 又称功能性吞咽障碍，吞咽机制一般正常。患者害怕吞咽，对吞咽表现出一种癔病性反应。

2. 病理性吞咽障碍 是指吞咽通道的结构出现病理性改变，使食团由口腔运送到胃受阻碍，如憩室、肿瘤、脓肿等。

3. 神经源性吞咽障碍 是指因神经系统疾病引起的与吞咽功能有关的肌肉无力，不协调、瘫痪或运动不精确造成的吞咽困难。神经源性吞咽功能障碍分为上运动神经元性和下运动神经元性两大类。（表5－18）。

表5－18　　　上运动神经元性和下运动神经元性吞咽功能障碍的区别

类型	上运动神经元性	下运动神经元性
病灶部位	中枢	外周
吞咽反射	慢或不协调	弱或无
智力	可有损害	完整
口力量	可正常或不协调	差

康复训练是改善神经源性吞咽障碍的必要措施，本节只讨论神经源性吞咽障碍。

（三）康复评定

1. 评定的目的

（1）筛查吞咽功能障碍是否存在。

（2）提供吞咽功能障碍病因和解剖生理变化的依据。

（3）确定患者有无误咽的危险因素。

（4）确定是否需要改变提供营养的手段。

（5）为吞咽功能障碍诊断和治疗推荐辅助测试及必要程序。

2. 评定方法 吞咽障碍评定的方法如下：

（1）摄食前的一般评价：①基础疾病。把握不同基础疾病如脑损伤、肿瘤、重症肌无力等的发生发展，有利于采取不同的康复手段。②全身状态。注意有无发热、脱水、低营养、呼吸状态、体力、疾病稳定性等方面的问题，确认患者是否属于适合摄食的状态。③意识水平。用 Glasgow 昏迷指数等评价意识状态，确认患者的意识水平是否可进行清醒进食，是否随着时间发生变化。④高级脑功能。观察语言功能、认知、行为、注意力、记忆力、情感或智力水平。

（2）摄食吞咽功能评价

1）口腔功能：仔细观察口部开合、口唇闭锁、舌部运动有无流涎、软腭上抬、吞咽反射、呕吐反射、牙齿状态、口腔卫生、构音、发声（开鼻声，软腭麻痹，湿性嘶哑，声带上部有唾液等残留）及口腔内知觉、味觉等。

2）吞咽功能：不需要设备，在床边便可进行的测试有以下两种：①反复唾液吞咽测试。被检查者多采取坐位，卧床时采取放松体位。检查者将手指放在被检查者的喉结及舌骨处，让其尽量快速反复吞咽，观察 30 秒内喉结及舌骨随着吞咽运动越过手指，向前上方移动再复位的次数。高龄患者做 3 次即可。②饮水试验。让患者喝 2~3 茶匙温水，如无问题，嘱患者取坐位，将 30ml 温水一口咽下，记录饮水情况：Ⅰ为可一口喝完，无噎呛；Ⅱ为分两次以上喝完，无噎呛；Ⅲ为能一次喝完，但有噎呛；Ⅳ为分两次以上喝完，且有噎呛；Ⅴ为常常呛住，难以全部喝完。

情况Ⅰ若 5 秒内喝完，为正常；超过 5 秒，则可疑有吞咽功能障碍。情况Ⅱ也为可疑，情况Ⅲ、Ⅳ、Ⅴ则确定有吞咽功能障碍。

（3）摄食吞咽过程评价：评价内容包括：①先行期。意识状态、有无高级脑功能障碍影响、食速、食欲。②准备期。开口、闭唇、摄食、食物是否从口中洒落、舌部运动（前后、上下、左右）、下颌（上下、旋转）、咀嚼运动、进食方式。③口腔期。吞送（量、方式、所需时间）、口腔内残留。④咽部期。喉部运动、噎食、咽部不适感、咽部残留感、声音变化、痰量有无增加。⑤食管期。胸口憋闷、吞入食物逆流。

此外，有必要留意食物内容、吞咽困难的食物性状、所需时间、一次摄食量、体位、吞咽功能障碍的帮助方法及其有效性等问题。

（4）辅助检查：为正确评价吞咽功能，了解是否有误咽可能及误咽发生的时期，必须采用录像吞咽造影、内镜、超声波、吞咽压检查等手段。其中录像吞咽造影法是目前最可信的误咽评价检查方法。它是借助 X 线及录像设备，利用含钡食物观察患者有无误咽及评价摄食吞咽功能障碍的状态，可动态观察。

（四）中医康复方法

1. 针灸疗法 针刺取风府、翳风、风池、廉泉、太溪、照海、列缺等穴。风府、廉泉穴可直刺1寸，翳风穴向鼻尖方向进针1寸，针感向喉部传导；风池穴针尖向同侧喉结边缘进针1.5寸，使针感向喉部传导；太溪穴向跟腱方向倾斜进针1寸，使针感向腓肠肌或足大趾放射；列缺穴30°左右斜向肘关节方向进针1寸，以上穴位均系用平补平泻手法，以局部产生针感为主，除风府、风池不留针外，其他穴均留针20~30分钟，每日1次，10次为1个疗程，休息3天。

2. 耳针贴压 选取神门、肝、肾、胃、贲门、咽喉、皮质下等穴，常规消毒，将0.6cm×0.6cm的王不留行子药贴膏固定于相应耳穴上，选择有穴感的方向进行按压，嘱患者每日可按压5~6次，每次以耳穴发热为止，每3日更换1次贴膏，两耳交替贴压，10次为1个疗程。

3. 拔火罐法 采取对应点取穴法进行治疗，胸前痛者，取胸痛点相对应的后背点拔罐；背痛者，取痛点或痛点上2或3指处拔罐。每次拔2~4个罐，留罐时间5~8分钟。

4. 含化法 参三七、象贝、郁金各10g，川黄连5g，上药研末。加蜂蜜适量制成如枣核大丸，置口中嚼化。每日4~5次，每次1丸。

（五）现代康复方法

可分为不用食物、针对功能障碍的基础训练（间接训练）和使用食物同时并用体位、食物形态等补偿手段的摄食训练（直接训练）。

1. 基础训练

（1）口腔周围肌肉训练：包括口唇闭锁训练（练习口唇闭拢的力量和对称性）；下颌开合训练（通过牵伸疗法或振动刺激，使咬肌紧张度恢复正常）；舌部运动训练（锻炼舌上下、左右、伸缩功能，可借助外力帮助）等。

（2）颈部放松：前后左右放松颈部，或颈左右旋转，提肩沉肩。

（3）寒冷刺激法：①吞咽反射减弱或消失时，用冰冻的棉棒轻轻刺激软腭、腭弓、舌根及咽后壁，可提高软腭和咽部的敏感度，使吞咽反射容易发生。②流涎对策。对颈部唾液腺进行冷按摩，直至皮肤稍稍发红。每日3次，每次10分钟。

（4）屏气-发声运动训练：患者坐在椅子上，双手支撑椅面做推压运动，屏气。然后，突然松手，声门大开，呼气发声。此运动可以训练声门闭锁功能，强化软腭肌力，有助于除去残留在咽部的食物。

（5）咳嗽训练：强化咳嗽，促进喉部闭锁的效果。

（6）构音训练、呼吸训练：参见构音障碍治疗方法。

（7）屏气吞咽训练：用鼻深吸一口气，然后完全屏住呼吸，空吞咽，吞咽后立即咳嗽。有利于使声门闭锁，食块难以进入气道，并有利于食块从气道排出。

2. 摄食训练　基础训练后开始摄食训练，包括以下几方面内容：

（1）体位：让患者取躯干屈曲30°仰卧位，头部前屈，用枕垫起偏瘫侧肩部。这种体位食物不易从口中漏出，有利于食块运送到舌根，可以减少向鼻腔逆流及误咽的危险。确认能安全吞咽后，可抬高角度。

（2）食物形态：食物形态应本着先易后难原则来选择，容易吞咽的食物特征为密度均一、有适当的黏性、不易松散、容易变形、不易在黏膜上残留。同时要兼顾食物的色、香、味及温度等。

（3）一口量：即最适于吞咽的每次摄食一口量，正常人为20ml左右。一口量过多，食物会从口中漏出或引起咽部食物残留导致误咽；过少，则会因刺激强度不够，难以诱发吞咽反射。一般先以少量试之（3~4ml），然后酌情增加。

（4）定速：指导患者以合适的速度摄食、咀嚼和吞咽。

（5）吞咽的意识化：引导患者有意识地进行过去习以为常的摄食、咀嚼、吞咽等一系列动作，防止噎呛和误咽。

（6）咽部残留食块去除训练：包括空吞咽、数次吞咽训练（空吞咽指口中无食物时，吞咽唾液；数次吞咽指吞入食物后多次空吞咽）；交替吞咽训练（交替吞咽固体食物和流质）；点头样吞咽训练（颈部后屈可使会厌谷变得狭小，残留食物可被挤出，随后，颈部尽量前屈，像点头状，同时做空吞咽动作，便可除去残留食物）；侧方吞咽训练（让患者转动或倾斜颈部，同时做侧方吞咽，可除去梨状隐窝部的残留食物）。

二、痉挛

痉挛是上运动神经元病损后，由于脊髓和脑干反射亢进而出现的肌张力异常增高的症候群。

脑或脊髓损伤后，由于上运动神经元受损引起中枢神经系统调节运动的能力下降，牵张反射兴奋性增强，结果导致骨骼肌张力升高。其特点是肌张力随牵张速度的增加而升高，是中枢神经系统疾病或受损后的常见并发症。常见于脑卒中、脊髓损伤、脊髓病、脑瘫、多发性硬化和脊髓侧索硬化症等多种中枢神经系统疾病中。痉挛可以影响患者日常生活活动和康复训练，严重痉挛是患者功能恢复的主要障碍，应给予积极有效的综合治疗。

（一）病理生理

传统理论认为肌痉挛是在上运动神经元损害后肌梭 Ia 类纤维敏感度和支配肌梭 γ 运动纤维活力增加所导致的牵张反射亢进所引起。实际与 α 运动神经元的兴奋性增高和各种抑制的减弱有关。各种抑制是指对拮抗肌运动神经元交替性的 Ia 类纤维抑制、Ia 类纤维终板的突触前抑制和非交替性的 Ib 类纤维抑制而言，肌痉挛是三重抑制减弱的结果。对拮抗肌运动神经元交替性的 Ia 类纤维抑制是受兴奋性下行通路的控制，上运动神经元损害可导致这种抑制减弱；屈肌反射传入纤维和中间神经元或屈、伸肌运动神经元之间存在少突触或多突触的联系，通过中间神经元可以整合伤害性刺激反射，这种中间神经元整合突触前的抑制受下行通路的控制，而上运动神经元的损害亦导致该抑制的减弱；在有痉挛性肌张力异常或腱反射过分活跃的痉挛性瘫痪的患者中，可见非交替性的 Ib 类纤维抑制的减弱，而脊髓神经元过度兴奋又可导致非交替反射的过分活跃；另外，由于下行抑制的减弱，使 α 运动神经元冲动发放过分活跃，导致正常的下运动神经元兴奋－抑制水平的失衡，出现肌痉挛。

（二）康复评定

痉挛的评定请参考第三章第三节的内容。

（三）中医康复方法

1. 中药疗法

（1）中药熏洗：取"温经散寒洗剂"（每 1000ml 药液中含千年健、川芎、红花、当归、桂枝各 100g，乳香、没药、苏木各 67g）适量，用水稀释 3 倍后，加入毛巾煮沸。将温度为 41℃~43℃的湿毛巾敷于瘫痪侧肢体，外包塑料薄膜，10 分钟后更换 1 次（湿热敷后配合被动运动疗效更佳）。每日 1 次，20 次为 1 个疗程。

2. 中药外敷：取天麻、全蝎、防风、白芷、羌活、荆芥穗各等份，将上 6 味碾成极细末储存于密闭瓶中备用。临用时先用 75% 乙醇消毒神阙穴，趁湿倒入药末填满脐孔，外以胶布封。每两日换药 1 次，10 次为 1 个疗程。适用于面肌痉挛。

（3）中药外搽：取豨莶草、鸡血藤各 30g，红花 15g，用 45°白酒浸泡 1 周后外搽患肢，每日 1~2 次，15 次为 1 个疗程。适用于中风后肢体痉挛者。

2. 针刺疗法

（1）体针

1）取穴：①中风患者。上肢瘫取肩髃、曲池、外关、颈夹脊；下肢瘫取环跳、阳陵泉、髀关、腰夹脊；关节屈曲拘挛在肩部取肩髎、肘部取曲泽、腕部取大陵、髋部取风市、膝部取曲泉、踝部取太溪等。②面肌痉挛。局部取穴瞳子髎、承泣、四白、下关、地仓、颊车。③脊髓损伤患者四肢瘫。确定颈椎损伤平面后，在其头、尾两端进针，再选肩髃、臂臑、曲池、手三里、外关、合谷等。④截瘫。脊髓损伤的头尾两端进针，再选环跳、殷门、委中、承山、三阴交、髀关、血海、风市、足三里、解溪。⑤膀胱功能障碍者。可取血海、关元、中极、膀胱俞、小肠俞等。

2）针刺方法：以泻法为主，留针30分钟，其间每10分钟行针1次，每日治疗1次，10次为1个疗程。

（2）电针：选取上述穴位，常规针刺穴位得气后，接通电针治疗仪，以密波为主，频率为100Hz，电流强度以患者耐受且肢体细微颤动为度（1.5～2.5mA），每次持续刺激30分钟，每日治疗1次，10次为1个疗程。

（3）穴位注射：穴位分为三组，即风池、足三里；大椎、内关；哑门、肾俞。药物为维生素B_1注射液、维生素B_{12}注射液、丹参注射液、麝香注射液。3组穴位交替使用。局部皮肤常规消毒后，用无痛快速进针法将针刺入皮下组织，然后慢慢推进或上下提插，探得酸胀等得气感应后，回抽如无回血，即可将药物推入。每次每穴注射0.5～1ml，隔日1次，10次后休3日，注射30次为1个疗程。本法适用于小儿脑瘫所致痉挛。

（4）皮肤针：取皮肤针以中等强度叩刺痉挛劣势侧皮肤，使局部皮肤明显充血。借相应侧肌肉收缩从而使痉挛劣势侧肌张力产生新的平衡。

（5）埋针疗法：医者用梅花针轻轻叩打患侧面部，按部位由上至下，全部叩遍，当叩打至某部位时，针尖一触及则立发痉挛，该点即为"触发点"。于"触发点"进行常规消毒，将消毒过的针1支埋入该点，以不痛、无不适感为宜，然后以胶布覆盖，3日后去掉针。本法适用于面肌痉挛。

3. 艾灸、拔罐疗法

（1）艾灸：取穴患侧足三里、悬钟、曲池。肩关节僵硬、上肢抬举活动受限选灸患侧肩髎、肩髃；肘关节能屈不能伸者选灸足三里、上肢井穴；肘关节能伸不能屈者选灸曲泽、内关、上肢井穴；下肢能屈不能伸者选灸梁丘、阳陵泉、昆仑、丘墟、下肢井穴；下肢能伸不能屈者选灸阴陵泉、太溪、下肢井穴。取适量艾绒做成如麦粒大小的艾炷灸置于穴位上，点火后不等火烧到皮肤，当患者感到烫时即用镊子将艾炷夹去。每穴灸3次，隔日1次，5次为1个疗程。适用于中风后四肢关节痉挛。

（2）拔罐：痉挛性瘫痪，肢体屈伸不利，关节肌腱挛缩，可局部取穴用刺络拔罐法。或者选用大号玻璃罐闪罐于股四头肌和肱二头肌相应的皮肤处，刺激量以皮肤充血红润为度，也可取督脉、背部膀胱经为主，外涂红花油走罐、闪罐或梅花针叩刺闪罐，每日1次，10次为1个疗程。

（四）现代康复方法

1. 运动疗法 保持软组织的伸展性和适当的训练，控制不必要的肌肉活动和避免不适当用力，痉挛的发展将会得到有效的控制。常用方法包括：

（1）**持续被动牵伸**：关节活动应缓慢、稳定而达全范围。每日持续数小时的静力牵伸，可使亢进的反射降低。站立对髋关节屈肌、膝关节屈肌和踝关节屈肌是另一形式的静态牵伸，它可使早期的挛缩逆转和降低牵张反射的兴奋性。此外，还可利用上、下肢夹板，矫形器做持续的静态肌肉牵伸，保持软组织长度，伸展痉挛的肌肉及维持功能位。踝足矫形器可用于控制踝关节的痉挛性马蹄足畸形。

（2）**放松疗法**：对于全身性痉挛，放松是一种有效治疗手段。例如脑卒中或脑瘫患者，让其仰卧并屈髋屈膝，治疗师固定其膝、踝并左右摇摆及在不同体位下使用巴氏球，多体位下被动旋转躯干等。

（3）**抑制异常反射性模式**：使用控制关键点等神经发育技术抑制异常反射性模式。通过日常活动训练使患者获得再适应和再学习的机会，如要求偏瘫患者使用双上肢促进身体从坐位站起，反复进行坐站训练，使患者学习掌握肌肉活动的时间。由于坐位升高减少了使用伸肌的力量，使其容易站起，并有助于抑制下肢屈曲异常模式，从而抑制了痉挛。此外，鼓励非卧床患者参加某种形式的功能活动，如散步、游泳、踏车练习等，有助于减少肌肉僵直，治疗痉挛。

2. 物理因子疗法 许多物理因子均可使肌张力得到不同程度的暂时降低，从而缓解痉挛。

（1）**冷疗法**：如冰敷、冰水浸泡，将屈曲痉挛的手放在冰水中浸泡5～10秒后取出，反复多次后手指即可比较容易被动松开。

（2）**温水浴**：患者在具有一定水温的游泳池或Hubbard槽中治疗，利用温度的作用和进行被动关节活动，也能缓解痉挛。

（3）**温热疗法**：利用各种传导热（沙、泥、盐），辐射热（红外线），内生热（微波、超短波）等不同温热疗法。

（4）**电刺激疗法**：痉挛肌及其对抗肌的交替电刺激疗法，利用交互抑制和神经腱梭兴奋引起抑制以对抗痉挛。另外还有脊髓通电疗法、痉挛肌电刺激疗法、直肠电极植入电刺激法。

3. 药物疗法

（1）巴氯芬：是一种肌肉松弛剂，是脊髓内突触传递强有力的阻滞剂，同时作用于单突触和多突触反射而达到缓解痉挛的目的。该药对脊髓性痉挛有效，对脑损伤痉挛几乎无效。应用时从小剂量开始，每次 5～10mg，每日两次，每 3 日增加5mg，直到痉挛缓解为止，通常每日最大量可达 50mg。

（2）丹曲林：肌肉松弛剂，是目前作用于骨骼肌而非脊髓的唯一抗痉挛药。因作用于外周，可合并使用中枢性药物，适用于各种痉挛。初始治疗的常用剂量为每日 25mg，每两星期增加 25mg，最大剂量为每次 100mg，每日 4 次，6 星期无效应停药。

（3）替扎尼定：为咪唑衍生物，是相对选择性肾上腺素受体激动剂，有脊髓和脊髓上的降低张力和抑痛作用。该药临床疗效类似巴氯芬和地西泮，但疗效不如巴氯芬，比地西泮较少镇静，耐受性更好。通常从每日睡前 2～4mg 开始治疗，每隔2～4 日增加 1 次日剂量，最大剂量为每日 36mg，每日 3 次或每日 4 次，对主要为夜间痉挛所困扰的患者，夜间 1～2 次剂量治疗效果可能最佳。

（4）其他口服药：地西泮、复方氯唑沙宗、吩噻嗪类（氯丙嗪等）等中枢神经抑制剂，也可能降低过高的肌张力。

4. 神经阻滞疗法　局部注射药主要用于缓解靶肌肉或小肌群痉挛。这种方法使药物集中在关键肌肉，减少全身副作用。

（1）肌肉注射：目前，国内外最常用的是肉毒毒素。其中 A 形肉毒梭菌毒素（botulinum toxin A，BTXA）是一种较强的肌肉松弛剂，肌肉注射后在局部肌肉内弥散，与神经肌肉接头的胆碱能受体结合，阻滞神经突触乙酰胆碱的释放，从而缓解肌肉的痉挛。该生物制剂可直接用于治疗肌张力异常的各种疾病，根据体重和靶肌肉的需要剂量，用生理盐水稀释 BTXA 制剂，注射点主要在肌肉运动点，深层靶肌肉最好有肌电图检测定位。剂量一般按千克体重、靶肌肉的体积、痉挛严重程度计算临床治疗剂量。通常最大注射剂量为每个注射位点 50 单位，每次不超过 500 单位，儿童为每千克体重 6～8 单位。一般在注射后 3～10 天出现药物的有效作用，药效可维持 3～4 个月或更长时间。

（2）鞘内注射：常用巴氯芬。对常规口服药物反应不良或不能耐受的患者，或其他理疗，如电刺激等不起作用的难治性痉挛，以及严重痉挛伴剧烈疼痛的患者可考虑鞘内注射。所需剂量仅为口服用药的 1%，主要副作用是药物过量可导致呼吸抑制。

（3）神经或运动点阻滞：应用酒精、苯酚或局麻药进行神经阻滞，以溶解破坏神经轴索，降低或阻止神经冲动传递，从而减轻痉挛。注射单位可以是神经干或肌肉运动点，所产生的影响持续时间较长。

（4）手术治疗：当痉挛不能用药物和其他方法缓解时，可考虑用手术治疗。通过破坏神经通路某些部分，而达到缓解痉挛的目的。包括神经切断、高选择性脊神经根切断、脊髓部分切断和肌腱延长术等。

三、神经源性二便功能障碍

神经源性二便功能障碍，即神经源性膀胱和神经源性直肠。神经源性膀胱和神经源性直肠是因多种神经系统疾病或外伤、药物、认知障碍、减少活动所引起的排尿或排便功能减弱或丧失，最终表现为尿失禁或尿潴留/排便失控。大多数情况下膀胱、直肠括约肌功能障碍同时存在或以其中一种损害为主，如果康复和护理不当，使患者的生活质量严重下降，由此造成的感染等并发症会危及患者的生命。

（一）分类

1. 神经源性膀胱的分类

（1）传统的神经源性膀胱的分类：感觉麻痹性膀胱、运动麻痹性膀胱、自主性膀胱、反射性膀胱、无抑制性膀胱。

（2）根据膀胱功能分类：逼尿肌反射亢进和逼尿肌无反射。

（3）根据尿流动力学和尿道功能分类（Wein 分类）：失禁型障碍，潴留型障碍和潴留失禁型障碍。Wein 分类法是一种较实用的方法，在临床上得到广泛的应用。

2. 神经源性直肠的分类

（1）反射性直肠：S_{2-4} 以上的脊髓损伤即排便反射弧及中枢未受损伤的患者，因其排便反射存在，可通过反射自动排便。但缺乏主动控制能力，这种直肠功能状态称为反射性直肠。

（2）弛缓性直肠：S_{2-4} 以下的脊髓损伤（含 S_{2-4}）以及马尾损伤破坏了排便反射弧，无排便反射，这种大肠功能状态叫做弛缓性直肠。

（二）中医康复方法

1. 电针配合经气导平仪 患者侧卧位，电针以夹脊穴和背腧穴为主，同时配合环跳、环中、阳陵泉、委中、承山、悬钟、丘墟、昆仑，以上穴位交替使用，每次30 分钟。配用 DP211 经气导平仪，频率每分钟 60～80 次，取双侧梁丘、阳陵泉，或足三里、三阴交，每次40分钟，每日1次，1个月为1个疗程，持续6个疗程。

2. 推拿配合牵引

（1）**推拿放松腰背部肌肉**：为了缓解肌肉痉挛，用拿法、掌揉法、㨰法治疗腰背部肌肉各2~3分钟，手法宜轻柔缓和，然后用拇指点按腰背部穴位，如命门、肾俞、志室、腰阳关及局部阿是穴各30~60次，手法不宜过重，同时用㨰法、擦法及轻拍法放松，在放松的基础上进行腰椎牵引。

（2）**腰椎牵引**：采用腰椎牵引床，令患者取仰卧位，用牵引带固定，牵引力根据患者病情与体重，在50~80kg之间选择，牵引模式可选择持续牵引或间歇牵引，时间每次15~20分钟，牵引后休息放松5分钟再进行推拿手法治疗。牵引后令患者俯卧，医者用拿法、揉法、㨰法治疗腰背部肌肉及患肢肌肉约3~5分钟，然后点按臀部及下肢的穴位，如命门、肾俞、环跳、承扶、委中、足三里、承山、昆仑、涌泉、腰背部穴位，手法宜轻，臀部穴位宜重按（以酸胀为度），最后用㨰法、擦法、轻拍法放松，结束治疗。以上治疗每日1次，10次为1个疗程。

（三）现代康复方法

1. 留置导尿 留置导尿为神经源性膀胱尿潴留早期常用的方法，但容易引起感染，需每隔1~2周更换1次，应争取早日去除导尿管（2~4周）。导尿管引流早期以持续引流为主，以后要注意夹放导尿管的时机，一般1周后按每3~4小时开放1次，每次排出的尿量在300~400ml，有利于膀胱自主功能的恢复，防止膀胱挛缩。

2. 集尿器的使用 集尿器适用于各种类型的尿失禁患者。尚需解决的问题是不易固定而滑脱，若使用不当可引起感染、溃疡、坏死及皮肤过敏等并发症。

3. 清洁间歇性导尿 患者在膀胱残余尿量增多（>100ml）或尿潴留时通过他人或自行导尿，然后拔除导尿管清洁后备用，这种导尿方式为间歇性导尿。采用此技术，使膀胱周期性扩张与排空，大大减少了感染的机会。

（1）**方法**：导尿前，配合膀胱训练；必要时，尿道黏膜表面麻醉；操作手法轻柔，避免损伤。导尿完毕，拔管时缓慢，到膀胱颈时停顿，同时下压下腹部，使膀胱排空。

（2）**要求**：①液体输入量每日小于2000ml，每小时均匀摄入125ml，早、中、晚各400ml，上午10点、下午4点和8点各200ml，然后不再饮水。②每周1次检查尿常规。③导尿时间。自动排尿>100ml，残余尿<300ml，每6小时导尿1次；自动排尿>200ml，残余尿<200ml，每8小时导尿1次；残余尿<100ml，停止导尿。

4. 膀胱训练 膀胱训练是通过各种手法或物理刺激提高膀胱排尿功能，达到自行排尿的常用方法。对神经源性膀胱尿道功能障碍的患者应争取及早进行训练，但对膀胱输尿管反流、肾积水、肾盂肾炎患者禁用；泌尿系统感染、结石、高血压病、糖尿病和冠心病患者慎用。训练时应采取循序渐进、逐渐增加的方法，每 2 ~ 5 小时训练 1 次，每次 10 ~ 15 分钟。常用的膀胱训练方法有：

（1）耻骨上区轻叩法：用手指轻叩耻骨上区，此法常用于逼尿肌反射亢进患者。

（2）屏气法：患者身体前倾，快速呼吸 3 ~ 4 次后，做 1 次深吸气，然后屏住呼吸，向下用力做排便动作。用增加腹内压的方法增加膀胱压力，这样反复间断数次，直到没有尿液排出为止。痔疮、疝气患者慎用此法，膀胱输尿管反流患者禁用此法。

（3）扳机点法：在腰骶神经节段区找扳机点，通过反复挤捏阴茎（阴蒂）、牵拉阴毛，在耻骨上区、会阴部和大腿内侧持续有节奏地轻敲等，诱导反射性膀胱排尿。此法常用于骶髓以上神经病变的患者。

5. 肠道功能训练　脊髓损伤患者在休克期过后，能接受指导和进食时，即可开始反射性排便的训练。饮食上应注意患者每日所必需的热量，增加纤维素含量高的食物，减少高脂肪、高蛋白食物的大量摄入，指导患者饮食控制以利于大便成形。利用胃 - 结肠反射，规定早餐或晚餐后 30 ~ 60 分钟内排便，结合手法刺激直肠内壁，诱发肠道蠕动。卧床期间患者每日或隔日定时用手掏大便，坐位时从右至左按摩腹部，利用重力，帮助排便。另外，每日站立和肌肉活动非常重要，可增加肠道蠕动，防止便秘。

6. 物理因子疗法

（1）电刺激法：可采用经皮电刺激或直肠内电刺激，或经外科手术将电极植入体内，通过电极直接刺激逼尿肌，诱导逼尿肌收缩。

（2）超短波疗法：有缓解膀胱炎症，减轻膀胱痉挛的作用。

（3）反馈疗法：采用肌电生物反馈改善膀胱、直肠以及盆底部肌肉功能，放松痉挛肌肉，提高无力肌收缩。

7. 直肠灌肠和排气　在通便药效果不佳，大便干结，量大，排除困难时，可以用肥皂水灌肠。肠道淤积气体过多，可以插管排气缓解腹胀。

8. 行为疗法

（1）建立适合于患者的生活习惯，包括建立良好的排便习惯（排便时间、频率、排空量、排便体位、排便环境）。养成良好的饮水、饮食习惯，一次饮水量适当，不要过饮或少饮。杜绝不良饮食习惯。

（2）排尿时采用 Crede 手法，即让患者取前倾坐位，用拳头由脐部深按压着向耻骨方向滚动，注意避免耻骨上加压使尿液反流引起肾盂积水。伴有认知障碍患者要建立定时排尿，每隔 2～5 日排尿间隔时间增加 10～15 分钟，直至达到合理的间隔时间为止。

（3）注意调节粪便稠度，养成每日肠道排空（栓剂和手指刺激）的习惯。避免口服泻药。

9. 心理疗法　减轻患者由于排便困难带来的精神压力，学会情绪的自我调控，配合治疗师顺利完成膀胱、直肠功能训练和一些相关的膀胱、直肠清洁护理。

10. 药物疗法　抗胆碱能类药物（如羟丁酸）可抑制逼尿肌收缩，增加膀胱容量；α 肾上腺素能药物或 β 肾上腺素能阻滞剂（麻黄素、丙米嗪）可增加膀胱括约肌收缩，提高尿道出口阻力；胆碱能制剂（吡啶斯的敏）可加强逼尿肌收缩，增加膀胱内压，促进膀胱排空；α 肾上腺素能阻滞剂（酚苄酮、高特灵等）可抑制膀胱括约肌收缩，减低尿道出口阻力；平滑肌松弛剂和骨骼肌松弛剂（氯苯氨丁酸）等药物可以降低尿道外括约肌张力。另外，神经源性直肠出现便秘者可试服中西药缓泻剂，8～10小时后再排便；大便干结可栓剂、润滑剂（开塞露）和手指合用；软化剂如磺琥辛酯钠、麻子仁丸，可防止大便干结。对膀胱外括约肌痉挛者还可以采用肉毒毒素注射，缓解痉挛。

四、中枢性疼痛

中枢性疼痛是大部分中枢神经损伤患者在损伤平面以下均有不同程度的疼痛或感觉异常。发生率为 14%～45%。如 1/3～1/2 的脊髓损伤患者有疼痛，其中有 10%～20% 达到严重程度并影响日常生活，最严重的 5% 需要手术治疗。目前中枢神经系统疾病疼痛的性质、程度和分类仍然没有公认的定义，其发生的机制尚未明了。

（一）疼痛的分类及特点

详见第三章第八节。

（二）中医康复方法

包括中药、针灸在内的中医方法对于外周性疼痛的治疗效果较好，但对于中枢性疼痛的治疗目前效果尚不满意。需要强调的是，多数脊髓损伤患者的疼痛只有在影响功能的情况下才必须治疗。疼痛程度如果不影响功能就不一定要治疗，以避免止痛治疗本身的不良反应。治疗时要明确疼痛原因和诱因，采取综合措施，以便取得最佳效果。

1. 针灸疗法

(1) 体针：取曲池、血海、三阴交、太溪。若肩痛加肩髃、肩井；肘痛加手三里；腕痛加阳池、外关；膝痛加膝眼、阳陵泉；踝痛加丘墟、悬钟；踇趾痛加大都、太冲。用毫针刺，平补平泻，每日1次，每次留针20~30分钟，10次为1个疗程。

(2) 刺血疗法：可以针对上述症状采用刺血疗法，以疏通经络中瘀滞的气血，调节虚实，调整脏腑功能。主穴为行间、太冲、内庭、陷谷；配穴为阿是穴（多在足背第1跖趾关节正中处）。每次在患侧选2~3穴，放血20~40ml。

(3) 火针疗法：火针疗法可以直接激发经气，鼓舞气血运行，从而达到温经散寒，补益阳气，调和气血，畅通经络，促进新陈代谢，增强免疫力、抵抗力的作用。

2. 穴位注射 取病变部位附近的穴位，如外关、合谷、八邪、足三里、阳陵泉、昆仑、照海、八风，此外尚可选用非疼痛部位的阿是穴。注射药物可以选择中药制剂、神经营养剂，或者麻醉剂。

3. 推拿疗法 选穴与针灸治疗相同。治疗机制主要是缓解软组织痉挛，促进炎症消散。手法宜选用轻中度的擦法、搓法或一指禅推法。

4. 中药外敷 选用青敷膏（由青黛、生大黄、生半夏、生南星、生川乌、生草乌各30g，川月石210g，风化硝、大贝母各60g，天花粉90g组成），加味丁桂散（丁香、肉桂、甘松、红花、山奈、乳香、没药）。

5. 中药电泳浴疗法 电泳浴药物组成是生半夏、天南星、莪术、丹参、红花、乳香、没药、羌活、独活。

（三）现代康复方法

1. 运动疗法 运动有助于增加关节活动范围、提高肌肉力量、改善心理状态，有助于治疗慢性疼痛。

2. 物理因子疗法 各种神经电刺激已经广泛应用于止痛和解除痉挛，但在脊髓损伤患者中应用报道不多。经皮神经电刺激在脊髓损伤疼痛中常用脉冲方波，脉宽50~500μm，频率20~200Hz，电流强度以患者能耐受为度。亦有用脉宽0.3ms，脉冲峰值空载时160V，负载降到100V以下，频率80~100Hz。可供选用治疗的部位有穴位、局部、脊髓相应节段，每日1次，每次20~30分钟。有效性多数报道在30%~40%左右，但是有部分中枢性疼痛患者在电刺激后疼痛加重，此外，还有可能造成膀胱逼尿肌和括约肌协同异常。采用植入电极的骶段硬膜外电刺激止痛和解除痉挛的短期效果较好，但也有上述副作用，长期治疗效果均不太理想。深部脑电刺激的止痛近年来开始试用，但效果也有待确定。

3. 药物疗法 脊髓损伤患者使用止痛药物非常广泛，但是有关药物止痛作用的研究甚少，缺乏科学依据。一般使用的药物为非甾体类消炎镇痛药。麻醉镇痛药只有在极度严重的疼痛时才可考虑使用。三环类抗抑郁药目前已经广泛用于治疗中枢性和周围性疼痛，但是有关研究依据并不充分，机制目前尚不十分明了。单纯使用药物治疗的有效性只有22%，因此最好和其他措施配合使用。

4. 神经注射疗法 对于外周性的疼痛可以在疼痛相关的神经干局部注射无水乙醇或2%～5%苯酚0.5～2ml，亦可注射于蛛网膜下腔，以解痉止痛，效果良好。采用激素注射也有一定效果。一般认为，无水乙醇或苯酚所造成的局部神经坏死是可逆的，其恢复时间一般在1年左右。

5. 神经外科手术 手术治疗包括神经干切断术、交感神经切除术、脊髓前外侧或后根切断术和脊髓切断术，应用于脊髓损伤疼痛已经有数十年历史，有效率在40%～50%左右，但是由于长期疗效不佳，国外已经较少使用。经皮脊髓射频治疗的有效率为40%。最近最受到重视的治疗是脊髓背根消融，有效率为50%，但弥散性远端肢体痛（有效率20%）和烧灼感（有效率38%）的疗效较差。

6. 心理疗法 所有慢性疼痛均有一定的精神因素参与。放松技术、催眠术、暗示技术、生物反馈、气功、教育均有助于治疗。

五、褥疮

褥疮又称之为压疮，是由于局部皮肤组织长时间受压最终引起血流受阻，导致局部不同程度的缺血性溃疡和组织坏死。各种类型的瘫痪、年老体弱、长期卧床与因疾病而制动等，均可导致皮肤受压而发生褥疮，最多见于脊髓损伤患者。褥疮极大地阻碍了临床治疗与康复的进程及效果，因此，对其预防就显得尤其重要。

（一）病理生理

褥疮的基本病理改变首先是患者受压部位的组织缺血，继之发生组织坏死。但发生褥疮的确切机制仍然不明。通常认为有以下两点：

1. 脊髓损伤后损伤平面以下感觉运动消失，皮肤受压部位无保护性反应，加之皮肤血管神经功能紊乱，导致营养失调，产生褥疮。

2. 皮肤在骨突起部分长时间受压，造成局部毛细血管内血流障碍，当超过正常毛细血管压时，皮肤局部细胞代谢障碍而产生组织坏死，形成褥疮。

（二）好发部位和分度

1. 好发部位 褥疮多发于骨突明显且对皮肤及皮下组织压力过大的部位。超过

95%的褥疮发生在身体下部的骨突处。褥疮最常见部位是骶骨、坐骨、股骨大转子及足跟。褥疮也可发生于身体软组织受压的任何部位，包括来自夹板、矫形器、矫形固定物的压迫。

2. 分度 褥疮根据其对组织破坏严重程度分为四度：

（1）Ⅰ度：有红斑出现，但皮肤完整。

（2）Ⅱ度：深层皮肤有破坏，累及表皮或真皮。

（3）Ⅲ度：皮肤破坏深达皮肤全层，但未穿透皮下组织，在筋膜之上。

（4）Ⅳ度：深达肌肉或骨。

（三）预防

褥疮的预防是基于对病因学的理解，因此，着重强调避免引起患者损伤的危险因素，同时保持患者良好的卫生状况和皮肤护理尤为重要。

1. 体位变换

（1）定时翻身：正确体位的目标是使压力分布在最大体表面积上，避免骨突处受压，过度肥胖、痉挛、挛缩、矫形支具、牵引及疼痛会加大体位摆放的困难。对运动障碍者应定时变换姿势，对卧床患者应每两小时左右翻身1次，调整矫形器，或对有多处褥疮患者采取交替式充气床垫，避免持久受压，但应禁止使用橡皮圈，以免影响血流进而影响组织生长。体位姿势的改变主要有仰卧位、俯卧位、右侧卧位和左侧卧位。可通过使用泡沫模型、物和枕头进行体位摆放。将患者抬离床面时，应尽量减少患者肢体与床面的摩擦力和剪切力。

（2）观察皮肤：每次翻身时必须检查皮肤，一般持续压力30分钟，去除压力1小时后皮肤红才开始消退；如果持续压力2~6小时，就会发生缺血，去除压力31小时后皮肤红才开始消退；如果持续压力6~12小时，局部皮肤色泽变暗、坏死、皮肤破溃，继而出现褥疮。故及时观察皮肤变化有助于防止褥疮的发生。

2. 综合调养

（1）改善全身营养状况：补充蛋白质、维生素及微量元素，贫血患者要纠正贫血状态。

（2）保持皮肤卫生：经常洗澡，勤换内衣、床单，服装宜宽松肥大。

（3）过度肥胖者要控制体重：体重过重是造成褥疮的原因之一。

（四）中医康复方法

1. 中药敷贴

（1）药物：麝香 5～10g。

（2）方法：浸泡于 500ml 生理盐水中 24 小时，避光保存。用 75% 酒精消毒创面周围皮肤，双氧水或生理盐水清洁创面，将无菌纱布在麝香浸润液中泡透，敷于创面。外敷无菌纱布。每日换药 1～2 次，至创面愈合为止。

2. 扑撒法

（1）药物：珍珠褥疮粉（珍珠 1 份，生大黄、生黄芩各 18 份，生黄连、冰片各 5 份，地榆、滑石各 1 份，红花、白及各 6 份，紫草 1 份）。

（2）方法：上药共研细末，红外线烘干消毒后备用。常规清洗伤口，将珍珠褥疮粉末散于患处，如伤口干燥，用凡士林调珍珠褥疮粉敷于患处，每日 1～2 次。

3. 涂搽法

（1）药物：褥疮膏（当归 30g，白芷 12g，紫草 6g，甘草 18g，生地黄 12g，象皮 9g，轻粉 6g，血竭粉 6g，龙骨 5g）。

（2）方法：后三味药研末拌匀过筛，取麻油 500g，加热待沸后，将前 6 味分别放入，以文火炸枯捞出，将油过滤，继用文火煎，加入后三味药末，兑白醋 30g，离火待凉后，盛容器备用。先局部常规消毒，将药膏涂于创面上，覆盖敷料。每日或隔日换药 1 次。

4. 浸洗法

（1）药物：无花果树叶适量。

（2）方法：上药水煎后待汤冷，皮肤可耐受时浸洗患处，每日 1 次，7 次为 1 个疗程。

5. 药物涂擦配合按摩 取"正红花油"涂于患处，并用拇指指腹做环状动作，由近褥疮处向外轻轻按摩，按摩时动作要轻柔，不可施加重压，对仅有皮肤发红者，每日涂擦 6 次，按摩 4 次，时间为 5 分钟，对皮肤发红，并有肿、热者，每日涂擦 8 次，按摩 6 次，时间为 3 分钟，用至痊愈。

6. 毫针疗法 褥疮周围的腧穴行泻法或平补平泻法；循褥疮部位的经脉之郄穴，行泻法；血海、灵台穴行泻法；气海、足三里、三阴交穴行补法。留针 20 分钟，留针期间间断行针。若褥疮复感外毒，症见发热、局部灼热、舌红、脉数者，则再加大椎、曲池、内庭穴行泻法，持续行针数分钟后出针，加褥疮部位的经脉之井穴点刺放血。

7. 艾灸疗法 采用艾条悬灸法，以热为度，每次 30 分钟，灸治病变局部。每日 3 次。

（五）现代康复方法

1. 减压 治疗褥疮最重要的措施是立即缓解皮肤的压力，即撤除对创面的任何压力。小面积的褥疮处应采用方垫支撑而"悬空"，以缓解褥疮局部的压力。褥疮的面积过大，可使用"离断"床垫，即使用 10cm 的厚乳胶垫，在相应部位去掉 10cm 左右横向离断褥垫，呈现条形中空，将褥疮部位完全悬空，以达到彻底减压的目的。

2. 褥疮创面处理 清创是褥疮治疗的第一步，其目的是去除坏死组织，促进健康组织生长。对溃疡已经形成的创面坏死组织，可通过创口彻底清洗和使用机械性方法、激光、酶解法等来达到彻底清除。国际上不主张在创面使用任何药液，而是普遍采用等渗盐水敷料。创面须以敷料覆盖，以便保护创面，维持其内环境的稳定和生理完整性，加快创口愈合。

3. 感染处理 局部一般不使用抗菌药物，以免影响肉芽组织生长。个别患者因伤口处理不当，已造成严重感染，出现全身症状时，应做伤口细菌培养和药敏试验，选择合适的抗生素全身用药。

4. 加强全身营养 改善全身营养状况，纠正缺血和低蛋白血症，有助于褥疮创面的愈合。应该叮嘱患者多食高蛋白、高热量、高维生素食品，必要时可以静脉输入脂肪乳剂、白蛋白、氨基酸或全血等。

5. 物理因子疗法

（1）紫外线疗法：治疗前均应清洁创面，有坏死组织应先清除，不涂任何药物，以利于紫外线吸收。

（2）红外线疗法：适用于各期溃疡创面，感染已完全控制，创口肉芽新鲜、无脓性分泌物的患者。每日 1~2 次，每次 20~25 分钟，15~20 次为 1 个疗程。

（3）超短波疗法：早期皮肤损害、尚未累及肌肉者采用无热量或微热量；累及肌肉或骨骼者采用微热量 5~15 分钟。治疗前均应清洁创面，尽量少用外用药。

（4）超声波疗法：超声能刺激巨噬细胞释放生长因子和趋化因子，可促进对损伤部位新生结缔组织的生长。超声还能促进慢性缺血肌肉内毛细血管的生成，加快循环的恢复。

（六）手术治疗

褥疮较重，深达肌肉或更深的部位时，均应考虑手术清疮。手术疗法适应证主要有：

1. 褥疮长时间保守治疗不愈。

2. 创面肉芽老化，边缘形成大量瘢痕组织。

3. 合并有骨、关节感染。

4. 窦道形成，并存在滑囊和潜腔。

5. 褥疮的存在影响患者的康复治疗。

褥疮的手术方法包括直接闭合，皮肤移植，皮瓣、肌皮瓣和游离瓣转移等，目前多采用肌皮瓣转移手术覆盖原伤口。剪除坏死组织，早期闭合创口可减少液体和营养物质的流失，改善患者的全身健康状况。术后确保手术区不受压迫，使用抗生素预防感染。

社区康复器械

一、训练台（PT床）

1. 主要用途

（1）综合基本动作训练，仰卧、坐位训练。

（2）平衡训练。

（3）训练辅助。

2. 适应证 脊髓损伤、偏瘫、四肢瘫、小儿脑瘫、类风湿等四肢活动不便的患者。

二、运动垫

1. 主要用途

（1）综合动作训练，卧、跪、单腿跪、膝手位、坐位及垫子上的移动训练。

（2）长坐位平衡及耐力训练。

（3）儿童脑瘫基本动作姿势训练，翻身、坐、爬及异常姿势的纠正训练。

（4）与肋木配合，进行站立、蹲起等训练。

2. 适应证 脊髓损伤、偏瘫、四肢瘫、小儿脑瘫、类风湿等四肢活动不便的患者。

三、平衡板

1. 主要用途

（1）成人及脑瘫患儿进行平衡训练。

（2）与平衡杠合用，训练平衡功能。

2. 适应证 脊髓损伤、偏瘫、小儿脑瘫患者。

四、姿势矫正椅

1. 主要用途

（1）用于坐位时矫正异常姿势。

（2）在桌面上进行上肢的功能训练及游戏活动。

2. 适应证　小儿脑瘫患者。

五、梯椅

1. 主要用途

（1）用于基本动作训练。

（2）矫正和保持姿势、体位。

2. 适应证　小儿脑瘫患者。

六、滚筒

1. 主要用途

（1）协调性训练，关节活动度训练。

（2）基本动作训练。

（3）平衡功能训练。

2. 适应证　脊髓损伤、偏瘫、小儿脑瘫等活动不便的患者。

七、楔形垫

1. 主要用途

（1）适用于头部不能自控、坐不稳、自动调节体位能力低下的患儿。

（2）用于综合动作训练。

（3）用于关节活动度训练。

2. 适应证　脊髓损伤、四肢瘫、小儿脑瘫患者。

八、姿势镜

1. 主要用途

（1）用于姿势、步态的矫正。

（2）帮助患者自我控制头、颈、躯干的不随意运动，平衡训练。

（3）用于协调性训练。

2. 适应证 脊髓损伤、偏瘫、四肢瘫、小儿脑瘫、面部神经麻痹的患者。

九、站立架

1. 主要用途 站立功能障碍的患者进行站立训练。

2. 适应证 脊髓损伤、偏瘫、四肢瘫、小儿脑瘫的患者。

十、倾斜台

1. 主要用途 站立训练（0°~90°可调）。

2. 适应证 脊髓损伤、偏瘫、四肢瘫、小儿脑瘫的患者。

十一、踝关节矫正站立板

1. 主要用途

（1）矫正姿势，防止畸形。

（2）站立训练。

2. 适应证 脊髓损伤、偏瘫、小儿脑瘫的患者。

十二、平行杠

1. 主要用途

（1）站立训练。

（2）步行训练。

（3）肌力训练。

（4）关节活动度训练。

（5）训练辅助。

2. 适应证 脊髓损伤、偏瘫、小儿脑瘫的患者。

十三、钻滚筒

1. 主要用途

（1）加强患儿随意运动，防止畸形出现。

（2）训练脑瘫患儿平衡能力。

（3）基本动作训练。

（4）站立训练。

2. 适应证 小儿脑瘫患者。

十四、肋木

1. 主要用途

（1）矫正姿势，防止畸形。

（2）肌力、耐力训练。

（3）关节活动度训练。

（4）辅助训练。

2. 适应证 脊髓损伤、偏瘫、小儿脑瘫患者。

十五、实用步行训练装置

1. 主要用途

（1）步行训练。

（2）综合基本动作训练。

（3）关节活动度、肌力训练。

2. 适应证 脊髓损伤、偏瘫、小儿脑瘫患者。

十六、多用组合箱

1. 主要用途

（1）基本动作训练。

（2）步行训练。

（3）关节活动度训练。

（4）辅助训练。

2. 适应证 脊髓损伤、偏瘫、四肢瘫、小儿脑瘫、类风湿等四肢活动不便的患者。

十七、分指板

1. 主要用途 矫正手指姿势，防止畸形。

2. 适应证 偏瘫、四肢瘫、小儿脑瘫等手痉挛患者。

十八、训练球

1. 主要用途

（1）肌肉松弛训练。

（2）平衡能力训练。

（3）综合能力训练。

（4）控制能力训练。

2. 适应证 偏瘫、小儿脑瘫的患者。

十九、沙袋

1. 主要用途

（1）肌力训练。

（2）关节活动度训练。

2. 适应证 脊髓损伤、偏瘫、四肢瘫、小儿脑瘫等肌力低下的患者。

二十、悬吊架

1. 主要用途

（1）肌力训练。

（2）关节活动度训练，预防畸形。

2. 适应证 脊髓损伤、偏瘫、四肢瘫患者。

二十一、PT 凳

1. 主要用途 治疗师在对患者进行训练时坐的凳子。

2. 适应证 偏瘫、四肢瘫、小儿脑瘫等所有需要康复治疗的患者。

二十二、磨砂台

1. 主要用途

（1）协调性训练。

（2）关节活动度训练。

（3）肌力训练。

2. 适应证 偏瘫、小儿脑瘫患者。

二十三、木钉盘

1. 主要用途　协调性训练。

2. 适应证　偏瘫、四肢瘫、小儿脑瘫患者。

二十四、套圈

1. 主要用途

（1）协调性训练。

（2）肌力训练。

（3）关节活动度训练。

2. 适应证　偏瘫，四肢瘫，小儿脑瘫患者。

二十五、阶梯

1. 主要用途

（1）利用阶梯扶手或拐杖进行上下阶梯的步行训练。

（2）上下阶梯可以锻炼和增强躯干和下肢的肌力，活动下肢关节。

2. 适应证　脊髓损伤、偏瘫、四肢瘫、小儿脑瘫患者。

二十六、电脑中频治疗仪

1. 主要用途

（1）镇痛作用。

（2）促进血液循环。

（3）促进淋巴回流。

（4）防治肌肉萎缩，调节平滑肌张力。

（5）调节自主神经功能。

（6）消散慢性炎症。

2. 适应证　脑卒中后肌力低下、颈椎病、腰椎病、骨关节病、关节炎、肩周炎、腰背筋膜炎、周围神经伤病、神经痛、瘢痕增生等。

3. 禁忌证　恶性肿瘤、急性炎症、出血倾向、局部金属异物、心区、孕妇腰腹部，戴有心脏起搏器者等。

二十七、超声波治疗仪

1. 主要用途

（1）促进血液循环。

（2）促进淋巴回流。

（3）软化瘢痕。

（4）小剂量的超声促进骨痂生长。

2. 适应证 颞颌关节炎、神经痛、软组织损伤、关节纤维性强直、注射后硬结、血肿机化、狭窄性腱鞘炎、瘢痕增生、关节炎、面瘫等。

3. 禁忌证 恶性肿瘤、急性炎症、活动性出血、孕妇下腹部、眼、睾丸、小儿骨骺部等。

二十八、蜡疗机

1. 主要用途

（1）镇痛作用。

（2）促进血液循环。

（3）促进淋巴回流。

（4）调节肌张力。

（5）消散慢性炎症。

2. 适应证 脑卒中后肌张力升高、肩痛、软组织损伤恢复期、慢性关节炎、肩周炎、腱鞘炎、瘢痕增生、骨折后关节挛缩、运动后肌肉疼痛疲劳。

3. 禁忌证 恶性肿瘤、急性炎症、出血倾向、高热、急性损伤、皮肤感染、结核、开放性创口等。

二十九、空气气压治疗仪

1. 主要用途 促进血液循环和淋巴回流，消除水肿。

2. 适应证 上下肢痉挛、淋巴回流障碍、静脉曲张、水肿等。

3. 禁忌证 严重心肺疾病、骨折未愈合、局部炎症、骨结核等。

参考文献

1. 卓大宏．中国康复医学．第 1 版．北京：华夏出版社，1990

2. 南登昆．康复医学．北京：人民卫生出版社，2005

3. 陈可冀．中国传统康复医学．第 1 版．北京：人民卫生出版社，1988

4. 戴居云．骨质疏松症的中西医治疗．第 1 版．上海：上海中医药大学出版社，2002

5. 陈立典．传统康复方法学．北京：人民卫生出版社，2008

6. 丁涛．实用康复医学．北京：中国中医药出版社，1991

7. 缪鸿石．康复医学理论与实践．上海：上海科学技术出版社，2000

8. 燕铁斌，窦祖林．实用瘫痪康复．北京：人民卫生出版社，1999

9. 傅世恒．中医康复学．上海：上海科学技术出版社，1992

10. 杨华元．物理康复学基础．上海：上海中医药大学出版社，2006

11. 过邦辅．临床骨科康复学．重庆：重庆出版社，1992

12. 杜建，陈立典．中西医结合康复学．北京：人民卫生出版社，2006

13. 王烈．中国自然疗法大全．上海：上海人民出版社，1992

14. 王玉川．中医养生学．上海：上海科学技术出版社，2001

15. 王旭东．中医养生康复学．北京：中国中医药出版社，2004

16. 中华医学会．临床技术操作规范－物理医学与康复学分册．北京：人民军医出版社，2004

17. 杜祖贻．中医养生学精华．桂林：广西师范大学出版社，2007

18. 周世民．中国传统康复疗法．北京：中国中医药出版社，2006

19. 王永炎．中医内科学．上海：上海科学技术出版社，1997

20. 石学敏．针灸治疗学．北京：人民卫生出版社，2001

21. 严隽陶．推拿学．北京：中国中医药出版社，2003

22. 蔡永敏，杨辰华，王振涛．糖尿病临床诊疗学．第 1 版．上海：第二军医大学出

版社，2006

23. 福建中医学院．内科学．福州：福建科技出版社，1990

24. 邵念方．冠心病中西医综合治疗．北京：人民卫生出版社，2004

25. 李少波．实用心脏病预后学．北京：中国医药科技出版社，2005

26. 张斌．心脏病学．北京：中国科学技术出版社，2003

27. 叶任高，陆再英．内科学．第6版．北京：人民卫生出版社，2004

28. 张绍敏，陈萍．呼吸疾病专科护理．北京：化学工业出版社，2006

29. 王广尧，许广里，周莅莅，张晋峰．实用针灸治病法精华．北京：科学出版社，2000

30. 陈生弟．帕金森病临床新技术．北京：人民军医出版社，2002

31. 王腾云．帕金森病．中国医药科技出版社，2000

32. 仝选甫．中国康复医学研究与临床．北京：中国医药科技出版社，1999

33. American Cancer Society. Cancer Facts & Figures 2008. Atlanta：American Cancer Society，2008

34. 董志伟，谷铣之．临床肿瘤学．北京：人民卫生出版社，2002

35. 石学敏．中华康复治疗全书．天津：南开大学出版社，2000

36. 刘健，等．原发性骨质疏松症患者生活质量量表的信度与效度研究．中国临床心理学杂志，2004，12（2）：131

37. 陈晶，何成奇，范景秀．骨质疏松症的运动疗法．中国临床康复，2004，8（4）：1717

38. 张文生，邹忆怀．中医康复学探讨．北京中医药大学学报，2000，23（4）：4

39. 黄敬，梅元武，童萼塘．脑卒中后脑的可塑性与康复．中国康复，2004，19（1）：50

40. 罗燕芬．27例慢性阻塞性肺病体位与排痰的观察．实用护理杂志，2000：16（1）：13～14